# 针灸内科医案

吴郡葛惠男题

U0314500

# 针灸内科医案

欧阳八四　欧阳怡然　著

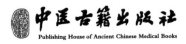

中医古籍出版社
Publishing House of Ancient Chinese Medical Books

**图书在版编目（CIP）数据**

针灸内科医案 / 欧阳八四，欧阳怡然著. —北京：

中医古籍出版社，2021.12

ISBN 978-7-5152-2192-2

Ⅰ. ①针… Ⅱ. ①欧… ②欧… Ⅲ. ①针灸疗法—医

案 Ⅳ. ①R245

中国版本图书馆 CIP 数据核字（2020）第 260098 号

**针灸内科医案**

欧阳八四　欧阳怡然　著

责任编辑　王益军

封面设计　河北源澜文化传播有限公司

出版发行　中医古籍出版社

社　　址　北京市东城区东直门内南小街 16 号（100700）

电　　话　010—64089446（总编室）010—64002949（发行部）

网　　址　www.zhongyiguji.com.cn

印　　刷　廊坊市鸿煊印刷有限公司

开　　本　710mm×1000mm　1/16

印　　张　23

字　　数　380 千字

版　　次　2021 年 12 月第 1 版　2021 年 12 月第 1 次印刷

书　　号　ISBN 978-7-5152-2192-2

定　　价　98.00 元

# 内容提要

  《针灸内科医案》是一部对临床经典针灸内科医案进行详细剖析阐述的图书。本书将《伤寒九十论》《扁鹊心书》《针灸大成》《针灸资生经》《续名医类案》等多部古代经典著作中与针灸治疗相关的内科医案进行归整、阐述，从原文释按、临证述要和文献辑录三方面进行梳理，录案之原文以汇之，择案之不明者以释之，举案之医理以疏之，采现代临证之要者以正之，列古代文献以佐之，意在古今结合，古为今用。通过对古代经典中的医案原文进行诠释，指出了医案的精妙之处，揭示了医家独特的针灸技巧和学术特色，使读者对各重要腧穴有较深入而全面的认识，以利于读者阅读、理解和应用。

# 前　言

  针灸是针法和灸法的合称。原始社会后期，人们以砭石、骨针刺激人体，以草熏体表的方法来防治疾病，这是针灸的最初起源。《黄帝内经·灵枢》载有经络、穴位、针灸方法，奠定了针灸的理论基础。在中医临床治疗时，针法和灸法常配合使用。针灸是中医学的主要组成部分之一，至今沿用，是基于汉民族文化和科学传统产生的珍贵医学遗产。《史记·扁鹊仓公列传》最早记载了使用针灸治病，并取得显著疗效的医案。

  《针灸内科医案》是一部对临床经典针灸内科医案进行详细剖析阐述的图书。本书将《伤寒九十论》《扁鹊心书》《针灸大成》《针灸资生经》《续名医类案》等多部古代经典著作中与针灸治疗相关的内科医案进行归整、阐述，从原文释按、临证述要和文献辑录三方面进行梳理，录案之原文以汇之，择案之不明者以释之，举案之医理以疏之，采现代临证之要者以正之，列古代文献以佐之，意在古今结合，古为今用。通过对古代经典中的医案原文进行诠释，指出了医案的精妙之处，揭示了医家独特的针灸技巧和学术特色，使读者对各重要腧穴有较深入而全面的认识，以利于读者阅读、理解和应用。

  全书原文释按翔实，解读精彩，内容丰富，对拓宽针灸临床工作者及中医学生的临床诊疗思路及提高临床疗效具有较大的指导作用。本书适合针灸科医生、针灸专业的学生、针灸爱好者阅读参考。本书在编写过程中，由于时间仓促，且自视才疏学浅，无以全窥堂奥，不免疏漏之处，恳望读者批评指正！

编者<br>2020 年 6 月

# 目　录

# 针灸医案概述

医案，又称诊籍、病案、方案、脉案、验案、个案等，现代称之为病历或病例，实质上是医者诊治疾病思维过程的一种表达，是临床辨证论治过程的记录，是中医理法方药综合应用的具体反映形式，也是医者临床实践经验的一种总结。明代医家孙一奎曾言："医案者何？盖诊治有成效，剂有成法，固记之于册，俾人人可据而用之。"清代医家方耕霞有言："医之有方案，犹名法家之有例案，文章家之有试牍。"

中医医案源远流长，历经了萌芽、创立、繁荣、鼎盛等4个时期。

医案的萌芽和起源可追溯至殷商时期，在早期的甲骨文、帛书、经史古籍中，均有了相关的医案记载。殷墟甲骨文中就以象形文字记录了关于某人某时患某病或愈或不愈的记载，或为原始医案的萌芽。马王堆汉墓出土的《五十二病方》《足臂十一脉灸经》中，有了较为详细的记录有关病史和诊疗的情况，可以说是中医医案的雏形。成于东周或春秋早期的《周礼·天官冢宰》记载："医师掌医之政令，聚毒药以共医事。凡邦之有疾病者、疕疡者造焉，则使医分而治之。岁终则稽其医事以制其食：十全为上，十失一次之，十失二次之，十失三次之，十失四为下。"可见周代即有完善的医事制度和医生考核标准，由此推测其考核依据为个案记录，从而印证了医案的存在。另据《周礼》记载："凡民之有疾病者，分而治之，死终则各书其所以，而入于医师。"可见当时已建立病史及死因报告，但并未流传下来。又如《左传·昭公元年》载有晋平公乏嗣的案例，《左传·成公十年》记载了医缓为晋景公治病的故事，《左传·昭公元年》记载了医和为晋平公治病的病案，《吕氏春秋·至忠》记录了文挚以盛怒之法治愈齐闵王头痛病的案例，王充《论衡·福虚》篇载有楚惠王吞水蛭而瘀血宿疾得以痊愈，《汉书·外戚传》载录了女医生淳于衍用附子泽兰丸给新产的许皇后服用，以致身死，诸如此类，皆可视为医案萌芽之雏形。

目前中医学界认为最早有实际内容的医案当为《史记·扁鹊仓公列传》中所载扁鹊治赵简子、虢太子、齐桓侯 3 案，以及淳于意的"诊籍"，尤其后者，被视为后世医案之滥觞，也标志着中医医案的创立。淳于意认为诊病必有记录，既可检验自己诊治是否正确，也可将此流传后世。"今臣意所诊者，皆有诊籍。所以别之者，臣意所受师方适成，师死，以故表籍所诊，期决死生，观所失所得者合脉法，以故至今知之。"诊籍共 25 则，涉及内外伤妇儿各科病证。这些医案属追忆式医案，不仅记录了患者的证候、病因病机、治法等重要内容，还详细记述了患者的姓名、地址、疗效、预后等信息，已初步具备一定格式特征，可认为是医案格式规范化的发源。淳于意"诊籍"的诊法以脉为主，治法有药物、针刺、熏洗等。更可贵的是，除治愈者外，还记录了 10 个死亡病例，这种实事求是的态度，反映了早期医案朴实无华的风格特点。

秦汉以降，魏晋南北朝至隋唐五代时期，医学崇尚方书，保留至今的医籍多方书类著作，医案散见于这类著作和文史书籍中，数量不多且内容相对简略，医案未能取得突破性的进展，没有出现专门的医案著作。方书等著作中较为有代表意义的医案记录，如晋代王叔和《脉经》中记载了 30 则医案，葛洪《肘后备急方》中数则医案，皇甫谧《针灸甲乙经》中少量的针灸医案，唐代孙思邈《千金要方》中仅仅记录了自治的数则医案，王焘的《外台秘要》也只是附有简要的一些医案。文史类著作中在为著名医家作传时述及了这些医家的一些诊治案例，如《三国志》中华佗的 12 则医案，徐毅"误刺中肝致死案"；《南史》中载录薛伯宗用移胪手术治愈公孙泰的背疽，徐文伯用消石汤治愈宋路太后结石；《北史》中记载姚僧垣三剂汤药治愈金州刺史痛痹，徐之才用汤药治愈武成王视歧，马嗣明用醋石粉治肿毒；《唐书》中许胤宗用防风黄芪汤熏蒸治愈王太后中风，甄权针肩髃治愈风痹，秦鸣鹤针刺百会、脑户治愈高宗头风等。

宋金元时期虽然还是沿袭了重方书、本草的习惯，但医案开始流行，医籍附案逐渐增多，医家立案蔚然成风，并且有了医案的专著，可以说此阶段为医案空前发展的繁荣阶段，最具代表意义的就是许叔微的《伤寒九十论》。《伤寒九十论》成书于1133年，书中所论分为90证，每证一案，先举医案，后列评述，实际是许氏选择临证治疗医案，并结合《黄帝内经》《难经》《伤寒论》等经典著作加以讨论而成，堪称我国现存最早的医案专著。清代医家俞震盛赞此书："所存医案数十条，皆有发明，可为后学楷模。"虽有医案专著，但这一时期的医案还是以"医籍附案"的形式为主。如许叔微的《普济本事方》虽为方书的总结，也录有很多的医案，后多为《名医类案》等著作录用。

许氏之前有钱乙门人阎孝忠编辑完成的《小儿药证直诀》一书，其在论述小儿病证后，载录了23则医案，涉及病种10余种，此可算作最早的专科医案，并首先使用以证类案的方式进行编辑。许氏以后的金元时期一些医家亦非常重视医案的作用，大都采用以论附案的形式总结自己的医学理论与实践。如张子和的《儒门事亲》为综合性医著，载录了张氏诊治的医案约200余则，体现其以攻邪为主的学术主张；李东垣的《脾胃论》为脾胃病专著，其附案反映了其补脾升阳、扶正祛邪的学术特点；朱丹溪的《格致余论》及后人整理的《局方发挥》，载录的医案体现了辨证化裁、组方灵活的特点；王好古的《阴证略例》、罗天益的《卫生宝鉴》等则辑出医案专篇，集中收载典型医案。另外，《宋史》《元史》等史书中也有医案录存，体现所传医家的医学成就。至此，可谓学派蜂起，诸家争鸣，随着医案的增加，其形式、风格及叙案方式亦有所变化。如有的以论附案，有的夹论夹案，有的边论边案，但目的均在于以案证理，成就了中医医案的繁荣时期。

迫至明清时期，医案发展已日臻成熟，诸多医家开始注意到了医案书写的规范化，个人医案专著大量增加，医案类书出现，以及对医案开始进行系统整理研究，既是医案发展成熟的体现，也是医案发展进入鼎盛时期的标志。据不完全统计，明代个人医案专著有30余种，较为著名的如薛己的《内科摘要》、汪机的《石山医案》、周之干的《周慎斋医案》、孙一奎的《孙文垣医案》、王肯堂的《王肯堂医案》、聂尚恒的《奇效医述》、易大艮的《易氏医案》、李中梓的《李中梓医案》等。清代医家撰写的医案专著达200余种，这些医案专著门类俱全，风格多样，既有个人医案、医案类书、医案丛书，又有专科医案、专题医案、会诊医案、医案评注及宫廷医案等。较有代表的如叶天士的《临证指南医案》、喻嘉言的《寓意草》、马元仪的《印机草》、尤在泾的《静香楼医案》、齐有堂的《齐氏医案》、徐灵胎的《洄溪医案》、顾晓澜的《吴门治验录》、吴瑭的《吴鞠通医案》、王孟英的《王氏医案》、谢映庐的《得心集医案》、王旭高的《环溪草堂医案》、余听鸿的《诊余集》等等，可谓名家辈出，各领风骚。

值得一提的是明清时期出现了合编类医案著作，标志着对医案的研究有了突破性的进展。明代江瓘父子的《名医类案》，是我国历史上第一部医案类书，"广辑古今名贤治法奇验之迹"，分门别类加以摘录，意在"宣明往范，昭示来学，既不诡于圣经，复易通乎平俗"。该书12卷，荟集明代以前历代医家医案及经史百家中所载医案2400余例，以病证分为205门。所载医案以内科为主，兼及外、妇、五官各科，许多医案附有夹注或按语，既是明代以前著名医家临床经验的总结，也是中医理论与临床实践密切结合的典范。清代魏之琇鉴于《名医类案》收录上的缺漏，拾遗补漏著成《续名医类案》36卷（初为60卷，经王孟英删定为36卷），计345类病证，集录了清乾隆及以前名医临证验案5000余首，是继《名医类案》后又一部中医医案巨著。清乾隆四十三年（1778年），俞震的《古今医案按》问世，共10卷，选载了古今医家医案凡60

余家，案例 1000 余例，集中展示了历代名家诊治疾病的思路和经验，尤其是余氏在案末的按语，计有 530 余条，析疑解惑，精辟中肯，多画龙点睛之笔，每使读者击节称赞。

针灸医案是中医医案的重要组成部分，遵循中医医案的格式与规范，又体现针灸专科的特点。这类医案以中医理论和经络腧穴理论为基础，通过针、灸、熨等各种方法对经络、腧穴予以刺激，除了记录患者症状、病因、脉象、舌象、病机、转归、治则等中医医案的内容外，同时记录使用穴位、针灸操作方法、针感传导以及熨、药物、按摩等其他处理方法，从针灸学的角度对其进行剖析，从而形成针灸医案的整体。针灸医案与中医医案同步起源、共同发展繁荣，两者不可割裂。

一如中医医案的萌芽与起源，先秦时期就有了针灸医案的萌芽。《左传·成公十年》也有针灸医案记载："（晋景公）公疾病，求医于秦。秦伯使医缓为之，未至，公梦疾为二竖子，曰：彼，良医也，惧伤我，焉逃之？其一曰：居肓之上，膏之下，若我何？医至，曰：疾不可为也。在肓之上，膏之下，攻之不可，达之不及，药不至焉，不可为也。公曰：良医也。厚为之礼而归之。"其中"攻"和"达"分别为艾灸和针刺之意，此为先秦时期文史著作中唯一涉及针灸疗法者。此时针灸医案大多只是停留在"论疾谈病"的层次，虽涉及"某人患病"的描述，也涉及一些医理，但在内容上往往缺乏具体的治法，《左传》中的记载也并未进行针灸治疗，尚不能称之为真正意义上的针灸医案。

最早的针灸医案记载也出现在《史记·扁鹊仓公列传》中。扁鹊治虢太子尸厥案就是典型的古代针灸专科医案，淳于意的"诊籍"中不少也是针灸医案，如其中的热厥、气疝及由于他医误灸致死案也是单纯的针灸医案。这个时期由于《黄帝内经》架构了中医的理论框架，为针灸理论体系的形成奠定了坚实基础，尤其是《灵枢》中大量篇幅记载专门论述针灸学的理论和临床治疗，促进了针灸医案的产生。虽然针灸医案数量较少，且大多散录在史料的医家传记中，医文融会是该时期的主要特点，有些还是作为历史纪事来叙述的，但在这些医案的描述中，有意规范了医案的格式，在内容上也有了不少创新。如裴松之所著的《三国志注》、范晔所著的《后汉书·华佗传》、李贤所著的《后汉书注》及《华佗别传》分别载有华佗的针灸医案，华佗创立了"华佗夹脊穴"等。

魏晋南北朝至隋唐时期，随着针灸临床实践的不断深化，涌现了许多临床医家，给我们留下了宝贵的医案，虽未出现针灸医案的专著，但大量的针灸医案散见于不同时期的著作中，《肘后备急方》《旧唐书》《新唐书》《南史》《资治通鉴》《千金要方》《千金翼方》《外台秘要》等均载有对此时期针灸医案的总结。如晋代医家葛洪的隔蒜灸（灸肿令消法）案，北齐医家徐文伯的疗鬼腰痛案、下胎案，西魏医家甄权的手臂不遂案、喉痹案，唐代医家秦明鹤治头眩案，以及《集异记》中记载狄仁杰于脑后下针寸许治鼻下疣赘等，这些医案体现了当时医家针灸方面的造诣。此阶段针灸医案的特点首先在于注重实效，受理论约束较少，彰显这一时期的医家以实效和实用为依据整理医学经验的思路。其次，这一时期相对而言灸法盛行，使得灸法得到了广泛应用。如《肘后备急方》中关于针灸医方有109条，其中灸法占99条，并就灸法的操作方法、治疗效果、注意事项等进行了论述。《千金要方》500余针灸处方中，针方与灸方比约1：10。王焘更是认为"针能杀生人，不能起死人，若录之恐伤性命，今并不录，针经唯取灸法"，《外台秘要》专述灸法，几乎没有针刺疗法的踪影。灸方不仅用于常规内科疾病的治疗，尚在尸厥、中恶、卒心痛等急症以及痈疽、瘰疬、发背等外科疾病中有所体现。

宋金元时期随着程朱理学的兴起，"格物致知"思想对中医影响颇深，使医家们在对原有医学知识搜集整理校勘以及记述个人经验的同时，还把他们对疾病的理解和对疾病治疗的思想见诸于笔端，医学争鸣与创新步理学后尘而来。宋朝对中医人才的培养逐步重视，并设立了"太医局"，王惟一著《铜人腧穴针灸图经》为针灸教学做了开拓性工作，又设计制造了针灸铜人供学生实习操作和考核针灸医生，这一创举对后世针灸的发展产生巨大影响。同时医学教育开始重视医案的重要性，把医案分析作为考试内容的一部分，对针灸医案发展起到推动作用。宋时印刷术的发明，又进一步促进了针灸学的普及与发展，大量针灸文献得到了积累、保存及传播，针灸著作明显增多。如窦材的《扁鹊心书》，王执中的《针灸资生经》等。针灸医案开始见于个案专著中，如许叔微的《伤寒九十论》记载了4则针灸医案，《灸膏肓腧穴法》中庄绰灸法医案，苏轼、沈括的《苏沈良方》也录有针灸治疗疾病的案例等。金元四大家在各自的著作中，也多有针灸医案的载述。尤其是张从正，认为"《黄帝内经》多论针而少用药，盖圣人欲明经络，岂知针之理即所谓药之理"，在《儒门事亲》中，张氏把灸法、针法、砭射法列属在汗法中，并记载了多个针刺放血而愈疾的医案。

　　明代是针灸医案的大发展时期，也可以说是针灸医案的鼎盛时期。明代针灸医案各方面均渐趋成熟，具体表现为收集和研究历代针灸医案及文献工作受到重视，个人医案汇集、医案类书籍大规模出现，继承了金元时期针灸各个流派的不同特点而又有推陈出新。据不完全统计，明代各类书籍中约有466则（不计重复）医案，从医案数量、记录的形式、治疗病种、发展理论方面都呈现出繁荣的景象。明朝针灸医案涉及的疾病范围扩大至五官、儿科，尤重外科，这类医案散见于杨继洲的《针灸大成》、万全的《幼科发挥》、薛己的《外科发挥》和《外科心法》、陈实功的《外科正宗》、李中梓的《医宗必读》，以及《明史》中关于周汉卿、凌云的传记，《名医类案》等后人编撰的医案类书之中。在医案数量增加的同时，质量也有了明显的提高，主要表现在：内容完整、客观，格式多样、规范，说理透彻、详明。特别是杨继洲的《针灸大成》，列专门章节附录30余则针灸医案，其选腧穴少且精，注重补泻手法（九六补泻和生成补泻）与穴法的有机结合，且依照针灸理论辨证取穴，治法灵活多样，疗效卓著。明代针灸医案的特点在于深入细致地发展了针灸理论，丰富了针灸治疗方法。明代医家将丰富的针灸理论融入到针灸医案中，在阐述一个问题时，常常引用前代医家的著作以及医学以外的知识，使说理更富于说服力。在采用的方法上，除了常规的针法、灸法、砭法，还有针灸共用、针药结合、针砭同施、灸药联用、针灸药并举等联合疗法。在针具选择上，主体虽然还是毫针，但三棱针、铍针、鍉针、大针、镵针、连环针、攒针等特殊针具也经常出现在医案的治疗方法之中。

就中医医案而言，清代是医案发展的鼎盛时期，"成案甚多，医之法在是，法之巧亦在是，尽可揣摩。"（《古今医案按·序》）清代医案之所以有所成就，在于医家们对医案的普遍关注。具体到针灸医案，清代却是针灸医案发展的衰落时期，表现在针灸医案的数量没有超过明代，且医案记载相对分散，除在综合性医书和个别针灸专书中见到外，大多散见于部分医家的个案专辑中。其原因是多方面的，一则是西方医学的大量涌入，严重冲击了针灸学的发展；二则清朝统治者反对针灸，道光二年（1822 年）废除了太医院的针灸科，多数医家重药轻针。清代的针灸医案虽然总体上乏善可陈，但在一些细节上也有闪光之处。就治疗病种而言，宋金元时期以内科疾病为主，明代以外科疾患居多，清代则主要用于痧症、霍乱等传染性疾病的治疗，扩大了针灸的适应证，这与清代频发疫疠有一定的关系。具体针法应用上，砭刺放血的广泛运用，灯火焠法的创新，"太乙神针"（药物灸）的改造，金针拨障术的日臻完善，补充了针灸的学说内容。

王燕昌在《王氏医存·凡例》中云："名医立案，各有心得，流传既久，嘉惠无穷。盖临证多则阅理精，练事深则处方稳，此前贤医案所以可贵也。"名家医案，多深思熟虑，一方一药，皆有至理。有叙证简要，寓意深刻；有详说细解，记叙畅明；有善引经典，重在说理；有强调治法，示人规矩；有脉因证治，井然有序；有医文并茂，字句凝练。诸多形式，匠心独运，卓然成一家言，不一而足。"三折肱，知为良医"，认真研读名家医案，穷源及流，察其细心，会其匠心，明其立意，悟其曲折，省其得失，无异于侍读在侧，必将收获良多。清代以前，未有针灸医案之专著，针灸医案专著的出现是在新中国成立以后。相较于古代针灸医案，当代针灸医案的格式形式逐渐趋于统一，中西医词汇的使用，行文的先后都较为固定。笔者精选古代针灸内科医案，从原文释按、临证述要和文献辑录三方面进行梳理，录案之原文以汇之，择案之不明者以释之，举案之医理以疏之，采现代临证之要者以正之，列古代文献以佐之，意在古今结合，古为今用。自视才疏学浅，无以全窥堂奥，不免疏漏之处，恳望读者批评指正。

欧阳八四

2020 年 7 月

# 一、感冒

## （一）医案与释按

### 1. 许叔微针治外感医案一则

【原文】

庚戌五月，李氏病伤寒，身热，头痛，无汗，浑身疼痛，脉浮大而紧。予投以麻黄汤，数服，终不得汗。又多用张苗烧蒸之法，而亦不得。予教令刺阳明，少间汗出，漐漐遍身一时间，是夕身凉病退。

论曰：《刺热论》云：热病先手臂痛，刺阳明而汗出。又曰：刺阳出血如大豆，病已。盖谓刺也，阳明穴，在手大指内侧，去爪甲角，手阳明脉之所出也。刺可入同身寸之一分，留一呼。大凡伤寒热病，有难取汗者，莫如针之为妙。仲景云：凡治温病，可刺五十九穴。《素问》云：病甚者为五十九刺。其详在注中。

（《伤寒九十论·刺阳明证·第五十五》）

【释按】

本案是许叔微针刺治疗外感发热的验案。许叔微（1080—1154），字知可，号近泉，真州白沙（今江苏仪征）人。许氏幼年家贫，11 岁时父母相继病亡，再加屡试不举，遂弃儒习医。"连遭家祸，父以时疫，母以气中，百日之间，并失怙恃。痛念里无良医，束手待尽，及长成人，刻意方书，誓欲以救物为心。"绍兴二年（1132 年）中进士，历任徽州、杭州府学教授及翰林学士，人称许学士。许氏对《伤寒论》有诸多发挥，著有《伤寒百证歌》《伤寒发微论》《伤寒九十论》等，对张仲景的辨证论治理论有进一步阐发和补充。许学士善于化裁古方，创制新方，至晚年将平生应用的验方和医案，整理编写成《类证普济本事方》。

《伤寒九十论》1 卷，为许氏治伤寒诸证的医案集，集中论述多种伤寒案例，其中也有针灸验案。每论首记病例症状及治疗经过，加以评论，颇似今日之病案讨论。许叔微是宋代研究《伤寒论》的大家之一，对辨证施治理论多有阐述和补充。曾言："伤寒治法，先要明表里虚实。能明此四字，则仲景三百九十七法，可坐而定也。"在其学术思想中较突出的是对脾肾关系的理解，认为肾是一身之根柢，脾胃乃生死之所系，二者之中又当以肾为主，补脾"常须暖补肾气"。

许学士在案中所提到的张苗，为西晋著名医家，生平、里籍均失载，陶弘景称张苗等为晋代以来一代良医。张苗对医学的贡献体现在以下三方面：用蒸法治伤寒无汗，治中风善用独活汤，治转胞发明导尿术。据唐代王焘《外台秘要》卷一载："或问：得病连服汤药发汗，汗不出如之何？答曰：医经云：连发汗，汗不出者，死。吾思可蒸之，如蒸中风法，蒸湿之气于外迎之，不得不汗出也。后以问张苗，苗云：曾有人做事疲极，汗出卧单簟，中冷得病，但苦寒瞋，诸医与丸散汤，四日之内凡八发汗，汗不出。苗令烧地，布桃叶蒸之，即得大汗，于被中就粉傅身极燥，乃起便愈。后数以此发汗，汗皆出也。人性自有难使汗出者，非但病使其然，蒸之无不汗出也。"张苗所用的桃叶蒸法，成为我国古代治疗伤寒无汗的经典名方。

本案所载为刺井穴发汗治伤风伤寒的验案。此为太阳证欲传阳明，诸法皆施，唯汗不出，刺阳明以发汗泻邪，截断传变而治愈，此处阳明即为手阳明经井穴商阳。《难经·六十八难》有言："井主心下满，荥主身热，俞主体重节痛，经主喘咳寒热，合主逆气而泄。"商阳为手阳明之始，承肺金清肃之气，递接而来。《针灸甲乙经》用商阳治"热疟，口干"，《外台秘要》以商阳治"热病汗不出"。针刺商阳井穴，能够清泄阳明经实热，调和阳明经气血，又能宣泻太阴肺经之热，点刺出血效果更佳。

## 2. 窦材灸治外感医案一则

**【原文】**

一人患肺伤寒，头痛发热，恶寒咳嗽，肢节疼，脉沉紧，服华盖散、黄芪建中汤，略解。至五日，昏睡谵语，四肢微厥，乃肾气虚也。灸关元百壮，服姜附汤，始汗出愈。

（《扁鹊心书·卷中·肺伤寒》）

**【释按】**

本案是窦材灸法治疗外感风寒的验案，此案也见录于《续名医类案·卷一·伤寒》及《续名医类案·卷二·中寒》。

窦材，南宋人，生卒年代不详。据《扁鹊心书》窦氏绍兴十六年（1146年）自序"苦志五十余年，悟得救人秘法，已十余年矣"，窦氏应生于1076年前。南宋真定（今河北正定市）人，生于四世业医之家，早年曾任开州巡检，后迁武翼郎，一说曾任太医。窦氏认为《黄帝内经》乃医学之根本，从"关中老医"学，"三年，师以法授我，反复参详，遂与《黄帝内经》合旨"，"遂将追随先师所历之法，与己四十余稔之所治验，集成医流正道，以救万世夭枉"，著成《扁鹊心书》，托名扁鹊以示所传之正宗。

《扁鹊心书》成书于南宋绍兴十六年（1146年），3卷，附"神方"1卷。上卷计有论述10篇，灸法3篇，计13篇；中卷载病64种，计64篇；下卷载病53种，及《周身各穴》，计54篇。卷末"神方"著录其常用方药，计94首。窦氏重视脏腑辨证，其五脏辨证思想上承钱乙，下启张元素、李东垣，同时深受道家思想影响而重视阳气的作用，反对妄用寒凉攻下药，是温补学派的早期代表。窦氏主张扶阳以"灼艾第一，丹药第二，附子第三"，注重灸法常从肾脾入手，并创制睡圣散以减轻艾灸时的痛苦。

本案初始表现为感冒症状，所服华盖散在《扁鹊心书》附"神方"中有载录，由麻黄、苍术、陈皮、官桂、杏仁、甘草组方，窦氏用以"治伤寒头痛发热，拘急，感冒，鼻多清涕，声音不清"。黄芪建中汤乃《金匮要略》方，桂枝、炙甘草、大枣、芍药、生姜、饴糖。而"神方"载有建中汤，附子、白术、芍药、甘草、干姜、草果。两方组成不同，据窦氏"须识扶阳"的学术思想来看，此处用方疑为建中汤加黄芪而成。服药后证情"略解"，旋即转为危殆之证，盖因华盖散、黄芪建中汤仅温肺脾而未及温肾。窦氏以灸关元、服姜附汤，汗出而愈。关元乃人之元气所系，足三阴与任脉经交会穴，小肠之募，功在益气回阳固脱，灸关元、服姜附，肾气得温而大振，鼓汗外出，邪气得泄。此案亦常作为伤寒案例，窦氏以其为"肺伤寒"，书之曰："肺伤寒一证，方书多不载，误人甚多，与少阴证同，但不出汗而愈，每发于正二腊月间，亦头疼，肢节痛，发热恶寒，咳嗽脉紧，与伤寒略同，但多咳嗽耳。不宜汗，服姜附汤，三日而愈。若素虚之人，邪气深入则昏睡谵语，足指冷，脉浮紧，乃死证也。急灸关元三百壮，可生，不灸必死，服凉药亦死，盖非药可疗也。"

## （二）临证述要

感冒是以鼻塞、流涕、恶寒发热、咳嗽、头痛、全身不适等为症状表现的常见外感病证，因病情轻重不同而分为伤风、重伤风和时行感冒。全年均可发病，尤以冬春两季多见。

感冒的发生常与风邪、时行疫毒，体虚等因素有关。本病病位在肺卫，基本病机是卫阳被遏，营卫失和，肺失宣肃。以风邪为主因，每与当令之气（寒、热、暑湿）或非时之气（时行疫毒）夹杂为患，临床常见风寒证、风热证、暑湿证，西医的上呼吸道感染、流行性感冒等属中医感冒范畴。

针灸治疗感冒的原则为"祛风解表",以手太阴、手阳明经穴为主,主穴为列缺、合谷、风池、太阳、外关。风寒感冒,配风门、肺俞穴;风热感冒,配曲池、大椎穴。夹湿者,配阴陵泉穴;夹暑者,配委中穴。头痛甚,配印堂、头维穴;鼻塞甚,配迎香穴;咽痛甚,配少商穴;全身酸楚,配身柱穴;体虚感冒,配足三里、关元穴。对症结合辨证取穴,以手太阴、手阳明经列缺、合谷穴祛邪解表,风池、外关为足少阳经与阳维脉的交会穴,"阳维为病苦寒热",故风池穴既可疏散风邪,又与太阳穴相配可清利头目。

## (三) 文献辑录

《素问·缪刺论》:邪客于手阳明经之络,令人气满胸中,喘息而肢胠,胸中热,刺手大指次指爪甲上,去端如韭叶,各一痏,左取右,右取左,如食顷已;邪客于手阳明经之络,令人耳聋,时不闻音,刺手大指次指爪甲上,去端如韭叶,各一痏,立闻。

《灵枢·经脉》:凡刺寒热者,皆多血络,必间日而一取之,血尽而止,乃调其虚实。

《针灸甲乙经》卷七:热病而汗且出,及脉顺可汗者,取鱼际、太渊、大都、太白,泻之则热去,补之则汗出。

《伤寒论》:太阳病,初服桂枝汤,反烦不解者,先刺风池、风府。

《针灸聚英》卷二:热病汗不出,商阳、合谷、阳谷、侠溪、厉兑、劳宫、腕骨以导气。

《医宗金鉴·头部主病针灸要穴歌》:风池主治肺中寒,兼治偏正头疼痛。

# 二、伤寒

## （一）医案与释按

### 1. 许叔微灸治伤寒医案一则

**【原文】**

刘中道初得病，四肢逆冷，脐中筑痛，身疼如被杖，盖阴证也。急投金液来复之类，其脉得沉而滑。盖沉者阴证也，滑者阳脉也。病虽阴而是阳脉，仲景所谓阴证见阳脉生也。于是再灸脐下丹田百壮，谓手足温，阳回体热而汗解。

或问：滑脉之状如何？曰：仲景云翕奄沉名曰滑。古人论滑脉，虽云往来前却，流利展转，替替然与数相似，曾未若仲景三语而足也。翕，合也，言张而复合也，故云翕为正阳。沉，言脉降而下也，故曰沉为纯阴。方翕而合，俄降而下。奄谓奄忽之间复降也。仲景论滑脉，方谓谛当也。

（《伤寒九十论·阴病阳脉证·第五十一》）

**【释按】**

本案是许氏艾灸丹田（关元）穴治疗伤寒阴证的验案，此案又见录于《续名医类案·卷一·伤寒》。

关于许叔微和《伤寒九十论》在"感冒"章节已述。许氏重视仲景理论，受仲景学说影响，许氏对伤寒阳证多用刺法，对伤寒阴证多用灸法。前者如许氏在《伤寒百证歌》中以歌诀形式总结其刺治伤寒阳证的学说："太少并病证有二，汗下差之皆致毙，头痛眩冒如结胸，误若汗时谵语至，肺俞肝俞皆可刺，谵语却刺期门是，颈项强时刺大椎，此候在心当切记。"后者如在《伤寒百证歌》中强调："阴病渐深腹转痛，心胸膜胀郑声随，虚汗不止咽不利，指甲青黑面色黧，一息七至沉细疾，速灸关元不可迟。"

患者症见"四肢逆冷，脐中筑痛，身疼如被杖"，四肢为诸阳之本，"四肢逆冷"提示阳气虚衰已极，多见于伤寒少阴证。阳气衰惫则阴寒内聚，寒凝于内则"脐中筑痛"，寒涩于外则肌肤不荣，"身疼如被杖"诸症出，是证属伤寒少阴证明矣。然"其脉得沉而滑"，沉脉属阴证，滑脉属阳病，似为矛盾，却为"病虽阴而是阳脉，仲景所谓阴证见阳脉生也"，即伤寒太阴、少阴等证，因其阳气虚衰、阴寒内盛，最为危急，阴证见阳脉，证候转机之顺象，意为"邪气自里之表，欲汗而解也"。本案许氏先以金液来复之类行气温阳，否则阳气衰脱则为死症。金液来复即金液丹和来复丹，两者载录在许叔微另一著作《普济本事方》中。金液丹由硫黄组成，固真气，暖丹田，坚筋骨，壮阳道，除久寒痼冷，补劳伤虚损。来复丹由硝石、硫黄、五灵脂、太阴玄精石、青皮、陈皮组成，主心肾不交，上盛下虚，痰厥气闭，心腹冷痛，大便泄泻。脉证相合，已有阳气来复之佳兆，再灸脐下丹田百壮，手足温，阳回体热而汗解。关元一穴，关乎人身之元阴元阳，为生命之根本，是全身各脏腑器官功能活动之原动力。《采艾编》："关元：小肠募，三阴任脉之会，言元气之关会也。"《针灸大成》：关元"主积冷虚乏，脐下绞痛，流入阴中，发作无时，冷气结块痛。"《伤寒百证歌》："阴毒阳虚汗不止，腹胀肠鸣若雷吼，面黑更兼指甲青，速灸关元应不谬。"关元得艾火之助，逐阴寒沉冷，回阳固脱，更使阴证转阳，乾坤扭转。

《伤寒九十论·结胸可灸证第三十九》中另有许学士灸治伤寒的一则验案，录之于下，供与本案对照研究。

"城东李氏子，年十八，病伤寒结胸，状如痓。自心至脐，手不可近，短气心烦，真结胸也。医者便欲下之。予适过其门，见其怆惶面无色。予曰：公有忧色何也？曰：以长子病伤寒作结胸证，医者将下之而犹豫。予就为诊之，自关以上浮大，表证未罢，不可下也。曰：事急矣。予以黄连饼子，灸脐中数十壮。得气下，心腹软，继以和气解肌药，数日瘥。当时若下，定是医杀。"

## 2. 窦材灸药结合治伤寒医案二则

【原文】

案一：余治一伤寒，亦昏睡妄语，六脉弦大。余曰：脉大而昏睡，定非实热，乃脉随气奔也。强为之治，用烈火灸关元穴。初灸病患觉痛，至七十壮遂昏睡不疼。灸至三鼓，病患开眼，思饮食，令服姜附汤，至三日后，方得元气来复，大汗而解。

余思前证，少阴病也。发昏谵语，全似阳证，若时投以承气，岂得不死。故耳聋不呻吟，身生赤黑靥，而十指冷至脚面，身重如山，口多痰唾，时发躁热者，皆少阴证也。仲景以耳聋系之少阳，谵语归之阳明，用柴胡承气辈误人不少。夫但知少阳脉循胁络耳，却不思耳窍属肾，以耳聋归少阳，此仲景所未到之处也。

（《扁鹊心书·卷上·要知缓急》）

案二：一人病伤寒至六日，微发黄，一医与茵陈汤。次日，更深黄色，遍身如栀子，此太阴证误服凉药，而致肝木侮脾。余为灸命关五十壮，服金液丹而愈。

（《扁鹊心书·卷中·汗后发噫》）

【释按】

以上两案为窦材艾灸结合药物治疗伤寒的验案，此案也见录于《续名医类案·卷一·伤寒》及《续名医类案·卷二·中寒》。

"灼艾第一"是窦材针灸学说的重要方面，《扁鹊心书》有"黄帝灸法"

"扁鹊灸法""窦材灸法"等灸法专论，"黄帝灸法"载有25种病症的灸法治疗，"扁鹊灸法"记载了命关、肾俞、足三里、承山、涌泉、目明、腰俞、前顶等穴位的灸治病症，"窦材灸法"详细记载了对不同病症施用灸法的心得。中卷和下卷所列各种病症中大量使用灸法，中卷59个病症的治疗就有50个病症采用了灸法治疗，下卷52个病症治疗中就有29个应用了灸法。窦氏强调灸法治大病，药物不治之大病，唯灸法可行，如"此病药不能治，令灸巨阙百壮、关元二百壮，病减半""此由真气大衰，非药能治，惟艾火灸之""凡人有此疾，惟灸法取效最速，药不及也"。由于灼艾为保命第一要法，故窦氏临证强调大病宜灸、早灸多灸。

案一所示伤寒昏睡妄语，证属少阴。言少阴必合心肾。心者，火之脏；肾者，水之脏。心火必得肾水之上济，当心火不得水济浮越于上而为神昏妄语；肾水需要心火之下煦，方可使肾水蒸腾于下而免身重如山。水火相济，即为"壮水之主，以制阳光；益火之源，以消阴翳"之阴阳平衡状态。案二所示伤寒发黄，证属太阴。太阴为土，"土爰稼穑"，阴黄之时，若脾阳未伤，手足自温，色仅微黄；若水湿泛滥，脾阳不振，为湿所困，手足无温，色显深黄。本案因医者误投凉药，徒伤脾阳，诸症剧矣。窦氏以灸关元、命关为治，温补脾肾之阳，肾阳振而使肾水上承，浮越之心火自归其位；脾阳振湿不得郁于里，热不得蒸于内，思饮食而身黄自退。窦氏重用关元、命关两穴，与其温补脾肾的学术主张是密不可分的，"灸关元以救肾气，灸命关以固脾气"。命关为食窦穴之异名，"扁鹊灸法"中有详细论述："命关二穴在胁下宛中，举臂取之，对中脘向乳三角取之。此穴属脾，又名食窦穴，能接脾脏真气，治三十六种脾病。凡诸病困重，尚有一毫真气，灸此穴二三百壮，能保固不死。一切大病属脾者并皆治之。盖脾为五脏之母，后天之本，属土，生长万物者也。若脾气在，虽病甚不至死，此法试之极验。"

窦氏治伤寒阴证重灸，还记载了此类病症不灸的最坏后果："一人患伤寒至六日，脉弦紧，身发黄，自汗，亦太阴证也。先服金液丹，点命关穴。病患不肯灸，伤寒唯太阴、少阴二证死人最速，若不早灸，虽服药无效。不信，至九日泻血而死。"

### 3. 杨继洲针药结合治伤寒医案一则

**【原文】**

壬申岁，大尹夏梅源公行次至蛾眉庵寓，患伤寒，同寅诸公，迎视六脉微细，阳症得阴脉。经云：阳脉见于阴经，其生也可知；阴脉见于阳经，其死也可许。予居玉河坊，正值考绩，不暇往返之劳，若辞而不治，此公在远方客邸，且莅政清苦，予甚恻之。先与柴胡加减之剂，少效。其脉尚未合症，予竭精殚思，又易别药，更针内关，六脉转阳矣。遂次第进以汤散而愈。后转升户部，今为正郎。

（《针灸大成·卷九·医案》）

**【释按】**

《针灸大成》的作者是明代著名针灸医家杨继洲。杨继洲（约1522—1620），名济时，以字行于世，浙江衢县（浙江衢州）人。杨继洲家学渊源，其祖父杨恩，父亲杨闻都曾任职于太医院。杨家数代业医，家藏秘方、验方与医学典籍极为丰富，杨继洲博览群书，通各家之说，业医数十载，学验俱富，在家传《卫生针灸玄机秘要》一书的基础上，融贯本人的经验医案和各家针灸文献，由晋阳（今山西太原）靳贤增选校补，著成《针灸大成》。

《针灸大成》刊行于万历二十九年（1601年），总结了明代以前中国针灸的主要学术经验，是一部"集大成者"的针灸专著。卷一为针道源流、针灸直指，摘录了《素问》《难经》等书的针灸理论；卷二为针灸赋，收录了《周身经穴赋》《金针赋》等10首歌赋；卷三针灸歌，录"五运主病歌""四总穴歌"等20首，另有"杨氏四策"；卷五为子午流注及灵龟飞腾针法；卷六与卷七为经络、腧穴；卷八与卷九为治疗内容，包括杨氏医案与各种灸法；卷十录陈氏

《小儿按摩经》一书。

《针灸大成》卷九"医案"部分录有杨氏的 31 个医案，绝大多数为针灸医案。本案为其中第 15 案，是杨氏针药结合治疗伤寒的验案。案中提及"六脉微细，阳症得阴脉"，杨氏以"柴胡加减之剂"而少效，可断为此案为伤寒少阳证。但杨氏认为"其脉尚未合症"，盖因少阳证脉主弦，今脉微细，为邪气内陷之脉，或厥阴，或少阴，正是邪盛正衰之候。依据经言"阳脉见于阴经，其生也可知；阴脉见于阳经，其死也可许"，此为死症。杨氏"竭精殚思，又易别药，更针内关，六脉转阳矣"。古人诊病更重视脉症的顺逆，脉与症合，则主病顺，反之脉与症离，则主病逆，逆则病凶。临床上如果单从症状上来辨证，就无法显示疾病的本质，这也是"四诊合参"之要求。本案在易方后加针内关，意在以内关贯通少阳、厥阴两经经气，一穴通两经，使得内陷厥阴之邪外出少阳，方有转危为安之冀。内关为手厥阴心经之络穴，正有一穴通两经之可能。更兼内关又为八脉交会穴，通阴维脉，主治胃、心、胸诸疾，针之可振奋心之阳气，心阳得振，有助六脉转阳，伤寒向愈，再服汤散而告全功。

## （二）临证述要

伤寒是古病名，广义伤寒包括中风、伤寒、湿温、热病、温病；狭义伤寒是广义伤寒之一的伤寒，指感受寒邪引起的外感热病，以恶寒发热、头痛、咳嗽、周身疼痛为主要临床表现。并非是西医学所指的伤寒杆菌引起的伤寒病。

中医理论认为表气闭塞，气机失畅为伤寒病机，伤寒主要由风寒邪气外侵诱发。临床用穴总以祛风散寒为治则，取合谷、大椎、列缺为主穴加减，平补平泻。病情深入者，宜根据具体病变经脉，选取有关经脉的腧穴进行治疗（参考"感冒"一节证治）。

## （三）文献辑录

《素问·刺热》篇：热病始于头首者，刺项太阳而汗出止……热病先眩冒而热，胸胁满，刺足少阴、少阳。

《灵枢·寒热病》：皮寒热者，不可附席，毛发焦，鼻槁腊，不得汗，取三阳之络，以补手太阴。肌寒热者，肌痛，毛发焦而唇槁腊，不得汗，取三阳于下，以去其血者，补足太阴，以出其汗。

《针灸甲乙经》卷七：热病汗不出，天柱及风池、商阳、关冲、液门主之。

《玉龙歌》：无汗伤寒泻复溜，汗多宜将合谷求。

《针灸大成》卷八：伤寒六七日，脉微，手足厥冷，烦躁，灸厥阴俞。

《普济方·针灸》卷十：治温病身热五日以上，汗不出，刺大泉，留针，一时取针。

# 三、咳嗽

## （一）医案与释按

### 1. 沈括灸治咳嗽医案一则

**【原文】**

予族中有病霍乱吐痢，垂困，忽发咳逆，半日之间，遂至危殆。一客云：有灸咳逆法，凡伤寒及久疾得咳逆，皆为恶候，投药皆不效者，灸之必愈。予遂令灸之，火至肌，咳逆已定，元丰间，予为鄜延经略使，有幕官张平序，病伤寒已困。一日官属会饮，通判延州陈平裕忽言：张平序已属纩，求往见之。予问：何遽至此？云：咳逆甚，气已不属。予忽记灸法，试令灸之。未食顷，平裕复来。喜笑曰：一灸即瘥。其法：乳下一指许，正与乳相直，骨间陷中，妇人即屈乳头度之，乳头齐处是穴。艾炷如小豆许，灸三壮。男灸左，女灸右，只一处，火到肌即瘥，若不瘥则多不救矣。

（《苏沈良方·卷第五·灸咳逆法》）

**【释按】**

此案出自《苏沈良方》，又见录于《普济方·针灸·伤寒》和《针灸资生经·第四·咳逆》。

《苏沈良方》一般认为是后人将苏轼的《苏学士方》和沈括的《良方》两书合编而成，原书共 15 卷，现存 10 卷本和 8 卷本两种，流传较广的为 10 卷本（《六醴斋医学丛书》本），又名《苏沈内翰良方》。苏轼（1037—1101），字子瞻，号东坡居士，北宋文学家、书画家，唐宋八大家之一。苏轼"声名赫然，动于四方"，在文、诗、词方面都达到了极高的造诣，堪称宋代文学最高成就的代表。沈括（1031—1095），字存中，号梦溪丈人，北宋政治家、科学家，被誉为"中国整部科学史中最卓越的人物"，代表著作《梦溪笔谈》。苏轼、沈括皆精通医药，《四库全书简明目录·卷十·子部五·医学类》称二人"皆不医名，而皆能通医"。尤其是沈括，受家学传统影响，非常注意搜集医方，集成《良方》和《灵苑方》（已佚）。沈括认为"治病有五难，辨疾、治疾、饮药、处方、别药，此五也"，治疾者，"或药或火，或刺或砭，或汤或液，矫易其故常，掉摩其性理，捣而索之，投几顺变，间不容发"。良方需应疾，故沈括录方，"必目睹其验，始著于篇，闻不预也"。

苏轼和沈括对医学的理解和掌握程度不同，苏轼偏好养生之术，追求葆真健体、养生延年，正如其写给友人的书信所言："近年留意养生，读书、延问方士多矣。"沈括在药理、医理等各方面，则颇有独到见解，且对医方抱着审慎的态度，较少涉及养生延年等内容，他的经验在于为人提供治病的良方。从写作风格和特点来分析，《苏沈良方》的主干是沈括的《良方》，沈括所作的医方、医论占大多数，这可以通过对比《梦溪笔谈》之"药议"部分内容加以印证。案一中有"元丰间，予为鄜延经略使"之句，可知此案为沈括所作。元丰三年（1080年）沈括改知延州，兼任鄜延路经略安抚使，抵御西夏，至元丰五年，兵败永乐城。

《苏沈良方》所论方药为多，针灸内容较少，且多为灸法。案一实为灸乳根穴治疗伤寒后咳嗽的验案。伤寒霍乱吐痢，久病不已，元气虚惫，胃气将绝。脾胃乃气机升降之中枢，脾气以升为健，胃气以降为顺，脾虚则气陷，胃虚则气逆，下利咳逆顷刻而至，故有"气已不属"之见症，"遂至危殆"。正如《素问·咳论》所言五脏六腑之咳"皆聚于肺，关于胃"，此时当先降逆止咳治其标，标去缓图治本。"灸咳逆法"以艾炷直接灸乳根，可使逆降气平而咳逆止，补虚益损而元气复。乳根一穴，属足阳明胃经经穴，"足阳明脉气所发"，《玉龙赋》言"乳根俞府疗气嗽痰哮"，《席弘赋》云"但向乳根二肋间，又治妇人难生产"，正是体现了乳根在降逆止咳、固本补元方面的作用。然而正如王执中所言："凡伤寒及久病，得咳逆，皆为恶候。投药不效者，灸之必瘥。若不瘥，则多不救。"是为箴言。

## 2. 窦材灸药结合治咳医案一则

**【原文】**

有一人暑月饮食冷物，伤肺气，致咳嗽、胸膈不利。先服金液丹百粒，泄去一行，痛减三分，又服五膈散而安。但觉常发，后五年复大发，灸中府穴五百壮，方有极臭下气难闻，自后永不再发。

（《扁鹊心书·卷下·膏肓病》）

**【释按】**

本案为窦材灸药结合治疗咳嗽的验案，另见录于《续名医类案·卷九·饮食伤》。

案中所用①金液丹，又名保元丹、壮阳丹，是用硫黄精制成的丹药。窦氏认为此丹"治二十种阴疽，三十种风疾，一切虚劳、水肿、脾泄……"等疾，"一切疑难大病，治之无不效验"；②五膈散，由人参、炙黄芪、白术、麦冬、官桂、炮附子、炒干姜、远志、台椒、北细辛、百部、杏仁组方，窦氏认为肺伤寒、误服凉药、冰消肺气、胸中冷痰等，服此皆效。

本案患者缘于"暑月饮食冷物"而伤肺气，《素问·咳论》："其寒饮食入胃，从肺脉上至于肺则肺寒。"《灵枢·邪气藏府病形》："形寒寒饮则伤肺，以其两寒相盛，中外皆伤。"暑月饮冷，耗伤脾肺阳气，水湿内停而为"咳嗽、胸膈不利"，自当温阳散寒为主治。窦氏先以金液丹温肾助阳通便，又以五膈散补气温阳止咳，咳虽止但常复发，究其因乃所伤之阳难以全部匡复，即以

"灸中府穴五百壮"，在窦氏看来，药物不治之大病，唯灸法可行。"凡人有此疾，惟灸法取效最速，药不及也。""医之治病用灸，如做饭需薪。"窦氏用灸，动辄三五百壮，强调"世俗用灸，不过三五十壮，殊不知去小疾则愈，驻命根则难"。此案所用中府一穴，乃手足太阴之会，"从肺系横出腋下"，肺经第一穴，禀受肺脾之经气。又为肺之募穴，募者，脏气结聚之所。艾灸中府，温肺化饮，病根得除。本案灸药结合的诊治，正是窦氏注重"扶阳"思想的具体体现。

## 3. 王执中针灸治咳嗽医案二则

**【原文】**

案一：久嗽最宜灸膏肓穴，其次则宜灸肺俞等穴，各随证治之。若暴嗽，则不必灸也。有男子忽气出不绝声，病数日矣。以手按其膻中穴而应，微以冷针频频刺之而愈。初不之灸，何其神也。

（《针灸资生经·卷四·咳嗽》）

案二：施秘监尊人患伤寒咳甚，医告技穷。施检《灸经》，于结喉下灸三壮，即瘥。盖天突穴也，神哉！神哉！

（《针灸资生经·第四·咳逆》）

**【释按】**

上两案是王执中艾灸治疗咳嗽的验案，又见录于《续名医类案·卷十四·呃逆》及《普济方·针灸·卷十四·咳嗽》。

《针灸资生经》为宋代著名针灸医家王执中所著。王执中，字叔权，生卒年不详，瑞安（今属浙江）人。《针灸资生经》是据《千金要方》《外台秘要》《明堂上下经》《铜人腧穴针灸图经》等医籍中的内容以及结合个人临床经验编撰而成，是对宋以前针灸学的一次总结，对针灸学的发展产生了深远的影响，具有较高的文献研究和临床应用价值。该书共7卷，卷一论腧穴名称、位置、主治、刺灸法，腧穴排列方法与《铜人腧穴针灸图经》相同，其中头面躯干穴 225 个，四肢穴 141 个；卷二论针灸注意事项和一般理论问题，如"针灸须药""针忌""孔穴相去""论同身寸""穴名同异"等；卷三至卷七论内科、五官、外伤、妇科等 200 种病证的针灸辨证治疗，并附医案医话 50 余则。

《针灸资生经》倡导灸法，总结了宋代以前的灸法成就，对灸法的各个方面都有涉及，如灸法的取穴、施灸的体位与顺序、灸炷的大小、施灸的壮数、施灸时的宜忌、艾灸效果的评价，以及灸法与针药相结合的临床用法等。王氏特别注重用灸调养脾胃，认为脾胃为后天之本，五脏皆以胃气为本，"饮食不进，则无以生营卫……终于必亡而已"，故临床治疗脾胃病多选择艾灸中脘、脾俞、胃俞、神阙、石门等穴以补益脾胃，扶助正气，意在治病求本。

案一是对猝然发作咳嗽的诊治，另见于《普济方·针灸》和《续名医类案·卷十四·呃逆》。此为邪束于肺，导致胸膈不利，肺气上逆，当宽胸理气、降逆止咳为先，并不用灸，单用针刺即可奏效。选用腧穴为膻中，《灵枢·海论》："膻中者，为气之海。"《类经》："膻中，胸中也，肺之所居。诸气者，皆属于肺，是为真气，亦曰宗气。宗气积于胸中，出于喉咙，以贯心脉，而行呼吸，故膻中为之气海。"故《针灸甲乙经》有言："咳逆上气，唾喘短气不得息，口不能言，膻中主之。"此案更值得大家重视的是王执中对咳嗽辨证治疗的处理，久嗽正虚，用灸扶之；暴嗽邪实，以针调之。临证时若能辨清新恙久病，实质上是对机体当时正邪状态的判定，顺势而治，其效"何其神也"。

案二是伤寒兼有咳嗽的案例，另见于《普济方·针灸》和《续名医类案·卷十四·呃逆》。从文字记述上看，并不能判断患者此时状态是属寒抑或属热，而是在"医告技穷"的情况下，由患者家属检索《灸经》，采用灸天突穴而取效，属于秘方、效穴之类。分析之，医既"技穷"，无论是对伤寒一病还是咳嗽一证，各种治疗方法已然施行，只是不效，正邪胶着，正气渐伤，故可用灸。天突系任脉和阴维脉之交会穴，功用为通，穴下为人身之食道及气管，古人将其喻之为气上下之灶突，故有"天突"之名，用之疏导气血、降逆止咳。

灸天突穴而愈此疾，虽属患者家属无奈之举，实蕴标本兼治之意。

《针灸资生经》还录载了《苏沈良方》中的"灸咳逆法"，因其与前文类似，故不录。

## 4. 陈自明灸治咳嗽医案一则

【原文】

尝治许主薄，痢疾愈后，咳逆不止，服诸药无效。遂灸期门穴，不三壮而愈。

（《妇人大全良方·卷八·妇人痢后呕哕方论第十一》）

【释按】

《妇人大全良方》为南宋医家陈自明所著。陈自明（1190—1270），字良甫，临川（今属江西抚州）人，尝任建康府明道书院医学教授，并游历东南各地，每至一地，必尽录其验方、搜集医著。正如其在《妇人良方》自序中所言："仆三世学医，家藏医书若干卷，既又遍行东南，所至必尽索方书以观，暇时闭关静室，翻阅涵泳，究极未合。"《妇人大全良方》是陈氏鉴于当时妇科医籍尚未有纲领，并谓"医之术难，医妇人尤难，医产中数证，则又险而难"，广搜医经及历代各家之说，参以已验而成。全书24卷，始于调经而终以产后，凡8门269论，对妇女的生理特点，妇科疾病的病因、病机以及治疗均进行了总结。此书于后世妇科影响甚深，明代熊宗立、薛己等人均曾予以增删注疏，分别撰成《妇人良方补遗大全》及《校注妇人良方》。

本案为灸期门穴治痢疾愈后咳逆不止的验案，又见于《证治准绳·女科·痢后呕哕》和《续名医类案·卷十四·呃逆》。陈自明虽然主张疾病诊治过程"当施以活法，使无太过不及之患"，可运用方药、针灸等多种治疗方法，但陈氏多采用的还是方药治疗，此案是陈氏为数不多的针灸治疗医案之一。此案为痢疾愈后咳逆不止，究其病机，乃痢后伤及脾胃，一致脾胃气血受损，一致中焦气机升降失调。病位本不在肺，属阳明（胃、大肠）之气上逆犯肺，终致

"咳逆不止"。期门，穴居第6肋间隙，为肝募，气血运行周期的出入之门。《针灸甲乙经》："咳，胁下积聚，喘逆，卧不安席，时寒热，期门主之。"《千金要方》："主喘逆卧不安，咳胁下积聚。"灸治期门，既有期门理气血、调气机、降咳逆之功，蕴抑木扶土之内涵，又赖艾火温阳散寒、助运中焦之力。张仲景在《伤寒论》中多以"刺期门"来治疗伤寒之"横""纵"及"热入血室"等，盖因期门穴对厥阴、少阳经的气血有调整作用。

## （二）临证述要

咳嗽是肺系疾患最为常见的症状之一，是指肺失宣降，肺气上逆作声，咳吐痰液而言。"咳"指有声无痰；"嗽"指有痰无声，临床一般多声痰并见，故并称咳嗽。

咳嗽的病因，可分为外感、内伤两大类。外感咳嗽，为六淫外邪侵袭于肺，多属急性病症，调治失当可转为慢性咳嗽；内伤咳嗽，为脏腑功能失调累及于肺，多为慢性病症，复感外邪也可急性发作。本病病位在肺，基本病机是肺失宣降。

外感咳嗽主要证型为风寒束肺证、风热犯肺证和燥热伤肺证，内伤咳嗽主要证型为痰湿蕴肺证、肝火犯肺证和肺阴亏耗证。

咳嗽多见于西医学呼吸系统各种疾病，如呼吸道感染、急慢性支气管炎、慢性阻塞性肺病、部分支气管扩张、肺炎、肺结核、肺心病、肺癌等。

针灸治疗咳嗽的基本原则为"宣肺止咳"，以肺的背俞穴、募穴及手太阴经穴为主。外感咳嗽以"疏风解表，宣肺止咳"为治，主穴为肺俞、列缺、合谷。风寒束肺者，配风门、外关穴，风热犯肺者，配大椎、尺泽穴，燥热伤肺者，配太溪、照海穴。内伤咳嗽以"肃肺理气，止咳化痰"为治，主穴为肺俞、中府、太渊、三阴交。痰湿蕴肺者，配丰隆穴；肝火犯肺者，配行间、鱼际穴；肺阴亏耗者，配膏肓穴。

　　咳嗽病位主要在肺。肺俞为肺气所注之处，位邻肺脏，可调理肺脏气机，使其清肃有权，该穴泻之宣肺、补之益肺，无论虚实及外感内伤的咳嗽，均可使用；列缺为手太阴经络穴，合谷为手阳明经原穴，两穴原络相配，表里相应，可疏风祛邪，宣肺止咳；中府为肺的募穴，与肺俞相配为俞募配穴法，可调肺止咳；太渊为肺之原穴，本脏真气所注，可肃理肺气；三阴交为肝脾肾三经之交会穴，可疏肝健脾，使肝脾共调，肺气肃降，痰清咳平。

## （三）文献辑录

　　《灵枢·五邪》：邪在肺，则病皮肤痛，寒热，上气喘，汗出，咳动肩背。取之膺中外腧，背三椎之旁，以手疾按之，快然，乃刺之，取之缺盆中以越之。

　　《脉经》卷六：肺病，其色白身体但寒无热，时时咳，其脉微迟……春当刺少商，夏刺鱼际，皆泻之；季夏刺太渊，秋刺经渠，冬刺尺泽，皆补之。又当灸膻中百壮，背第三椎二十五壮。

　　《千金要方》卷十七：肝咳刺足太冲，心咳刺手神门，脾咳刺足太白，肺咳刺手太渊，肾咳刺足太溪。

　　《琼瑶神书》卷二：咳嗽风涎及冷痰，列缺穴内金针堪，太渊伸补肺咳嗽，此穴升阳艾火兼。

　　《古今医统大全》卷十三：寒邪下陷，喘而咳者，灸肺俞。

　　《针灸聚英》卷四上：或针嗽，肺俞风门须用灸。

　　《杨敬斋针灸全书》下卷：冷气咳嗽久不愈，风门、天突、中府、列缺、太渊。

# 四、哮喘

## (一) 医案与释按

### 1. 王执中针灸治哮喘医案一则

**【原文】**

若不因痰而喘者，当灸肺俞。凡有喘与哮者，为按肺俞，无不酸疼，皆为谬刺肺俞，令灸而愈。亦有只谬刺不灸而愈，此病有浅深也。舍弟登山，为雨所搏，一夕气闷几不救，见昆季必泣，有欲别之意。予疑其心悲，为刺百会，不效。按其肺俞，云其疼如锥刺。以火针微刺之即愈。因此与人治哮喘，只谬肺俞，不谬他穴。惟按肺俞不疼酸者，然后点其他穴云。

（《针灸资生经·第四·喘》）

**【释按】**

本案是王执中针灸结合而用治疗喘证的验案，又见录于《普济方·针灸·卷十四》《续名医类案·卷十四·喘》及《杂病广要·脏腑类·喘》。

"按之酸痛是穴"是王执中提出的对腧穴定位有重大临床意义的学说。《针灸资生经》"膏肓"穴一节中言："以手指摸索第四椎下两旁各三寸……按之酸痛是穴。"指出以指按第四椎下旁3寸处，以患者感明显酸痛处为定位标准。又在"背痛"一节中言："膏肓为要穴，予尝于膏肓之侧，去脊骨四寸半，隐隐微疼，按之则疼甚，谩以小艾灸三壮，即不疼……方知《千金方》之阿是穴

· 21 ·

犹信云。"进一步指出不必按书载去脊三寸处取穴，只要按之疼甚即可定位，即《千金要方》所说的阿是穴。王氏将按之酸痛处（诊察压痛点）称之为"受病处"，即疾病的反应点，有些是与穴位一致的，也有些是与腧穴不一致的，"按酸疼处，灸之"，以此作为针灸点对提高疾病诊治疗效有重要意义，继承了《黄帝内经》"以痛为输"和孙思邈"阿是之法"的学术思想。王氏还善于在多种病证中先寻找"受病处"，如哮喘找肺俞、膻中穴，里急后重找大肠俞，带下找带脉穴，背疼找膏肓俞外侧寸半处，膝痛找膝关、足三里压痛等，而后在"受病处"治疗，多数随疗而愈。

本案所患"为雨所搏"，病情发展较快，"一夕气闷几不救"，属病重之候。哮证、喘证均以喘促、呼吸困难为主症，病位自然在肺，所因与胸阳不振、肺失主气有关。初用百会针刺，百会虽为"诸阳之会"，功却在通督回阳，提振胸阳仅可作为配穴，故不效。王氏即按取与肺有关的腧穴肺俞，患者痛如锥刺，一如其诊疾先找"受病处"。肺俞为背俞穴之一，归属足太阳膀胱经，穴居背之上位，内应肺脏，是肺之气血转输、输注太阳膀胱经之腧穴，又为治肺疾要穴之一。《针灸甲乙经》："肺寒热，呼吸不得卧，上气呕沫，喘气相追逐，胸满胁膺急，息难……肺俞主之。"背俞穴可以治疗相应脏腑疾病，正如《素问·长刺节论》所云"迫脏刺背，背俞也"。王氏以温针微刺肺俞，穴效和灸效相合，终获良效。此案中有"谬"字，当为"缪"字之通借。

王执中另有灸治喘证一案，录之如下："有贵人久患喘，夜卧不得而起行，夏月亦衣夹背心。予知是膏肓病也，令灸膏肓而愈。"此案与前案有异曲同工之妙。

## 2. 薛雪灸药结合治喘逆医案一则

【原文】

幼年哮喘，是寒暄失时，食味不调，致饮邪聚络。凡有内外感触，必喘逆气填胸膱，夜坐不得卧息，昼日稍可展舒。浊沫稀涎，必变浓痰。斯病势自缓，发于秋深冬月，盖饮为阴邪，乘天气下降，地中之阳未生，人身藏阳未旺，所伏饮邪与外凉相召，而窃发矣。然伏于络脉之中，任行发散，攻表涤痰，逐里温补，与邪无干，久药不效。谓此治法，宜夏月阴气在内时候，艾灸肺俞等穴，更安静护养百日。一交秋分，暖护背部，勿得懈弛。病发之时，暂用汤药，三四日即止。平昔食物，尤宜谨慎。再经寒暑陶溶，可冀宿患之安。发时背冷气寒，宜用开太阳逐饮。

（《扫叶庄医案·卷二·痰饮咳喘水气肿胀》）

**【释按】**

《扫叶庄医案》为薛雪所著。薛雪（1681—1770），字生白，清长洲（今江苏苏州）人。薛生白出身名门世家，家学深厚，耳濡目染，"少时嗜音韵，键户读书"，妻"以女红佐薪"，居小楼上，卧起其中，"不下者十年"。多年的苦读使薛氏通古博今，以儒自居，既擅诗词，又工八法，虽自言"不屑以医自见"，但医名日隆，终成一代名医。《清史稿》称其"于医时有独见，断人生死不爽，疗治多异迹"。薛生白的医学渊源，从现存的有关著述分析，上承《灵枢》《素问》《难经》，中兼金元四家，近取喻嘉言、吴又可理论，不为一家所拘，兼学而通，择善而从。薛雪著作众多，医学著作主要有《湿热论》《医经原旨》《薛生白医案》《扫叶庄医案》等。

《扫叶庄医案》4卷，以内科时病、杂病为主，兼有外、妇、儿科治案，案语简明。薛氏擅长于湿热病，将三焦辨治作为湿热病辨治的常规，言"湿热之邪，不自表而入，故无表里可分，而未尝无三焦可辨"，"湿多热少，则蒙上流下，当三焦分治"。薛氏湿热病的病因、病理、治法分析尤详，有独到的见解。案中治法大抵与叶桂相近，如清养胃阴、久病入络、柔剂通补养奇经等，与叶案几难区别。其文辞典雅，引证广博，与叶案之不修辞藻者有明显差异。现有清抄本及《珍本医书集成》本。

案二得之幼年，素有饮邪，饮为阴邪，易遏阳气，且缠绵难去，秋深冬月更易复发。《素问·逆调论》："不得卧则喘者，是水气之客也。"《时方妙用》："哮喘之病，寒邪伏于肺俞，痰窠结于肺膜，内外相应。"素有饮邪，外感后邪伏于络脉，自然需要攻表涤痰，逐里温补。薛氏认为宜在夏日起灸肺俞等穴，静养百日自可安康。夏日灸肺俞治咳喘，即今日"冬病夏治"之"伏灸"疗法，取之于"春夏养阳"之意。伏，《说文解字》："伏，司也。"《释名·释姿容》："伏，覆也。"其义为俯伏、趴下，引伸为埋伏、潜藏等义。三伏天为一年之中最热的时日，此时阴气被迫伏于地下，故称之为"伏"。中医有"伏邪"致病的观点，外邪首先侵犯人体肌表，出现发热、恶寒、头痛等太阳症状，随着病邪不断深入，或因失治误治，导致外邪深伏于人体阴分，最终形成"伏邪不醒便为痨"的局面。同时伴随产生的还有老痰、顽痰、湿浊等一系列病理产物，即为导致咳、痰、喘的夙根。夏日阳气旺盛，借助自然界阳气的升发，将伏邪鼓荡而出，为治疗寒性呼吸系统疾病的最佳时日。肺俞为肺经在足太阳膀胱经背部的背俞穴，太阴肺气输注于此，灸治肺俞，本身亦能通太阳之气，调肺脾之气，散寒邪，化痰湿，伏天灸治更佳。如此，伏痰得温而化，夙根既去，何患喘逆不愈？

## （二）临证述要

哮喘是一种发作性的痰鸣气喘疾患，发作时喉中哮鸣有声，呼吸气促困难，甚则喘息不能平卧。"哮"为呼吸急促，喉间哮鸣；"喘"为呼吸困难，甚则张口抬肩，鼻翼扇动。临床上哮必兼喘，喘未必兼哮。本病有反复发作的特点，可发于任何年龄和季节，尤以寒冷季节和气候骤变时多发。

哮喘以宿痰伏肺为主因，外邪侵袭、饮食不当、情志刺激、体虚劳倦等为诱因。本病病位在肺，与肾、脾、心等密切相关，尤与上述四脏的功能不足有关。肺虚则气无所主，短气喘促；脾虚则运化失常，酿成痰浊；肾虚则摄纳无权，动则喘甚；心虚则脉动无力，唇甲青紫，汗出肢冷，甚则出现神昏、烦躁等危候。其基本病机是痰气抟结，壅阻气道，肺失宣降。

寒饮伏肺、痰热壅肺属哮喘之实证，肺脾气虚、肺肾阴虚、心肾阳虚为哮喘之虚证，临床多见虚实夹杂之证。

哮喘，多见于西医支气管哮喘、喘息性支气管炎、肺炎、慢性阻塞性肺病、心源性哮喘等疾病中。

针灸治疗哮喘的基本原则为"止哮平喘"，取肺的背俞穴、募穴、原穴为主。主穴取肺俞、中府、太渊、定喘、膻中。实证，配尺泽、鱼际穴；虚证，配膏肓、肾俞穴。喘甚，配天突、孔最穴；痰多，配中脘、丰隆穴。本病病位在肺，肺俞、中府乃肺之俞、募穴，俞募相配，调理肺脏、止哮平喘，虚实之证皆可用之；太渊为肺之原穴，与肺俞、中府相伍，可加强肃肺止哮平喘之功；定喘是止哮平喘的经验效穴；膻中为气会，可宽胸理气，止哮平喘。

## （三）文献辑录

《灵枢经·四时气》：腹中常鸣，气上冲胸，喘不能久立，邪在大肠，刺肓之原、巨虚上廉、三里。

《针灸甲乙经》卷九：咳逆上气，唾喘短气，不得息，口不能言，膻中主之。

《千金要方》卷三十：魄户、中府，主肺寒热，呼吸不得卧，咳逆上气，呕沫，喘气相追逐。

《琼瑶神书》卷二：哮喘之证要升阳，内外升阳病即康，天突膻中专要泻，三里升阳气下良，若要哮喘即便止，气来战刮即升阴，再用升阴一二次，战战急按要出针。

《针灸聚英》卷二：喘……灸中府、云门、天府、华盖、肺俞。

《古今医统大全》卷七：喘证，中府、膻中、云门、天府、华盖、肺俞、天突、脊中七节下（灸一壮）。

《针灸大成》卷三：哮喘之症最难当，夜间不睡气遑遑，天突妙穴宜寻得，膻中着艾便安康。

《类经图翼》卷十一：诸喘气急：天突、璇玑、华盖、膻中、乳根、期门、气海、背脊中第七椎骨节下穴，灸三壮神效。

《采艾编翼》卷二：喘，云门、天突、膻中、承满、魄户、气海、足三里。

# 五、痨瘵

## （一）医案与释按

### 1. 庄绰载他医灸治痨瘵医案二则

**【原文】**

案一：绍兴已未岁，余守武昌时，总领邵户部玉云：少时病瘵，得泉州僧为灸膏肓，令伏于栲栳上，僧以指节极力按寻其穴，令病者觉中指麻乃是穴。若指不麻，或虽麻而非中指者，皆非也。已而求得之，遂一灸而愈。

（《灸膏肓腧穴法·石用之取穴别法第八》）

案二：叶余庆，字元善，平江人。自云：尝病瘵疾，其居对桥，而行不能度，有僧为之灸膏肓穴，得百壮。后二日，即能行数里，登降皆不倦，自是康强。其取穴法，但并足垂手，正身直立，勿令俯仰，取第四椎下两旁同身寸各三寸。灸时以软物枕头覆面卧，垂手附身，或临时置身，取安便而已。其转为人灸，亦用此法，云皆有功。然与昔人取穴之法甚略，又与《千金方》立点则立灸之说不合，欧阳典世行之，陈了翁莹中婿也，了翁得无为张济针术，其求穴尤妙，尝为行之灸膏肓俞，故痕可见，以叶所言，校之叶穴微下，盖脊有曲直之殊，不能无少异也。又常熟县医工潘琪云：渠传之于师。取穴之法：正坐曲脊，并足而仰两手，令大指与脐屈肘当髀股上亦自是。其说虽与《千金方》

伸臂令正直之法不同，然比立点则近古矣。

（《灸膏肓腧穴法·叶潘等取穴别法第九》）

**【释按】**

上二案为庄绰录他医艾灸治疗痨瘵的验案，另见录于《普济方·卷四百十五·针灸门》。

庄绰，字季裕，靖源人，生活于南北宋之交，经历了北宋神宗、哲宗、徽宗、钦宗和南宋高宗五代，生卒年不详，据考生于 1078 年，约卒于南宋绍兴十三年至十九年（1143—1149 年）。庄绰长期仕宦于四方，浮沉于郡县，博物洽闻，尝摄襄阳尉、原州通判、建昌军通判、江西安抚制置使司参谋官等，官职最高至"朝奉大夫知鄂州、筠州"。庄绰从政之余，以医药自娱，并有亲身体验，精医道，著有《灸膏肓俞穴法》《明堂灸经》《脉法要略》《庄氏家传》《本草节要》等，除《灸膏肓俞穴法》外，其余均佚。

建炎元年（1127 年），庄绰为躲避战乱，由河南许昌至陕西泗滨，患疟疾久治不愈，后得陈了翁家传灸膏肓俞穴法，施灸三百壮而愈，于建炎二年写成《灸膏肓俞穴法》。《灸膏肓俞穴法》2 卷 10 篇，主要引征《千金要方》《铜人腧穴针灸图经》《太平圣惠方》的有关论述，并记载了当时名医石藏用、陈了翁以及潘琪等的经验，加上庄绰自身体验、观点，重点对膏肓穴的部位、取穴法、主治病证、灸治方法进行考证，并附有插图，元时窦桂芳（窦汉卿之子）将之辑入《针灸四书》中。

膏肓一词源于《左传·成公十年》，是说膏肓部位深隐、针灸药难以达到，后世始有病入膏肓之说。孙思邈据此创立膏肓俞穴（奇穴），认为"灸后令人阳气康盛"；王惟一《铜人腧穴针灸图经》将其纳入膀胱经，发展为经穴；李鼎先生认为"膏肓"一词应为"鬲肓"，《左传》原文将"鬲"字写成"膏"。

庄氏在《灸膏肓俞穴法》一书中详细记载了膏肓俞穴的定位以及不同著作、学者、医家的取穴法近十种。案一为石藏用之灸治案，案二为叶余庆被灸案，两者取用膏肓略有区别，但均为正坐位取穴法。石藏用取法："令患人床榻上盘膝正坐，随人之肥瘠大小，置栲栳或垫枕之类，以衾絮冒之。令两臂相交，平伏其上，余亦相同。乃用《千金方》不能久坐伸臂使伏衣袱上之意也。其用坚物云欲大小高下常定，胜于衣袱，但臂之伸屈，与古异耳，其治皆效。"叶案取法："正坐曲脊，并足而仰两手，令大指与脐屈肘当髀股上亦自是。"案一还强调了取穴时"寻按"后人体产生的反应，可供临床取穴时参考。其间差异，庄氏言："医者意也，随事增损，初无定方。"文中"栲栳"，指用柳条编成的容器，形状似斗，也称笆斗。

膏肓现在定位为第四胸椎棘突下后正中线旁开 3 寸，为治疗虚证的要穴，主治虚羸瘦损、五劳七伤诸病，《玉龙赋》"膏肓补虚劳"，《行针指要歌》"或针劳，须向膏肓及百劳"，《针方六集》"一切痰饮虚损瘰疬，传尸骨蒸，痈疽发背"等，均指此意。从文献记载分析，膏肓穴属于针灸治疗瘰疬等病的必选腧穴，被历代医家认为是治疬的效穴。

由案二记述的叶氏灸后留痕文字，灸膏肓一法多采用着艾直接灸，且为化脓灸。有现代研究观察到，用化脓灸法，初时血红蛋白多下降，化脓期则有所回升；对嗜酸性粒细胞绝对计数有升降波动，其数值下降者疗效较好；对淋巴细胞转化率及玫瑰花环形成率偏低者均有较明显的提高。提示化脓灸法对肾上腺皮质功能和机体细胞免疫功能均有良好作用，这为灸治膏肓治疗瘰疬提供了一定的依据。

## 2. 张杲载赵道人灸治瘰疬医案一则

【原文】

女童庄妙真缘姊，坐瘰疾不起，余孽亦骎骎见及。偶赵道人过门，见而言曰：汝有瘰疾，不治何耶？答曰：吃了多少药，勿效。赵曰：吾得一法，治此甚易。当以癸亥夜二更六神皆聚时，解去下体衣服，于腰上两旁微陷处，针灸家谓之腰眼，直身平立，用笔点定，然后上床合面而卧，每灼小艾炷七壮，劳虫或吐出，或泻下，实时平安，断根不发，更不传染。敬如其教，因此获生。

（《医说·卷二·针灸·灸瘵疾》）

**【释按】**

此为张杲在《医说》中所录赵道人灸腰眼治疗瘵疾的验案，也见录于《名医类案·卷五·瘵疾》。

张杲（1149—1227），字季明，新安（今安徽歙县）人，为南宋著名医史专家。张杲出生于世医之家，伯祖、祖父和父亲均为当时名医。张杲少承家学，亦儒亦医，临床诊治之余，肆力对医学史料和禁方秘方进行搜集整理，著成《医说》。全书共 10 卷，分 49 个门类，编排独具特色，脉络清晰明白，且书中所记大多载明出处来历。《四库全书提要》评价此书："取材既富，奇疾险证，颇足以资触发，又古之专门禁方往往在焉。三世之医，渊源有自，固与道听途说者殊矣。"明代俞弁仿《医说》的体例，著成《续医说》，可见《医说》之影响广泛。

本案所论瘵疾，据其文中"劳虫或吐出或泻下"之文，可断为"痨瘵"。骎，《说文解字》："马行疾也。"骎骎：马跑得很快的样子，在此指疾病进展得很快。赵道人具体为何人已失考，其治瘵疾，选"癸亥夜二更"灸腰眼。癸亥之日，指天干戊日和癸日，分属肺肾，癸亥五行属水，所谓金水相生，以此时补肺阴、滋肾水，事半功倍。二更更是三焦经旺时，三焦属相火，癸亥夜二更为水火既济之时，滋阴降火相得益彰，正合痨瘵之治，这或许是后世发展起来的子午流注针灸法的滥觞。腰眼为经外奇穴，首出于《肘后备急方》，臀腰痛"灸腰眼中七壮"。此穴别称鬼眼，明代李梴《医学入门》："鬼眼穴，专祛痨虫，令病人举手向上略转后些，则腰上有两陷可见，即腰眼也。"在腰部，当第 4 腰椎棘突下，旁开约 3.5 寸凹陷中。本穴正行于带脉之中，内应肾脏，或针或灸，均有强脊壮腰、固精益肾的作用，常用于治疗腰痛、月经不调及带下等妇人诸疾、痨瘵、尿频、遗尿、虚劳、消渴等疾。

肾喜温恶寒，温灸腰眼，能温煦肾阳、固本培元，鼓舞正气而使邪气外出，瘵疾得愈。

汪绮石在《理虚元鉴》中言："治虚有三本，肺、脾、肾是也。肺为五脏之天，脾为百骸之母，肾为性命之根，治肺、治脾、治肾，治虚之道毕矣。"又言："有形之精血，不能速生；无形之真气，所宜急固。回衰甚之火者，有相激之危；续清纯之气者，有冲和之美。"治肺以太渊、膏肓，治脾以命关、脾俞，治肾以关元、腰眼，各合其治，详而备矣。

## （二）临证述要

痨瘵属于中医学"肺痨"范畴。本病名称历代所用甚多，变迁不一，故李中梓曾有"使学者惑于多歧"之说，如尸疰、劳疰、虫疰、毒疰、传尸、肺痿、劳嗽、骨蒸、伏连、急痨等，直到宋代《三因极一病证方论》始以"痨瘵"定名，并指出与"予事而忧则'肺劳'"为"各一门类，不可不知"，从发病学上把痨瘵与一般的虚劳进行了界定。

痨瘵是一种由于正气虚弱，感染痨虫，侵蚀肺脏所致，以咳嗽、咯血、潮热、盗汗及身体逐渐消瘦等症为主要临床表现，具有传染性的慢性消耗性疾病。痨虫侵入人体内而直伤肺阴，肺失清肃，出现咳嗽、吐痰、气喘、胸痛；如损伤肺络，则见咯血；肺阴既伤，内热即起，故潮热不休；肺伤则皮毛不固，内热蒸腾，发为盗汗。本病病理性质的重点，以阴虚火旺为主。一般说来，初起病变在肺，肺体受损，肺阴亏耗，肺失滋润，表现为肺阴亏损之候。继则肺肾同病，兼及心肝，而致阴虚火旺，或因肺脾同病，阴伤及气而致气阴两虚，后期肺脾肾三脏交亏，阴损及阳，可趋于阴阳两虚的严重局面。

本病与西医学中的肺结核病相类同。若以广义的痨瘵而言，还包括某些肺外结核在内。

针灸治疗痨瘵（肺痨）的基本原则为"补虚培元"和"治痨杀虫"，根据体质强弱分别主次，尤以补虚培元、增强正气为主，提高机体抗病能力。肺阴亏虚者滋阴润肺，只针不灸或多针少灸，平补平泻；脾肺气虚者补益脾肺之气，针灸并用，补法；肺肾亏虚者滋补肺肾，针灸并用，补法；阴损及阳者温阳补气滋阴，针灸并用，补法。

基本处方为肺俞、膏肓、大椎、足三里、结核穴。病位主要在肺脏，取肺俞直达巢穴以撼其根；肺痨缠绵难愈，非膏肓难以起沉疴痼疾；大椎通达诸阳，且善治骨蒸潮热；足三里补气健脾，四穴合用，意在治本。结核穴为治痨之经验效穴。本方旨在标本兼治，诸穴共奏扶正固本、驱邪治痨之功。

肺阴亏虚，加中府、太渊、尺泽穴；脾肺气虚，加脾俞、天突、中脘穴；肺肾亏虚，加肾俞、肝俞、三阴交、太溪穴；阴损及阳，加关元、神阙、气海、太溪穴；痰多，加丰隆穴；咯血，加孔最、鱼际穴；胸痛，加内关、阿是穴；潮热，加鱼际、复溜穴；盗汗，加阴郄穴；便溏，加命门、气海穴；心烦不寐，加神门穴；遗精滑泄，加精宫、关元穴；经闭，加关元、血海穴；喘息，加气海、膻中穴。

# （三）文献辑录

《琼瑶神书》卷二：治虚损蒸劳瘵二百六十二法：肺俞先提补刮行，膏肓艾灸百劳迎，膻中喘泻三里下，提刮涌泉补要明。

《扁鹊心书》卷中：一人额上时时汗出，乃肾气虚也，不治则成痨瘵，先灸脐下百壮，服金液丹而愈。

《针灸资生经》第四：惟劳瘵有痰为难治，最宜灸膏肓穴，壮数既多，当有所下，沓沓然如流水之状，盖痰下也。

《神应经·痰喘咳嗽部》：传尸骨蒸肺痿，膏肓、肺俞、四花穴。

《医学正传》：骨蒸劳热，元气未脱者，灸崔氏四花穴。

《针灸聚英》卷四上：痨瘵传尸，趋魄户膏肓之路。

《杨敬斋针灸全书》下卷：痨瘵之证，劳宫、肺俞、膏肓、肾俞、中管、关元、中极、三里、丰隆、涌泉。

《医宗金鉴》卷八十六：鬼眼一穴灸痨虫，墨点病人腰眼中，择用癸亥亥时灸，勿令人知法最灵。

# 六、疟疾

## （一）医案与释按

### 1. 窦材灸治疟疾医案一则

【原文】

一人病疟月余，发热未退，一医与白虎汤，热愈甚。余曰：公病脾气大虚，而服寒凉，恐伤脾胃。病人云：不服凉药，热何时得退。余曰：《黄帝内经》云疟之始发，其寒也，烈火不能止；其热也，冰水不能遏。当是时，良工不能措其手，且扶元气，待其自衰。公元气大虚，服凉剂退火，吾恐热未去而元气脱矣。因为之灸命关，才五七壮，胁中有气下降，三十壮全愈。

（《扁鹊心书·卷中·脾疟》）

【释按】

本案为窦材灸命关治疗疟疾的验案，另见录于《续名医类案·卷七·疟》。

此案病疟，发热月余不退，有医者予白虎汤，意在清退热邪，常理也。但"疟者，风寒之气不常也，病极则复"，"疟之始发也，阳气并于阴，当是之时，阳虚而阴盛，外无气故先寒栗也。阴气逆极则复出之阳，阳与阴复并于外，则阴虚而阳实，故先热而渴。"（《素问·疟论》）应用白虎汤结果患者"热愈甚"，提示药不对症，至少患者所患非阳明气分之热作祟。既为疟证，病位自然在少阳半表半里之间，营卫相搏，正邪交争，邪入于阴则寒，邪出于阳则

· 34 ·

热。正如《素问·疟论》所言："疟者之寒，汤火不能温也；及其热，冰水不能寒也。此皆有余不足之类。当此之时，良工不能止，必须其自衰，乃刺之。"寒热程度并非本病病机。窦氏以为患者"脾气大虚"，寒凉之剂既伤脾胃，又损元气，此时"且扶元气，待其自衰"，以灸命关而愈。

命关为窦氏灸治的常用腧穴之一，前文"伤寒"中已有述及。命关为脾经食窦穴之异名，以窦氏"扁鹊灸法"中的取法"命关二穴在胁下宛中，举臂取之，对中脘向乳三角取之"，本穴位于以乳头和中脘连线做的等边三角形的外侧端点，与位于第5肋间隙、旁开6寸的食窦穴相去甚远，似命关穴并非食窦穴。然而根据下文此穴"能接脾脏真气"及窦氏对脾属"五脏之母，后天之本"的论述，似此穴理应属脾。两者之说，读者自当权衡。

## 2. 王执中灸治疟疾医案一则

**【原文】**

有人患久疟，诸药不效，或教之以灸脾俞，即愈。更一人亦久患疟，闻之，亦灸此穴而愈。盖疟多因饮食得之，故灸脾俞作效。

（《针灸资生经·第三·疟》）

**【释按】**

本案是王执中灸脾俞治疗久疟的验案，此案又可见录于《普济方·针灸·卷十·疟论》《古今医案按·卷三·疟》及《续名医类案·卷七·疟》。

案中明言患疟长久，且"诸药不效"，灸脾俞，即愈。王氏以为"疟多因饮食得之"，此与窦材论述一致。窦氏在《扁鹊心书》"脾疟"中言："凡疟病由于暑月多吃冰水冷物，伤其脾胃，久而生痰，古今议论皆差，或指暑邪，或分六经，或云邪祟，皆谬说也。""绵延不止者，乃脾疟也。此证若作寻常治之，误人不少。"此说之原在《诸病源候论》。久疟病名首见《诸病源候论》卷十一"久疟候"，认为"疟岁岁发，至三岁发，连月发不解"，缘于"热盛之时，发汗吐下过度，腑脏空虚，荣卫伤损，邪气伏藏，所以引日不瘥，仍故休作也"。久疟之疾，其病必虚，累及气血，脾主运化，为气血生化之源，脾虚失运，痰湿内生，诸病横生，故久疟多责之于脾。脾俞乃脾经之背俞穴，内应脾脏，是脾之气血转输、输注太阳膀胱经之腧穴，为治脾疾要穴之一。以脾俞灸治久疟，温脾经之虚寒，益气血之生化，驱疟邪之外出，故多效。《扁鹊神应针灸玉龙经》："疟灸脾俞寒热退。"《医宗金鉴》"分部主病针灸要穴歌"："脾俞主灸伤脾胃，吐泻疟痢疸瘕癥，喘急吐血诸般证，更治婴儿慢脾风。"

## 3. 张从正刺血治疟疾医案一则

**【原文】**

会陈下有病疟二年不愈者，止服温热之剂，渐至衰羸，命予药之。余见其羸，亦不敢便投寒凉之剂，乃取《内经·刺疟论》详之，曰：诸疟不已，刺十指间出血。正当发时，余刺其十指出血，血止而寒热立止，咸骇其神。余非炫术，窃见晚学之人，不考诰典，谬说鬼疾，妄求符箓，祈祷辟匿，法外旁寻，以致病人迁延危殆。

（《儒门事亲·卷一·疟非脾寒及鬼神辩四》）

**【释按】**

本案是张从正用刺血方法治疗疟疾的验案，又可见录于《杂病广要·外因类·疟》《古今医案按·卷三·疟》及《续名医类案·卷七·疟》。

张从正（1156—1228），字子和，号戴人，金朝睢州考城（今河南兰考县）人，金元四大家之一。《金史·本传》对张子和的评价甚高，称其"精于医，贯穿《素》《难》之学，其法宗刘守真，用药多寒凉，然起疾救死多取效"。

张氏治学以《黄帝内经》《难经》《伤寒论》为宗，兼采百家之长，并私淑刘河间的学术观点。张子和将疾病产生的病因总归于外界不同邪气的侵袭，"病之一物，非人身素有之，或自外而入，或由内而生，皆邪气也。"这就是子和论病首重邪气的著名观点。由此，张氏深切地感到除病必须祛邪，祛邪必靠汗、吐、下三法，张氏对汗、吐、下三法运用的独到见解，大大提高了人们对此三法的习惯认识，其自述"三法可兼众法"，终成"攻邪派"的旗手。

张从正著有《儒门事亲》，共15卷，但非一人手笔。《四库全书提要》言："从正与麻知几、常仲明辈讲求医理通其术，因抒所心得，述为此书。"是书以张子和原著《儒门事亲》三卷本为基础，加上其他如《治病百法》《十形三疗》等9种著作，总名为《儒门事亲》。卷一至卷三《儒门事亲》，卷四、五《治病百法》，卷六至卷八《十形三疗》，卷九《杂记九门》，卷十《撮要图》，卷十一《治病杂论》，卷十二《三法六门》，卷十三《刘河间先生三消论》，卷十四《治法心要》，卷十五《世传神效名方》。

"邪气加诸身，速攻之可也，速去之可也，揽而留之何也？"张氏力主祛邪扶正，邪去而正安，其祛邪之汗、吐、下三法，除记载药物治疗外，尚有针灸、砭射、熏洗、熨烙等多种治疗方法，在针灸施术上体现为刺络泻血。张氏认为"出血之与发汗，名虽异而实同"，《儒门事亲》中计有刺络泻血19案，足见其对此方法的厚爱。

张从正刺络泻血的学说，是继承《灵枢·九针十二原》"菀陈则除之"的治则发展而来的。《素问·针解》篇也提到："菀陈则除之者，去恶血也。"历代医家将泻血作为祛邪的一大治法，刘河间的"八关大刺"泄热法就是其中之一，而张氏在承继河间之术的基础上，进一步发展了刺络泻血法。

案中所言病疟患者两年不愈，"止服温热之剂，渐至衰羸"。一则温剂不愈，此疟非独为寒；二则如张氏所言"余见其羸，亦不敢便投寒凉之剂"，虚羸之象明显。按常理此时当以补虚培元为主，且多以温阳补虚为先，所谓体现"甘温除大热"之治则，一如前面多个治疟案例。但张氏终以"刺其十指出血"为治，"血止而寒热立止，咸骇其神"，体现了张氏"刺络泻血"的攻邪学术思想。本案前医囿于疟疾即脾寒的观点，施以温热之剂而不效，张氏在疟病"正当发时"，内热猖盛，不去内热即不能制疟，掌握了诊治疟病的最佳时机，而《素问·刺疟》篇则认为"凡治疟，先发如食顷，乃可以治，过之，则失时也"，体现了张氏学而不泥的精神，更易为临床所遵从。

刺络泻血治疗疟疾，《素问·刺疟》篇有多处记述。"足太阳之疟……刺郄中出血。""肝疟者……刺足厥阴见血。""胃疟者……刺足阳明太阴横脉出血。""疟发身方热，刺跗上动脉，开其空，出其血，立寒。""诸疟而脉不见，刺十指间出血，血去必已。"等等。张氏以"刺其十指出血"治疟病发作，正是《黄帝内经》刺血治疟经旨的具体应用。经言"十指间"，八邪穴也；张氏之"十指"，十宣穴也。八邪、十宣虽各为经外之穴，却同有清泄邪热、畅达壅滞的作用，令其出血，功效更显。至于案中所云"鬼疾""符箓"等，是为妄说，"法外旁寻"，只会致病人迁延危殆。

## （二）临证述要

疟疾由感受疟邪，邪正交争所致，是以寒战壮热、头痛、汗出、休作有时为特征的传染性疾病，多发于夏秋季。根据休作时间可分为每日疟、间日疟、三日疟等。

疟疾主要为感受疟邪所致，在《黄帝内经》亦称为疟气，可兼受风寒、暑湿、瘴气等邪。本病的病位为半表半里，与少阳经、督脉关系密切。基本病机是邪伏半表半里，出入营卫之间，正邪交争。感受疟邪之后，疟邪与卫气相集，邪正相争，阴阳相移，而引起疟疾症状的发作。邪入与阴相争则寒，邪出与阳相争则热，疟邪伏藏则寒热休止。

根据疟疾阴阳偏盛、寒热多少的不同，把通常情况下所形成的疟疾称为正疟；素体阳盛及疟邪引起的病理变化以阳热偏盛为主，临床表现寒少热多者，称为温疟；素体阳虚及疟邪引起的病理变化以阳虚寒盛为主，临床表现寒多热少者，称为寒疟。在南方地区，由瘴毒疟邪引起，以致阴阳极度偏盛，寒热偏颇，心神蒙蔽，神昏谵语者，则称为瘴疟。若因疟邪传染流行，病及一方，同期内发病甚多者，则称为疫疟。疟病日久，疟邪久留，使人体气血耗伤，正气不足，每遇劳累，疟邪复与卫气相集而引起发病者，则称为劳疟。疟病日久，气机郁滞，血脉瘀滞，津凝成痰，气滞血瘀痰凝，结于胁下，则形成疟母。

中西医学对疟疾的认识基本相同，西医学中的疟疾属本病范畴。

针灸治疗疟疾的疾病原则为"和解少阳，祛邪截疟"，取督脉、手少阳经穴为主。温疟只针不灸，泻法；寒疟、灸疟和疟母针灸并用，补法或平补平泻。主穴取大椎、陶道、中渚、间使、后溪。温疟，配曲池、外关穴；寒疟，配至阳、期门穴；劳疟，配脾俞、足三里穴；疟母，配章门、痞根穴。呕吐，配内关、公孙穴；高热，配十宣、委中穴；神昏谵语，配中冲、水沟穴；烦热盗汗，配太溪、复溜穴；倦怠自汗，配关元、气海穴；唇甲色白，配脾俞、三阴交穴。

大椎属督脉，为诸阳之会，合陶道能振奋阳气，为截疟要穴；疟邪客居少阳则寒热往来，休作有时，故取手少阳的中渚、心包经穴间使以和解少阳之邪；后溪穴宣发太阳经气，引邪外出。诸穴合用，可收和解少阳、祛邪截疟之功。

## （三）文献辑录

《素问·刺疟》：刺疟者，必先问其病之所先发者，先刺之。先头痛及重者，先刺头上及两额、两眉间出血。先项背痛者，先刺之。先腰脊痛者，先刺郄中出血。先手臂痛者，先刺手少阴、阳明十指间。先足胫酸痛者，先刺足阳明十指间出血。风疟，疟发则汗出恶风，刺三阳经背俞之血者。胻酸痛甚，按之不可，名曰胕髓病。以镵针，针绝骨出血，立已。身体小痛，刺至阴。诸阴之井无出血，间日一刺。疟不渴，间日而作，刺足太阳。渴而间日作，刺足少阳。温疟汗不出，为五十九刺。

《千金要方》卷十：凡灸疟者，必先问其病之所先发者先灸之。从头项发者，于未发前预灸大椎尖头，渐灸过时止。从腰脊发者，灸肾俞百壮，从手臂发者，灸三间。

《扁鹊心书》卷中：脾疟：可灸左命关百壮，自愈。

《针灸资生经》第三：内庭、厉兑、公孙治寒疟不嗜食……合谷、阳溪、后溪、阳池、阴都，治身寒热疟……列缺、后溪、少泽、前谷主疟寒热；太泉、太溪、经渠主疟咳逆心闷不得卧寒热；大陵、腕骨、阳谷、少冲主乍寒乍热疟。

《针灸聚英》：疟，先寒后热用绝骨、百会、膏肓、合谷；先热后寒，用曲池、绝骨、百会；热多寒少，用后溪、间使、百劳、曲池；寒多热少，用后溪、百会、曲池。

《针灸大成》卷三：疟疾寒热真可畏，须知虚实可用意，间使宜透支沟中，大椎七壮合圣治，连日频频发不休，金门刺深七分是。

# 七、厥证

## （一）医案与释按

### 1. 扁鹊针、药、熨结合治厥证医案一则

【原文】

扁鹊过虢，虢太子死，扁鹊至虢宫门下，问中庶子喜方者曰："太子何病，国中治穰过于众事？"中庶子曰："太子病血气不时，交错而不得泄，暴发于外，则为中害。精神不能止邪气，邪气畜积而不得泄，是以阳缓而阴急，故暴蹶而死。"扁鹊曰："其死何如时？"曰："鸡鸣至今。"曰："收乎？"曰："未也，其死未能半日也。""言臣齐勃海秦越人也，家在于郑，未尝得望精光，侍谒于前也。闻太子不幸而死，臣能生之。"中庶子曰："先生得无诞之乎？何以言太子可生也！臣闻上古之时，医有俞跗，治病不以汤液醴洒，镵石挢引，案抚毒熨，一拨见病之应，因五脏之输，乃割皮解肌，诀脉结筋，搦髓脑，揲荒爪幕，湔浣肠胃，漱涤五脏，练精易形。先生之方能若是，则太子可生也；不能若是而欲生之，曾不可以告咳婴之儿。"终日，扁鹊仰天叹曰："夫子之为方也，若以管窥天，以郄视文。越人之为方也，不待切脉、望色、听声、写形，言病之所在。闻病之阳，论得其阴；闻病之阴，论得其阳。病应见于大表，不出千里，决者至众，不可曲止也。子以吾言为不诚，试入诊太子，当闻其耳鸣而鼻张，循其两股以至于阴，当尚温也。"

中庶子闻扁鹊言，目眩然而不瞚，舌挢然而不下，乃以扁鹊言入报虢君。虢君闻之大惊，出见扁鹊于中阙，曰："窃闻高义之日久矣，然未尝得拜谒于前也。先生过小国，幸而举之，偏国寡臣幸甚。有先生则活，无先生则弃捐填沟壑，长终而不得反。"言未卒，因嘘唏服臆，魂精泄横，流涕长潸，忽忽承睫，悲不能自止，容貌变更。扁鹊曰："若太子病，所谓尸厥者也。夫以阳入阴中，动胃缫缘，中经维络，别下于三焦、膀胱，是以阳脉下遂，阴脉上争，会气闭而不通，阴上而阳内行，下内鼓而不起，上外绝而不为使，上有阳绝之络，下有破阴之纽，破阴绝阳，色废脉乱，故形静如死状，太子未死也。夫以阳入阴支兰藏者生，以阴入阳支兰藏者死。凡此数事，皆五脏蹙中之时暴作也。良工取之，拙者疑殆。"

扁鹊乃使弟子子阳厉针砥石，以取外三阳五会。有间，太子苏。乃使子豹为五分之熨，以八减之齐和煮之，以更熨两胁下。太子起坐。更适阴阳，但服汤二旬而复故。故天下尽以扁鹊为能生死人。扁鹊曰："越人非能生死人也，此自当生者，越人能使之起耳。"

（《史记·卷百零五·扁鹊仓公列传第四十五》）

【释按】

本案是司马迁在《史记》中记载的扁鹊治尸厥的著名案例，后世医家多有载录，用以说明中医或针灸悠久的历史和突出的疗效。此案反映了两千多年前我国针灸学的成就，也是针灸医案的首创。

扁鹊，原名秦越人，战国时期渤海郡（今河北任丘县）人，少时学医于长桑君，尽传其医术禁方，擅长各科。在赵为妇科，在周为五官科，在秦为儿科，名闻天下。因他医术高超、医德高尚，被认为是神医，人们就借用了上古神话的黄帝时神医"扁鹊"的名号来尊称他。也有观点认为，扁鹊是古代人们高明医生的统称，并不指代某一具体人物。《汉书·艺文志》载扁鹊著作《扁鹊内经》和《扁鹊外经》，惜均已散佚。相传现存《难经》为秦越人之作。

扁鹊善于运用四诊，尤其是脉诊和望诊来诊断疾病。《史记·扁鹊仓公列传》中记述了他与此相关的两个医案：一是用脉诊的方法诊断赵子简的疾病，另一是用望诊的方法诊断齐桓侯的疾病。司马迁赞扬之曰："至今天下言脉者，由扁鹊也。"案一所示为扁鹊善用针灸、按摩、熨贴、砭石和汤药等多种方法治疗尸厥。

尸厥一证，一般被认为是气机逆乱而致心窍闭塞，即通常所说假死症、晕厥症等，近似于现代医学之休克、癔症、精神病等。扁鹊认为虢太子阳入阴中，中经维络，阳脉下陷，阴脉上冲，破阴绝阳，色废脉乱，因而形静如死状。正如《素问·厥论》所言："阳气衰于下，则为寒厥；阴气衰于下，则为热厥。""阴气盛于上，则下虚，下虚则腹胀满；阳气盛于上，则下气重上而邪气逆，逆则阳气乱，阳气乱则不知人也。"

关于尸厥的治疗，《素问·缪刺论》云："邪客于手足少阴太阴足阳明之络，此五络皆会于耳中，上络左角，五络俱竭，令人身脉皆动，而形无知也，其状若尸，或曰尸厥。刺其足大指内侧爪甲上，去端如韭叶。后刺足心，后刺足中指爪甲上各一痏，后刺手大指内侧，去端如韭叶，后刺手心主少阴锐骨之端，各一痏，立已。"主要为诸多井穴和神门（一说大陵）穴，其意在于醒脑开窍、交通阴阳。扁鹊用三阳五会针刺、两胁下热熨、汤药内服等，疏通瘀滞、温散寒邪，终使阳气来复，气复而生。关于三阳五会，一言百会穴（诸阳之会），一言隐白、涌泉、中冲、厉兑、少商（据《素问·缪刺论》），有待进一步的确认。

## 2. 淳于意针治厥头痛医案一则

**【原文】**

菑川王病，召臣意诊脉，曰：蹶上为重，头痛身热，使人烦懑。臣意即以寒水拊其头，刺足阳明脉，左右各三所，病旋已。病得之沐发未干而卧。诊如前，所以蹶，头热至肩。

（《史记·卷百零五·扁鹊仓公列传第四十五》）

**【释按】**

本案是古代名医淳于意针刺治疗头痛发蹶的验案，另可见录于《华佗神方·卷二十二·华佗注仓公传（附）·蹶上为重》《名医类案·卷六·首风》及《名医类案·卷十·尸厥》等。

淳于意，西汉医学家，齐国临淄（今山东淄博）人，曾任齐国太仓长，故被尊称为"太仓公"或"仓公"。淳于意精医道，辨证审脉，治病多验。曾从公孙光学医，并从公乘阳庆学黄帝、扁鹊脉书，因此而医术大进，"为人治病，决死生，多验。"《史记》所录淳于意25则"诊籍"，是中国现存最早的病史记录，一般被认为是中医医案的滥觞。淳于意的诊籍中也有很多以针灸诊病的案例，如命妇出于疝气案、齐中大夫龋齿案等。

蹶，同厥，《说文解字》："僵也，从足厥声。一曰跳也。"《史记正义》："蹶，逆气上也。"案中所述"沐发未干而卧"，湿邪侵袭，入中头部经络，郁而化热，气机逆于上，即所谓"蹶上"，故见头痛头重，身热烦闷。此阳明经受邪后的外现证候。《素问·厥论》言："阳明之厥，则癫疾欲走呼，腹满不得卧，面赤而热，妄见而妄言。"此疾虽未及妄见妄言之神志有异的程度，但通过针刺足阳明脉腧穴，左右各三处，清泄阳明之热，导气于下，厥逆于上之气下行，厥痛等证即解。治热以寒，以凉水拊拍头上，制其热也；刺足阳明脉，左右各三处，清泄阳明热也，很快即病愈。

案中未列具体腧穴，后世医家多以厉兑、内庭、合谷等穴来针治此类疾病，以"井主心下满""荥主身热""合治内府""荥输治外经"等立论。《素问·刺热》："热病始于足胫者，刺足阳明而汗出止。"（王冰注之曰："欲出汗，商阳主之。"）《素问·刺疟》言："足阳明之疟……刺足阳明跗上。"（马莳注之曰："当刺足阳明跗上冲阳穴耳。"）"刺疟者……先足胫酸痛者，先刺足阳明十指间出血。"（马莳注之曰："足胫酸痛者，先刺足阳明胃经及足十指间之井穴。"）概述以上及医理，刺足阳明三处，应该是足阳明井穴厉兑，荥穴内庭，原穴冲阳（或足大趾、次趾间的奇穴八风），皆以清泄足阳明经之热及调其气血为主。"所以躄，头热至肩"，与手阳明关联，亦可取商阳、合谷之类。经气流通，热邪得泄，病愈可期。《华佗神方》樊阿在此条下言："寒水有反激力，足以使热从上出。针刺有温泻力，足以使风从下泄。下泄则心懑除，上出则头痛止，不用汤药，盖亦可治病也。"可谓得经文之要旨矣。

## 3. 窦材灸药结合治厥证医案一则

**【原文】**

一人因大恼悲伤得病，昼则安静，夜则烦悗，不进饮食，左手无脉，右手沉细，世医以死证论之。余曰：此肾厥病也。因寒气客脾肾二经，灸中脘五十壮，关元五百壮，每日服金液丹、四神丹。至七日左手脉生，少顷，大便下青白脓数升许，全安。此由真气大衰，非药能治，惟艾火灸之。

（《扁鹊心书·卷下·肾厥》）

**【释按】**

本案是窦材艾灸结合药物治疗厥证（肾厥）的验案，另见录于《续名医类案·卷二·厥》。

患者因"大恼悲伤得病"，似应为气厥。分析患者病状，"昼则安静，夜则烦悗，不进饮食"，且脉象"左手无脉，右手沉细"。无脉者，阳气衰微欲绝；沉细者，少阴有寒阳气不足。昼则邪伏于内，则静；夜则邪出于外，则烦。此案乃脾肾阳虚，寒邪入客所致，故为肾厥，情志变化之影响只是此疾发生的诱因而已。窦氏认为"凡人患头痛，百药不效者，乃肾厥"，且"多酒多色人则有之"。《灵枢·厥论》有言："太阴之厥，则腹满䐜胀，后不利，不欲食，食则呕，不得卧；少阴之厥，则口干溺赤，腹满心痛。"本案颇符合经文所述。既是真气大衰，匡复欲绝之气应为当务之急，急灸中脘、关元等穴，汲汲以散寒温阳为治，正得其所。中脘为胃经募穴，居中焦，应脾胃之后天，灸之固脾气、散阴寒，鼓动中气使生化有源。关元为元阴元阳交关之所，乃人身之关要，居下焦，应肾之先天，灸之救肾气、振下元，温煦下焦使阴阳有根。这种"保扶阳气为本"的补阳思想几乎贯穿窦材所著《扁鹊心书》全书，尤其是对脾肾两脏之阳气的顾护，因为"脾为五脏之母，肾为一身之根"。

窦材提出"大病宜灸"的主张，并设专论。"世有百余种大病，不用灸艾、丹药，如何救得性命，劫得病回？如伤寒、疽疮、劳瘵、中风、肿胀、泄泻、久痢、喉痹、小儿急慢惊风、痘疹黑陷等证。若灸迟，真气已脱，虽灸亦无用矣；若能早灸，自然阳气不绝，性命坚牢。又世俗用灸，不过三五十壮，殊不知去小疾则愈，驻命根则难。故《铜人针灸图经》云：凡大病宜灸脐下五百壮。补接真气，即此法也。"

本案有被列入头痛医案中，如《续名医类案》又将此案列入卷二"厥"之中。盖因肝主疏泄，肝脉上巅顶，故情志多与头痛病证的发生相关。情志郁怒，长期精神紧张忧郁，肝气郁结，肝失疏泄，络脉失于条达拘急而头痛；或平素性情暴逆，恼怒太过，气郁化火，日久肝阴被耗，肝阳失敛而上亢，气壅脉满，清阳受扰而头痛。本案患者因大恼悲伤而得病，昼平夜剧，诊其脉本应弦紧，却"左手无脉，右手沉细"，脉证并不相合，窦氏言其证乃肾厥。肾厥者，肾气上逆也，所致头痛，主证以头顶痛不可忍、四肢厥冷为特征。《普济本事方》卷二："治肾气不足，气逆上行，头痛不可忍，谓之肾厥。其脉举之则弦，按之石坚。"肾气本虚，寒气客于脾肾两经，病发剧矣。窦氏即以灸中脘、关元，因其疾本源在肾，故予关元穴大灸五百壮，肾得艾火之温热，阳固肾气复，肾气复而气机调，厥逆平矣。此类疾病得之肾虚，真气大衰，窦氏谓"非药能治，惟艾火灸之"，取艾火之大温大热作用也。胡珏注解本条原文言："《经》云：厥成为巅疾。又云：少阴不至者厥也。头痛之证，肾虚者多，若用他药，断难奏效，惟大温补为是，温补不效其丹艾乎？"箴言也。

## 4. 薛己熨敷脐腹结合药物治厥冷医案一则

【原文】

大雅云：家母，年四十有二，嘉靖壬寅七月，患脾虚中满，痰嗽发热，又因湿面冷茶，吞酸呕吐，绝食，误服芩、连、青皮等药，益加寒热，口干，流涎不收，且作渴，闻食则呕数日矣。迎先生，视之曰：脾主涎，此脾虚不能约制，故涎自出也，欲用人参安胃散。惑于众论，以为胃经实火宿食，治之，病日增剧，忽思冬瓜，食如指甲一块，顿发呕吐酸水不止，仍服前药，愈剧。复邀先生视之，则神脱脉绝濒死矣，惟目睛尚动。先生曰：寒淫于内，治以辛热，然药不能下矣，急用盐、艾、附子炒热熨脐腹，以散寒回阳。又以口气补接母口之气；又以附子作饼，热贴脐间，时许神气少苏，以参、术、附子为末，仍以是药加陈皮，煎膏为丸，如粟米大，入五七粒于口，随津液咽下，即不呕，二日后加至十余粒，诸病少退，甘涎不止，五日后渐服煎剂一二匙，胃气少复，乃思粥饮，后投以参、术等药温补脾胃，五十余剂而愈。大雅敢述病状之奇，用药之神，求附卷末。一以见感恩之意，一以示后之患者，当取法于此云尔。府学晚生长洲镆潭沈大雅顿首拜书。

（《内科摘要·卷上·脾肾虚寒阳气脱陷等症》）

【释按】

本案为薛己药物结合热熨脐腹治疗因寒而致厥冷一证的验案。

薛己（1487—1559），字新甫，号立斋，明代吴郡（今江苏苏州）人。薛氏家族以医为业，是吴中地区著名的世医代表。薛己父子同为御医，这成为吴门医派历史上的一段佳话。其父薛铠，字良武，精医术，治病多奇中，尤以儿科证治最为详尽。薛己"性习观书""见识聪明，于医极精"，他遍览方书，于医术无所不通。最初攻读外科，亦为其最擅长者，以后又精于内、儿两科，并其他各科均有建树。薛己肆力于著书立说，所成颇丰，先后著有《内科摘要》《外科发挥》等10余种著作。

《内科摘要》2卷，又名《薛氏内科撮要》《薛氏医录》《薛立斋先生内科医案摘要》，是我国医学史上最早以内科命名的医著，是薛氏内科杂病医案，卷上为11种病证，卷下为10种病证。薛己治病"不问大小，必以治本为第一要义"，薛氏十分强调脾肾在疾病发生发展中的作用，脾肾并重，善用温补成了薛己学术的重要思想。

本案患者素有"脾虚中满，痰嗽发热"，又因饮食湿冷及误服凉药，致使症情转重，脾虚益加显著。原当用人参安胃散，此方出《东垣试效方》，"人参一钱，黄芪二钱，生甘草五分，炙甘草五分，白芍药七分，白茯苓四分，陈皮三分，黄连二分"，为治脾胃虚热之剂。他医却仍以胃经实火宿食治之，病益剧矣，症见"神脱脉绝濒死矣"。此时亟待散寒回阳，薛氏即以盐、艾、附子炒热熨脐腹，后又以附子作饼热贴脐间，方见"神气少苏"，后经药物调养而愈。此案原为脾虚中满痰嗽发热，补气升阳犹恐不及，一误再误而致厥逆之证，幸得脐腹热熨，兼附子、炒盐等回阳之力，方始转危为安。此处"脐腹"乃神阙、气海、关元等腧穴之谓，总名之为丹田，功在补虚培元、散寒复阳，终得痊愈。

## 5. 杨继洲针治厥证医案一则

【原文】

辛未，武选王会泉公亚夫人，患危异之疾，半月不饮食，目闭不开久矣。六脉似有如无，此疾非针不苏。同寅诸公推予即针之，但人神所忌，如之何？若待吉日良时，则沦于鬼录矣。不得已，即针内关二穴，目即开，而即能食米饮，徐以乳汁调理而愈。

同寅诸君问此何疾也？予曰：天地之气，常则安，变则病，况人禀天地之气，五运迭侵于外，七情交战于中，是以圣人啬气，如持至宝；庸人妄为，而伤太和，此轩岐所以论诸痛皆生于气，百病皆生于气，遂有九窍不同之论也，而子和公亦尝论之详矣。然气本一也，因所触而为九，怒、喜、悲、恐、寒、热、惊、思、劳也。盖怒气逆甚，则呕血及飧泄，故气逆上矣。怒则阳气逆上，而肝木乘脾，故甚呕血及飧泄也。喜则气和志达，荣卫通和，故气缓矣。悲则心系急，肺布叶举，而上焦不通，荣卫不散，热气在中，故气消矣。恐则精神上，则上焦闭，闭则气逆，逆则下焦胀，故气不行矣。寒则腠理闭，气不行，故气收矣。热则腠理开，荣卫通，汗大泄，故气泄。惊则心无所倚，神无所归，虑无所定，故气乱矣。劳则喘息汗出，内外皆越，故气耗矣。思则心有所存，神有所归，正气流而不行，故气结矣。

抑尝考其为病之详，变化多端，如怒气所致，为呕血，为飧泄，为煎厥，为薄厥，为阳厥，为胸满痛；食则气逆而不下，为喘渴烦心，为肥气，为目暴盲，耳暴闭，筋缓，发于外为痈疽也。喜气所致，为笑不休，为毛发焦，为肉病，为阳气不收，甚则为狂也。悲气所致，为阴缩，为筋挛，为肌痹，为脉痿，男为数溺，女为血崩，为酸鼻辛頞，为目昏，为少气不能息，为泣，为臂麻也。恐气所致，为破䐃脱肉，为骨酸痿厥，为暴下清水，为面热肤急，为阴痿，为惧而脱颐也。惊气所致，为潮涎，为目睘，为癫痫，为不省人事僵仆，久则为痿痹也。劳气所致，为嗌噎，为喘促，为嗽血，为腰痛骨痿，为肺鸣，为高骨坏，为阴痿，为唾血，为瞑目，为耳闭，男为少精，女为不月，衰甚则溃溃乎若坏，汩汩乎不可止也。思气所致，为失眠，为嗜卧，为昏瞀，为中痞，三焦闭塞，为咽嗌不利，为胆瘅呕苦，为筋痿，为白淫，为不嗜食也。寒气所致，为上下所出水液澄清冷，下痢青白等症也。热气所致，为喘呕吐酸，暴注下迫等病也。

窃又稽之《黄帝内经》治法，但以五行相胜之理，互相为治。如怒伤肝，肝属木，怒则气并于肝，而脾土受邪，木太过则肝亦自病。喜伤心，心属火，喜则气并于心，而肺金受邪，火太过则心亦自病。悲伤肺，肺属金，悲则气并于肺，而肝木受邪，金太过则肺亦自病。恐伤肾，肾属水，恐则气并于肾，而心火受邪，水太过则肾亦自病。思伤脾，脾属土，思则气并于脾，而肾水受邪，土太过，则脾亦自病。寒伤形，形属阴，寒胜热，则阳受病，寒太过，则阴亦自病矣。热伤气，气属阳，热胜寒，则阴受病，热太过，则阳亦自病矣。凡此数者，更相为治，故悲可以治怒也，以怆恻苦楚之言感之。喜可以治悲也，以谑浪亵狎之言娱之。恐可以治喜也，以遽迫死亡言怖之。怒可以治思也，以污辱欺罔之言触之。思可以治恐也，以虑彼忘此之言夺之。凡此五者，必诡诈谲怪，无所不至，然后可以动人耳目，易人视听，若胸中无才器之人，亦不能用此法也。热可以治寒，寒可以治热，逸可以治劳，习可以治惊。经曰：惊者平之。夫惊以其卒然而临之也，使习见习闻，则不惊矣。如丹溪治女人许婚后，夫经商三年不归，因不食，困卧如痴，他无所病，但向里床坐，此思气结也。药难独治，得喜可解；不然令其怒，俾激之大怒，而哭之三时，令人解之，举药一贴，即求食矣。盖脾主思，思过则脾气结而不食，怒属肝木，木能克土，木气冲发而脾上开矣。又如子和治一妇，久思而不眠，令触其怒，是夕果困睡，捷于影响。惟劳而气耗，恐而气夺者，为难治也。又同寅谢公，治妇人丧妹甚悲，而不饮食，令以亲家之女陪欢，仍用解郁之药，即能饮食。又闻庄公治喜劳之极而病，切脉乃失音症也，令恐惧即愈。然喜者之人少病，盖其百脉舒和故耳。经云：恐胜喜，可谓得玄关者也。凡此之症，《黄帝内经》自有治法，业医者，废而不行，何哉？

（《针灸大成·卷九·医案》）

**【释按】**

本案为杨继洲以针刺内关治疗厥证的验案。文献很长，第一段言治疗过程，第二、三、四段为医论，详细介绍了本病的发生机制、疾病的临床表现、《黄帝内经》等的多种治法，等等，文辞朴实，切中肯綮，难以割舍，故原文全录。

杨继洲及《针灸大成》在前文"伤寒"中已有阐述。本案中患者患"危异之疾"，历半月不进饮食，目闭不开久矣，且六脉似有如无，一派厥证虚证之候。厥证之虚,气血阴阳而已,且以气血为具体表现。案中虽未明言患疾之因,然旬半不食,胃气大败,中气生成无源,气虚不足终成。经言:"百病皆生于气。"一为肝心所主情志之气,一为肺肾所主呼吸之气,一为脾胃所主生化之气,一为心肾所主阴阳之气,不一而语。"然气本一也,因所触而为九,怒、喜、悲、恐、寒、热、惊、思、劳也。"目者,肝脾所主。肝脾气虚,养目动肌失约,故目合不开;脉者,五脏六腑之所主,尤为心所主,虚者心气不足,无力鼓动脉络,故六脉似有如无。杨氏言:"热可以治寒,寒可以治热,逸可以治劳,习可以治惊。"此时当鼓动心气,源自"心者五脏六腑之大主也,精神之所舍也",针之可也,灸之可也。杨氏以针刺内关而获效,盖内关为心包经之络穴,代心行事,又为八脉交会穴之一,通阴维,一切胃心胸之疾均可主治,故大效。案中又及子午流注诊法,按时逐日逐时开穴而针,然病有暴缓,疾有轻重,泥于定律则祛疾之机失矣。

杨氏所言"天地之气,常则安,变则病",是言天地之气,顺之则安,逆之则病也。言厥证"为病之详,变化多端",是言气之为病,过与不足而已。过则为逆,横生诸疾;不足为弱,乘侮由此。言《黄帝内经》治法,虽"诡诈谲怪",是言五行相胜,互相为治也。细细品读,是为至理。

## 6. 江瓘载录陈斗岩针灸治厥证医案一则

【原文】

陈斗岩治一妇人,病厥逆,脉伏,一日夜不苏,药不能进。陈视之,曰:可活也。针取手、足阳明(手阳明大肠合谷穴,足阳明胃厉兑穴),气少回。灸百会穴,乃醒。初大泣,既而曰:我被数人各执凶器逐,潜入柜中,闻小儿啼,百计不能出。又闻击柜者,隙见微明,俄觉火燃其盖,遂跃出。其击柜者,针也;燃柜盖者,灸也。

(《名医类案·卷三·厥》)

【释按】

本案为江瓘在《名医类案》中载录的陈斗岩针灸结合治疗厥逆的验案，又见录于《奇症汇·卷四·心神》。

江瓘（1503—1565），字民莹，安徽歙县篁南人，明代医家。初为诸生，后因患呕血症，时医医治无效，遂弃儒而学医，经悉心钻研，认真实践，终成一代名医。江氏所著《名医类案》是我国第一部中医全科医案专著，意在"宣明往范，昭示来学"。全书12卷，共分205门，辑录明代以前历代名医临床验案2400余首。

本案所载陈斗岩即陈景魁，陈景魁字叔旦，别号斗岩，明代针灸家，句容（今属江苏）人，撰《五诊集治》，惜已佚。本案患者病厥逆，脉伏，一昼夜不省人事，药也已经无法进服。证已危殆，陈氏以手足阳明穴（合谷、厉兑）针刺，竟缓缓见患者气息回复。盖因阳明乃多气多血之经，合谷为手阳明原穴，善于调和气血，有开窍醒神、清泻阳明、疏风镇痛之功，治症颇多；厉兑为足阳明井穴，善于调节阴阳，有苏厥醒神、回阳救逆、通经活络之功，常用于急救。两者相合，同气相求，通经气而起厥逆，患者豁然而见微明。终因病体虚弱，阳气蛰伏于内，即灸百会，该穴总督诸阳，灸之则升提下陷之清阳，鼓动阳气于脉中，清窍得开而收全功。

## 7. 魏之琇载录韩贻丰针治厥证医案一则

【原文】

韩贻丰摄永宁篆，有部民被殴，死已逾夕，即单骑往验，则遍身重伤，僵挺，无生气矣。因念死者父母年老贫病，惟此子，死则二老必不能生。不得已因取针针其百会，亦冀万一，非谓其必活也。时天气甚寒，令村人各解衣轮熨尸身，又熬水令极热，探汤揉尸手足，无何得人气，体顿柔。针至十四针，忽喉中作响，口鼻微有气。诊其脉，脉忽动。乃喜曰：有救矣。至二十一针，则喉间大出声，手足能屈伸，口称遍体痛不可忍，则皆被殴处也。乃呼酒来，以药饮之，伤处掺之以药，痛处以针针之。责令凶首保护调养，如限内死，仍抵偿。后伤者全愈，求和息，乃杖凶者而遣之。

（《续名医类案·卷二十一·跌扑》）

**【释按】**

本案为魏之琇在《续名医类案》中载录的韩贻丰针治厥证（假死）验案。

魏之琇（1722—1772），字玉璜，号柳州，钱塘（今浙江杭州）人，清代医学家。魏之琇出身于世医之家，幼因贫于质肆帮活，夜则灯下苦读，后贯通医理，知名于时。魏氏鉴于《名医类案》所选明以前医案尚多缺漏，而明后新见医案亦颇繁，著成《续名医类案》60卷。《四库全书总目》称其"所附案语尤多所发明辨驳，较诸空谈医理，固有实微虚揣之别焉"。

本案所载为韩贻丰针刺治疗殴伤后致厥的验案。韩贻丰，字芑斋，生卒年不详，清代针灸家，浙江慈溪人。韩氏工诗文，善书法，旁通医学，尤赏识"雷火针"治病，并对之加以改进，名"太乙神针"，所治多效，乃有医名。韩贻丰著《太乙神针心法》，2卷。上卷为证治法，列"神针心法"和"神针证治"；下卷有针治医案，共40余案，其中己案21案。书后附太乙神针传授渊源诚文。

本则韩贻丰医案中，伤者因殴伤后出现昏死，此为外伤极重，全身经脉几近全部瘀结，气血逆乱，阴阳失和，伤重而厥。正如薛己在《正体类要》中所言："肢体损于外，则气血伤于内，营卫所不贯，脏腑由之不和。"因当时天气寒冷，即以温热之法缓缓回复伤者阳气，取百会针之，以当权宜之计。不料伤者气息渐复，"忽喉中作响，口鼻微有气"，脉象亦有所动，病情得以转机。继续以百会针之，又得酒、药及调养顾护，伤者即告痊愈。百会乃督脉经穴，总督诸阳，具有醒神志、苏厥逆、升阳固脱的功效。《针灸甲乙经》言："顶上痛，风头重，目如脱，不可左右顾，百会主之。"《玉龙歌》

也说："中风不语最难医，发际顶门穴要知，更向百会明补泻，即时苏醒免灾危。"此案中反复针刺百会，又得外来之温热相助，气血渐行，阴阳顺接，人气渐回。

## （二）临证述要

厥证亦即晕厥，临床以突然昏倒，不省人事，或伴有四肢逆冷为表现特征，病情严重者，可一厥不复，甚至导致死亡。厥的含义有多种，有指发病形式，"忽为眩仆脱绝""突然昏运，不省人事"；有指病理机制，"厥者，尽也"，"厥者，逆也"，言其气血败乱，或气机上逆；有指临床表现，四肢逆冷、手足不温者。就本证而言，主要是指前两者。

《黄帝内经》论厥甚多，含义、范围广泛，有以暴死为厥，有以四末逆冷为厥，有以气血逆乱为厥，有以病情严重为厥。概括起来可分为两类表现：一种是指突然昏倒，不知人事，如《素问·大奇论》说："暴厥者，不知与人言。"另一种是指肢体和手足逆冷，如《素问·厥论》说："寒厥之为寒热也，必从五指而上于膝。"

厥证的病因主要涉及素体禀赋、情志因素以及暴感外邪等。素体禀赋往往决定机体对某些致病因素的易感性；情志因素主要是指恼怒惊骇恐吓的情志变动，精神刺激是厥证的主要病因；暴感外邪主要是暑邪。这些因素作用于人体导致气机突然逆乱，升降乖戾，气血阴阳不相顺接。正如《景岳全书·厥逆》所言："厥者尽也，逆者乱也，即气血败乱之谓也。"

厥证的特点有急骤性、突发性和一时性，急骤发病，突然昏倒，移时苏醒，往往在发病前有明显的诱发因素，如情绪紧张、恐惧、惊吓、疼痛等，发作前有头晕、恶心、面色苍白、出汗等先期症状。发作时昏仆，不知人事，或伴有四肢逆冷。由于厥证的病因不同，故临床表现各异，常见的厥证为气厥、血厥和痰厥三类。结合现代医学，气厥实证多见于癔病性晕厥，血厥实证多见于高血压脑血管痉挛发作时；气厥、血厥的虚证，多见于低血糖、出血性及某些心源性晕厥等。痰厥可见于老年慢性支气管炎、肺气肿、肺源性心脏病等疾患的病程中。西医中各种原因所致之晕厥、虚脱、中暑等，均属于中医厥证范畴。本证为危急之候，故应采用综合急救措施，及时救治，使之神醒厥回。

针灸治疗厥证的基本原则为"苏厥开窍"，以任脉、督脉腧穴为主。主穴为水沟、百会、内关、关元。实证只针不灸，泻法；虚证针灸并用，重灸，补法。任脉维系一身之阴，督脉总督一身之阳，取二经穴为主调节阴阳以防离绝。本病病位在脑，督脉入络于脑，总督诸阳，水沟、百会为督脉经穴，是醒脑开窍之要穴；内关为心包经之络穴，可醒神宁心；关元一穴维系元气，阴中有阳，重灸有回阳固脱复脉的作用，虚证多用。气厥实证，配太冲、行间穴疏肝理气；虚证，配足三里、气海穴益气升阳。血厥实证，配行间穴引降肝火，或配涌泉穴导血下行；虚证，配神阙、膈俞、足三里穴益阴固脱；痰厥，配中脘、丰隆穴开窍豁痰；热厥，配大椎、中冲穴泻热启闭；寒厥，灸神阙、关元穴温阳散寒；牙关紧闭，加颊车、下关、合谷穴开窍启闭。

厥证见症虽多，但概括而言，不外虚实二证，这是厥证辨证之关键所在。针灸苏厥，立竿见影，厥证恢复后，当按其本病证候予以治疗。

## （三）文献辑录

《灵枢·五乱》：气在于心者，取之手少阴心主之俞；气在于肺者，取之手太阴荥，足少阴俞；气在于肠胃者，取之足太阴阳明。不下者，取之三里；气在于头者，取之天柱大杼，不知，取足太阳荥俞；气在于臂足，取之先去血脉，后取其阳明少阳之荥俞。

《灵枢·九针十二原》：五脏之气已绝于内，而用针者反实其外，是谓重竭，重竭必死，其死也静，治之者，辄反其气，取腋与膺。

《类经图翼》卷十一：厥逆，人中（灸七壮，或针入至齿妙），膻中（二十一壮），百会（暴厥逆冷），气海。

《神灸经纶》卷之三：扁鹊治虢太子疾，取三阳五会，更熨两胁下，即苏……厥逆昏沉，不省人事，脉伏绝者，气海、丹田、关元，用大艾炷灸二七壮，得手足温暖，脉至知人事，无汗要有汗出即生。

# 八、中风

## （一）医案与释按

### 1. 孙思邈载录甄权针药结合治中风医案一则

【原文】

防风汤，主偏风。甄权处疗安平公方：防风、芎劳、白芷、牛膝、狗脊、萆薢、白术各一两，羌活、葛根、附子、杏仁各二两，薏苡仁、石膏、桂心各三两，麻黄四两，生姜五两。

上十六味㕮咀，以水一斗二升，煮取三升，分三服。服一剂觉好，更进一剂，即一度针，九剂九针，即瘥，灸亦得。

针风池一穴、肩髃一穴、曲池一穴、支沟一穴、五枢一穴、阳陵泉一穴、巨虚下廉一穴，凡针七穴即瘥。

（《千金要方·卷八·诸风·偏风第四》）

【释按】

此案为孙思邈《千金要方》中载录的甄权针药结合治疗中风的验案，又见录于《外台秘要·卷十四·中风及诸风方一十四首》，只是见方中附子二两换成人参二两。

孙思邈（581—682），唐代著名医学家，京兆华原（今陕西省耀县）人，他自幼好学，《旧唐书·孙思邈传》记载"七岁就学，日诵千余言，弱冠善谈老庄及百家之说，兼好释典"，说明他学识渊博，通晓百家之说，尤精于医，后人尊称为"孙真人""药王"。他撰有《备急千金要方》（简称《千金要方》）、《千金翼方》，认为："人命至重，有贵千金，一方济之，德逾于此。"其著作以"千金"命名，正是体现了这种崇高的精神境界。

《千金要方》收载内、外、妇、儿、五官等各科疾病处方5000余首，散见各章的针灸内容1000余条，卷二十九、三十专门论述针灸，记载了救急、食疗、养生、气功、按摩等内容。书中不仅反映了他本人长期的医疗实践经验，还收载了大量已经散佚的针灸文献。如唐初著名针灸家甄权的著作及其事迹，虽在《旧唐书》有甄权的传记，但叙述简略，《千金要方》做了补充，对明堂孔穴图的考订，孙氏是按"甄权新撰"而定的。《千金翼方》中有孙氏亲自请甄权为成君绰治颈肿不食、刺右手食指端而立效的纪实。孙氏之所以如此推崇甄权，与甄权对针灸的精通、治疗效果的卓著是分不开的。

甄权（约541—643），唐代著名医家，许州扶沟（今河南扶沟）人，因母病，与弟甄立言，精究医术，专习方书，遂为名医。甄权于针灸术造诣尤深，兼通药治。《千金要方》同章节有"库狄钦患偏风不得挽弓，针肩髃一穴即得挽弓。甄权所行"的另一著名医案，一针而痊愈。而《千金翼方》载："时有深州刺史成君绰，忽患颈肿，如数升，喉中闭塞，水粒不下，已三日矣……权救之，针其右手次指之端，如食顷气息即通，明日饮啖如故。"也是很快有效。可见甄权针术之高超。

中风一病，从病因学的发展来看，大体分为两个阶段。唐宋以前多以"内虚邪中"立论，认为中风病之病因为络脉空虚，风邪入中，治疗上一般多采用疏风祛邪、补益正气的方药。唐宋以后，特别是金元时代，许多医家以"内风"立论，可谓中风病因学说上的一大转折。正是这种学说认识上的不同，甄权所用防风汤主要在于补益人体正气，从而祛除外来邪气。偏风即偏枯，即半身不遂。《素问·风论》："风中五脏六腑之俞亦为脏腑之风，各入其门户所中，则为偏风。"

甄权推崇针药并施，故服药的同时结合针灸治疗。《黄帝内经》有"治痿独取阳明"之说，盖因阳明主胃，"饮入于胃，游溢精气，上输于脾，脾气散精，上归于肺"，故其经脉多气多血。《素问·痿论》言："阳明者，五脏六腑之海，主润宗筋，宗筋主束骨而利关节也。"若阳明亏虚，气血不足，则宗筋失养，纵缓不收，而见肌肉、关节痿弱不用。因而甄权所用腧穴，以肩髃、曲池、巨虚下廉为主，意在疏通阳明经络之气血，更有利于偏风的恢复。又用风池一穴，属治风之要穴，为手少阴、阳维之会，阳维主一身之表，祛风解表即为风池所长。支沟属手少阳三焦，五枢属足少阳三焦，同为少阳经穴，和解少阳，疏泄肝胆，内外风兼治。筋会阳陵泉，是足少阳之脉所入为合的合穴，疏经络，强筋骨，利关节，为治筋疾的首选。诸穴合用，简略得当，祛邪通络，行气散瘀。

## 2. 窦材灸药结合治中风医案一则

**【原文】**

一人病半身不遂，先灸关元五百壮，一日二服八仙丹，五日一服换骨丹，其夜觉患处汗出，来日病减四分，一月痊愈。再服延寿丹半斤，保元丹一斤，五十年病不作。《千金》等方，不灸关元，不服丹药，惟以寻常药治之，虽愈难久。

（《扁鹊心书·卷中·中风》）

**【释按】**

本案为窦材灸药并用治疗中风的验案，也见录于《续名医类案·卷十三·瘫痪》。

窦材非常强调阳气在人体生理、病理中的作用，在他看来，"阳精若壮千年寿，阴气如强必毙伤。""阴气未消终是死，阳精若在必长生。""故为医者，要知保扶阳气为本。人至晚年阳气衰，故手足不暖，下元虚惫，动作艰难。盖人有一息气在则不死，气者阳所生也，故阳气尽必死。"保命之法在于"灼艾第一，丹药第二，附子第三。"灸能生阳助阳，窦氏往往采用大剂灸法。言："世俗用灸，不过三五十壮，殊不知去小疾则愈，驻命根则难。"为减轻施灸时患者的痛苦，还创制了睡圣散用于灸前麻醉，"人难忍艾火灸痛，服此即昏睡，不知痛，亦不伤人。"

案中窦氏以灸关元五百壮治中风偏枯，意在补益真阳元气。关元作为三焦元气所发之处，联系命门元阳，通肾，为阴中之阳穴。在窦氏看来，"肾为一身之根蒂，先天之真源，本牢则不死"，所以一切大病皆可灸关元、气海、肾俞等关乎肾之本元的腧穴二三百壮，包括中风失音、手足不遂、大风癫疾等。本案中言及八仙丹、延寿丹、换骨丹、保元丹等方药，未列具体药物，而以上各丹药不同时期有不同组方，《扁鹊心书·卷下·神方》中载八仙丸、保命延寿丹、换骨丹等，可参阅。

## 3. 王执中论灸治中风医案一则

**【原文】**

《集效方》云：治风莫如续命、防风排风汤之类，此可扶助疾病，若救危急，必火艾为良。此论亦当。范子默自壬午五月间口眼㖞斜，灸听会等三穴即正。右手足麻无力，灸百会发际等七穴得愈。癸未年八月间，气塞涎上，不能语，金虎丹加腻粉，服至四丸半，气不通涎不下，药从鼻中出，魂魄飞扬，如坠江湖中，顷欲绝，灸百会、风池等左右共十二穴，气遂通，吐几一碗许，继又下十余行，伏枕半月余遂平。尔后小觉意思少异于常，心中愦乱，即便灸百会、风池等穴立效。《普济本事方》云：十二穴者，谓听会、颊车、地仓、百会、肩髃、曲池、风市、足三里、绝骨、发际、大椎、风池也，依而用之，立效。

（《针灸资生经·第四·中风》）

【释按】

本案是王执中所录的用灸法治风证验案，包括了由风邪引起的口眼㖞斜、手足麻无力、魂魄飞扬三案。

经言："年四十而阴气自半，起居衰矣。"年老体弱，或久病气血亏损，一来外邪容易侵入机体；一来气虚则运血无力，血流不畅，导致经脉瘀滞不通；再一阴血亏虚则阴不制阳，内风动越，挟痰浊、瘀血上扰清窍，瘀阻脉络。正如《景岳全书·非风》所言："卒倒多由昏愦，本皆内伤积损颓败而然。"口眼㖞斜者，风邪入于面络；手足麻无力者，风邪入于肢体大络；魂魄飞扬者，风邪入于脏腑之络。由此，治风乃谓重中之重。方药治风，续命、防风排风汤之类。续命即续命汤，此方为《金匮要略·中风历节病脉证并治》的附方，是林亿等重新整理《金匮玉函要略方》时，采集散在于《古今录验》中的方剂。"治中风痱，身体不能自收持，口不能言，冒昧不知痛处或拘急不得转侧。"由麻黄、桂枝、当归、人参、石膏、干姜、甘草各三两，川芎一两，杏仁四十枚组成。排风汤出《千金要方》，由茯苓、茯神、酸枣仁、人参、黄芪、当归、白芍药、远志、莲肉各半两，甘草两钱组成。比较此两方与前文所述防风汤，均以扶正祛邪立论，大同小异而已。扶正的目的在于使血脉畅通，经气流转，清窍通利，如是则外邪自出。用或针或灸的方法，同样能起到这样的效果。所用腧穴，一则在于腧穴自身的效能，如均能疏通局部气血，风池祛风，百会助阳，听会启闭，大椎通督，绝骨强骨，曲池疏风，等等。二则在于艾火的温通效能，所谓"若救危急，必火艾为良"，意在通过艾灸温通人体阳气，正复而鼓动邪出。

## 4. 罗天益针药结合之中风医案二则

【原文】

案一：有曹通甫外郎妻萧氏，六旬有余，孤寒无依。春月忽患风疾，半身不遂，语言謇涩，精神昏愦，口眼㖞斜，与李仲宽证同。予刺十二经井穴，接其经络不通。又灸肩井、曲池。详病时月，处药服之，减半。予曰：不须服药，病将自愈。明年春，张子敬郎中家见行步如故。予叹曰：夫人病全得不乱服药之力。由此论李仲宽乱服药，终身不救。萧氏贫困，恬淡自如获安。《黄帝内经》曰：用药无据，反为气贼，圣人戒之。一日，姚雪斋举许先生之言曰：富贵人有二事反不如贫贱人，有过恶不能匡救，有病不能医疗。噫！其李氏之谓欤！

（《卫生宝鉴·卷二·用药无据反为气贼》）

案二：真定府临济寺赵僧判，于至元庚辰八月间患中风，半身不遂，精神昏愦，面红颊赤，耳聋鼻塞，语言不出。诊其两手，六脉弦数。尝记洁古有云：中脏者多滞九窍，中腑者多著四肢。今语言不出，耳聋鼻塞，精神昏愦，是中脏也；半身不遂，是中腑也。此脏腑俱受病邪，先以三化汤一两，内疏三两行，散其壅滞，使清气上升，充实四肢。次与至宝丹加龙骨、南星，安心定志养神治之，使各脏之气上升，通利九窍。五日声音出，言语稍利。后随四时脉证加减用药，不旬即稍能行步。日以绳络其病脚，如履阈或高处，得人扶之方可逾也。又刺十二经之井穴，以接经络。翌日舍绳络，能步几百步，大势皆去。戒之慎言语，节饮食，一年方愈。

（《卫生宝鉴·卷八·风中脏治验》）

**【释按】**

上两案为罗天益针刺治疗中风的二则验案，案一另见录于《续名医类案·卷二·中风》，案二另见录于《医学纲目·卷至十·肝胆部·中风半身不收舌难言》及《名医类案·卷一·风》。

罗天益（1220—1290），字谦甫，元代真定（今河北省保定县）人，曾任太医、太医院判，为金元时期的重要医家。罗天益学医于李东垣，居东垣门下十余年，尽得师传，继承了先生的脾胃学说，并发展了灸法温补脾胃说，成为易水学派的代表人物之一。后人有赞其辨证用药酷类其师，而灵活权变尤胜一筹，甚至认为"李氏之学，得罗氏而益明"。罗天益所著《卫生宝鉴》二十四卷，内容为"药误永鉴""名方类集""药类法象""医验纪述"，讨论方、药及医理和药理，附列验案。又有著作《东垣试效方》九卷、《洁古注难经》传世。

罗天益在继承东垣脾胃学说的基础上，大倡灸法补脾。《卫生宝鉴》中记载的 16 则灸法医案中，有 12 例是补脾的，而且补脾灸方严谨而灵活，从而完善了脾胃病的治疗方法，发展了东垣的脾胃论。罗天益在《卫生宝鉴》中认为中脘穴能"引清气上行，肥腠理""温脾胃之气，进美饮食""灸气海百壮，生化元气，滋养百脉，充实肌肉"；灸足三里"引阳气下交阴分，亦助胃气""引导热气下行"。故以中脘、气海、足三里为补脾基本灸方，意在温养脾胃、强壮补虚、升提中气、调和阴阳，适应于脾胃内伤证，如脾胃虚寒及脾虚发热等。

两案患者均以半身不遂、精神昏愦、语言謇涩或不出为主症，属中风无疑。案一为春月患病，兼有口眼㖞斜，此为春月气候转暖之际，主令之肝木鸱张，肝风内动而为中风之中经络；案二为八月罹疾，兼有面红颊赤、耳聋鼻塞、六脉弦数，此为夏月之盛，暑热当令，内动痰湿，引为痰热，内闭孔窍而发为中风之痰热中脏。对上述两案，罗天益均采用刺十二井穴法，共同的作用在于接其经络不通，疏通经脉。取十二井穴以沟通十二经脉的气血，称为"大接经针法"，是专治中风偏枯的一种特殊针法。《灵枢·顺气一日分为四时》有言"病在脏者，取之井"，井穴有醒脑开窍、宁神泄热的作用，如先取阳经井穴（一般是足太阳膀胱经井穴至阴），按照十二经流注次序顺序而下分别针刺各经井穴，则为大接经针法之"从阳引阴"，可引导阴经之气。反之，先取阴经井穴（一般为手太阴肺经井穴少商），按照十二经流注次序顺序而下分别针刺各经井穴，则为大接经针法之"从阴引阳"，可引导阳经之气。如此可使得十二经脉的气血能阴阳交接正常地运行，亦为中风偏枯患者通经活络治法之一，为标本兼治之法。

案一在刺十二井的同时，又灸肩井、曲池，借助艾火增强腧穴的作用，同时肩井穴为手足少阳经、足阳明胃经与阳维脉之会穴，可疏泄肝胆之气滞。曲池穴为大肠经的合穴，用以宣行阳明经之郁热。二穴合用，调气血、通经络、散郁结，因而不药而愈。案二脏腑俱受病邪，即以三化汤散其壅滞，使清气上升，充实四肢；以至宝丹加龙骨、南星，安心定志养神治之，使各脏之气上升，通利九窍。再刺十二经之井穴，接经通气，一年方愈。三化汤出自《素问病机气宜保命集》，由羌活、厚朴、大黄、枳实组方，通经络、泻腑实。至宝丹出《灵苑方》，功在化浊开窍、清热解毒。针药并用，中风一证渐得缓解。这两个案例充分了罗天益辨证之精当，治法之纯粹，或针，或灸，或药，或针药相合，悉由疾病本身所决定。

## 5. 朱丹溪灸药结合治中风医案一则

### 【原文】

一人中风，口眼㖞斜，语言不正，口角涎流，或半身不遂，或全体如是。此因元气虚弱而受外邪，又兼酒色之过也。以人参、防风、麻黄、羌活、升麻、桔梗、石膏、黄芩、荆芥、天麻、南星、薄荷、葛根、赤芍药、杏仁、川归、川芎、白术、细辛、皂角等分，加葱姜水煎，入竹沥半盏。随灸风市（奇俞穴）、百会（督脉）、曲池（大肠穴）、合谷、绝骨（胆穴，绝骨即悬钟穴）、环跳（胆穴）、肩髃（大肠穴）、三里（胃穴）等穴，以凿窍疏风，得微汗而愈（亦以汗解）。

（《名医类案·卷一·中风》）

### 【释按】

本案为江瓘《名医类案》中所录朱丹溪服药结合艾灸诊治中风的验案，原案录于《丹溪心法》及《丹溪治法心要》中。

朱丹溪（1281—1358），名震亨，字彦修，世居丹溪，故又称"丹溪翁""朱丹溪"，婺州义乌（今浙江义乌）人。元代著名医学家，金元四大家之一。

丹溪从学于罗知悌，并受到刘完素、张从正和李杲等人的学术影响，根据江南土地卑湿的条件，反对滥用《局方》辛燥之剂，进一步发展刘完素的火热论，提出"阳常有余，阴常不足"，主张保存阴精，勿动相火，善用滋阴降火法，后人称为"滋阴派"。

丹溪著作甚丰，计有《格致余论》1卷、《金匮钩玄》3卷、《脉因证治》2卷、《活法机要》1卷、《局方发挥》1卷、《本草衍义补遗》1卷、《丹溪心法》3卷、《丹溪手镜》3卷、《丹溪治法心要》8卷等。在《丹溪心法》《丹溪手镜》中均载有针灸学的内容。如《丹溪手镜·周身经穴》将经穴按分部排列，对人体腧穴的位置、所属经脉等用脚注、图示等方法予以表达，简明扼要。《丹溪心法》中，朱氏补充了十二经脉病候，提出"合生见证"说，主张辨证分经治疗，他认为针刺泻而无补，艾灸可以补火泻火，在针灸理论与临床上有颇深的造诣。

丹溪认为灸法可用于治疗多方面的病证，对灸法的贡献在于"热者灸之"论。朱氏赞同灸法有攻泻的特点，可用于治疗实热证，故倡导热证施灸，并对其作用加以阐释"热者灸之，引郁热之气外发，火就发之意也""火以畅达，拔引热毒，此从治之意"，意在对于实热证，艾灸有"泄引热下""散火祛痰""拔引热毒"的作用。虚热用灸，丹溪认为艾灸可以"补阳，阳生阴长""虚者灸之，使火气以助元气也"，故"大病虚脱，本是阴虚，用艾灸丹田者，所以补阳，阳生阴长故也。"意在艾灸有"补阳生阴""助元气"的作用。

本案所示患者元气虚弱，复感外邪，又兼酒色之过致湿热内生，郁而成痰，涉及到气血、外感、痰湿等诸多病因。"气血痰郁"是丹溪论治杂病的总纲，也是其学术特色的重要方面。丹溪对气血辨治认为气血病症不外虚实两方面，且以虚为主，主以四君、四物。对痰郁辨治认为虚仍是痰证、郁证的病机，立法以行气居先。此案丹溪以养正祛风、行气活血为治，先以汤药治疗，祛邪为主，兼以扶正，使外感风邪从汗而解，内伤湿热从痰而化。合以灸法，发挥诸穴通经络、疏瘀滞的作用，更兼各穴主治之特点，共同完成扶正却邪、温通经络的效果。风市、悬钟、环跳均为足少阳胆经穴，风市为祛风要穴，以祛风通络见长，悬钟乃髓会，以补肝益肾见长，环跳为胆经要穴，以强筋通络见长，三穴合用，下肢气血可通矣；曲池、合谷、肩髃为手阳明大肠经穴，阳明多气多血，曲池为大肠经合穴，以祛风清热见长，合谷为大肠经原穴，长于解表祛风，肩髃位于肩关节部，善于疏通肩部气血，三穴同用，上肢气血可通矣；百会为督脉经穴，诸阳之会，息风醒脑、助阳通督，阳气升矣；足三里为足阳明胃经之合穴，合治内府，长于健脾养胃、培元固本，灸之更效，气血复矣。丹溪用以上诸穴灸治中风，不出其用药之原意，灸药结合，更增祛疾治病之疗效而已。

## 6. 陆养愚灸药并用治中风医案一则

**【原文】**

吴江春元邹心泉，年未五旬，患中风，耳聋鼻塞，二便不通，四肢不随而厥，语言不出，一有所言便说亡故之人。本家先灌牛黄将一钱矣。即日来延予，予未至，彼处医家数人诊视，谓病家曰：经云脱阳者见鬼，脱阴者目盲。今口说亡人，目无所见，是见鬼与目盲也。又洁古云：中腑者着四肢，中脏者滞九窍。今手足不随，上下秘塞，是脏腑兼中也。且六脉弦数无伦，《脉诀》云：中风之脉迟浮吉，急实大数三魂孤。脉症俱危，恐无生理。病家急求用药，同议一方，用人参五钱，熟地一两，附子、肉桂各二钱半。未及服而予适至，诊其脉，病家备述彼此医家之言。予曰：尊公之脉，浮按果极急数，诚中风所忌，然中按稍觉和缓，是犹有胃气，非真脏脉也，决为必死，恐未必然，所畏者，第两尺重按觉空耳。予出谓众医曰：诸公所处之方，阴阳兼补，诚治本之法也。第当上下秘塞之时，补剂恐不能奏效，愚意先通其二便，使浊阴降，则清阳之气得以上升，而后徐议补。《黄帝内经》谓病发而不足，本而标之，先治其痰标，后治其本。众医曰：病势如此危急，恐不可迁缓。病家亦不主于骤补,将前药灌之。予以此症摇头上窜等恶候尚未见,即迟一二日未死。俟他药未效而图之未晚也,因不与争执。适彼处澜溪周家来邀,予竟辞去,是夜连灌数剂,俱停积在胸膈之间,揉之作声,略无下腹之意。明早来促予诊视,比至,举家泣拜,以求万死一生,因说昨夜进药不行,恐五脏已死矣。予进诊视脉仍前,无所进退,即于袖中出家制神佑丸数十粒,抉开其口纳之,令灌以淡姜汤,若此药下咽,便有治法。进姜汤将两钟,药即吞下。即为灸百会穴,欲使阳气上升,又灸关元穴,不使阳气下陷。灸之一二壮,目即能开,眉频蹙。予问其痛否,即能点头。予知其耳聋微闻,口唇蠕动,尚未有所言,四肢亦少能动。予谓之曰:忍至七壮,公可生矣。亦点头。灸将毕,腹中雷响。予问欲便否?亦点头。即扶起至便桶,大小便俱通,且垢秽极多。起至床觉有久阴忽霁之意,言曰:吾腹中已爽快矣。少顷又泻一行,予令急以前药倍人参煎,俟及又欲便,予令即在床中便之,便后有晕意,以药徐徐灌之,少顷亦苏,自此二日,人事渐省。第手足振掉,左半体不遂,于大补气血之中少佐却风顺气消痰之药,如秦艽、全蝎、僵蚕、乌药、星、半之类出入加减,调治年余而愈。此症初起,气血不足为本,九窍秘塞为标。先通其秘者,急则治其标也。醒后见风症,亦不足为本,风症为标,然专补气血,少佐风药者,缓则治其本也。

(《陆氏三世医验·卷一·中风用灸二一》)

**【释按】**

本案是陆养愚药物结合艾灸治疗中风的验案,此又见录于《续名医类案·卷二·中风》。

陆养愚,即陆岳,养愚为其字,生卒年不考,明嘉靖年间乌程(今浙江湖州)人。养愚自幼习儒,及长,洞明医学,临证与时医殊异,嘉靖中名重三吴,远及闽粤。子陆桂,字肖愚,绍承父学,亦以医术知名;孙陆士龙,字祖愚,袭承家学,专攻医学,屡起沉疴旧疾,亦以医知名,有"三世医"之称。

陆士龙选祖、父及本人验案，编成《陆氏三世医验》5卷，又名《习医钤法》。

《陆氏三世医验》共载医案168则，其中卷一、卷二为一世养愚医案66则，卷三为二世肖愚医案39则，卷四、卷五为三世祖愚医案63则。书后附有陆氏自制各方附钞，钞丁元荐《先醒斋笔记》二则和安莫量跋。验案以内科杂病、外感、妇科为主，每案采用顺叙式的写法，叙述患者居里姓氏、病因病证、治疗经过、舌脉方药、按语等，内容客观完整。纵观各案例，可见陆氏三世重视切脉，脉理精深，脉法卓绝，其中有数案因辨脉精确，而力起沉疴。第一、二世医验中，篇末分别附有卢绍庵、陆闇生按语，其人曾分别与养愚、肖愚为友，与之往来讨论医术，故能多有发明，评骘切中肯綮，与原案相得益彰，亦多可取之处。

中风之病因病机在金元及以后论述甚多，各有主张。刘河间力主"肾水不足，心火暴甚"，李东垣认为"形盛气衰，本气自病"，朱丹溪主张"湿痰化热生风"，张景岳提出"内伤积损"一说，等等。中风之危证，究其因在于阴阳俱损，风火痰瘀横生，故而明代李中梓又将中风病明确分为闭、脱两证。论其病性，多为本虚标实，在本为肝肾阴虚，气血衰少；在标为风火相扇，痰湿壅盛，瘀血阻滞，气血逆乱。本案为阴阳俱损之中风典型案例，阴损无以制热而浮越于上，使得浊阴不降、六脉弦数无伦；阳损无以鼓动而内陷于下，使得四肢不随而厥、语言不出。病属极虚，然医家有言"虚不受补"，又有"邪未去而不可言补，补之则适足资寇"（《儒门事亲》）之训，即以先通二便为治，再灸百会、关元固其本，果速效矣。病人体虽大虚，妄用补法，徒增病势，也如本案先前之误用，人参、熟地、肉桂、附子虽为回阳固脱、生津护液之效药，标实重而服之"俱停胸中，揉之作声而不下腹"，增病势而已。本病以积损正衰为主，病位在脑，常涉及心、肝、肾、脾，其病机多由气血逆乱，导致脑脉痹阻或血溢脑脉之外，治疗多以补虚泻实立论，但需要分清轻重缓解，"急则治标，缓则治本"为百法之最高原则。百会为督脉经穴，通诸阳而升提下陷之清阳，关元为任脉经穴，固诸元而补益欲竭之元阴元阳。两穴合用，阴阳相助，阴固阳回，灸之更效。"灸将毕，腹欲便，既而前后俱通，去垢秽极多。"言人体阴阳大致回复而能用作矣，此后加以调养，病愈矣。灸法救治中风之脱证，诚如此案。

## 7. 韩贻丰针治中风医案一则

### 【原文】

韩贻丰治司空徐元正风气，满面浮虚，口角流涎不已，语含糊不能出喉，两腿沉重，足趦趄不克逾户限。脉之，曰：此症非针不可。遂呼燃烛，举手向顶门欲用针。徐公及其令孙大惶骇云：此处安可用火攻？强之再三，终究不允而罢。后闻韩之针颇神，复邀，与针百会、神庭、肾门、命门、环跳、风市、三里、涌泉诸穴道，俱二十一针。方针之初下也，以为不知当作如何痛楚，及药热气氤氲，不可名状，连声赞叹，以为美效。积久周身之病，一时顿去。

（《续名医类案·卷二·中风》）

### 【释按】

本案为《续名医类案》所录韩贻丰针刺治疗中风的验案。

患者满面浮虚，口角流涎不已，两腿沉重，风痰阻络、阳虚不温之候显矣。韩贻丰初欲以顶门针之，病患家属极为惶恐，以顶门穴不可针灸"终究不允而罢"。顶门穴应该为囟门穴之别称，确有禁针之说。《医经小学》"禁针穴歌"言"禁针穴道要先明，脑户囟会及神庭"，所言禁针穴位多与"神"有关，原因在于古人对"神"的极度重视，神者，神明也，由心所主，不得丝毫戕伐。但若泥于此说，则枉矣，病必不治。医者以"至德"之情、"至巧"之技，将医学的貌似禁区一一化解。后韩贻丰以百会、神庭、肾门、命门、环跳、风市、三里、涌泉针刺，病愈。百会、神庭均为督脉之经穴，位于脑部，"脑为元神之府"，两穴主治均与"神"有关，百会功在通阳镇惊、醒脑开窍，神庭功在清头明目、健脑醒神；肾门（肾俞）、命门，一为太阳膀胱经穴，一为督脉经穴，为人体元阴元阳所系，温肾助阳、直补命门之火；环跳、风市为少阳胆经之穴，通经活络、祛风强筋；足三里为阳明胃经腧穴，补后天之气血以养元阴元阳，乃强身健体之要穴；涌泉为少阴肾经的井穴，生发少阴肾之气血，又能引火归元。诸穴共用，得脉中"热气氤氲"之气感，祛风痰、温经络、行脉气、化瘀滞，"积久周身之病，一时顿去"。

## 8. 吴瑭载录他医针药结合治中风医案一则

**【原文】**

陶氏，六十八岁，左肢拘挛，舌厚而謇，不能言，上有白苔，滴水不能下咽，饮水则呛。此中风夹痰之实证。前医误与腻药补阴，故隧道俱塞。先与开肺。生石膏四两，杏仁四钱，鲜桑枝五钱，云苓块五钱，防己五钱，白通草一钱五分，姜半夏五钱，广皮三钱，煮三杯，分三次服。服一帖而饮下咽，服七帖而舌肿消。服二十帖，诸病虽渐解，而无大效。左肢拘挛如故，舌肿虽消，而言语不清，脉兼结。余曰：此络中有块痰堵塞，皆误补致壅之故，非针不可，于是延郏七兄针之。针法本高，于舌上中泉穴一针，出紫黑血半茶杯，随后有物如蚯蚓，令伊子以手探之，即从针孔中拉出胶痰一条，如勺粉，长七八寸：左手支沟穴一针透关，左手背三阳之络用小针针十余针。以后用药，日日见效。前方止减石膏之半，服至七十余帖而能策杖行矣，服九十帖，能自行出堂上轿矣，诸症悉除。

（《吴鞠通医案·卷三·中风》）

**【释按】**

本案为吴瑭在《吴鞠通医案》中载录的与他医针药结合诊治中风中经络的验案。

吴瑭（1758—1836），字鞠通、配珩，江苏淮阴县（今江苏淮安）人，清代医学家。吴氏初习儒，因哀其父及侄相继病故，于是"慨然弃举子业，转事方术"，专心攻医。后至京师，参加《四库全书》之抄写与校检，获见《温疫论》，叹服其说，遂究心温病之学，终成温病大家，为温病学派代表人物之一。吴氏所著《温病条辨》六卷，计立法265条，附方208首，提出区分伤寒与温病辨别的纲领——寒温水火阴阳辨，创"三焦辨证"学说，此说与叶桂之卫气营血辨证法，构成温病学说之核心。吴氏在温病治法上，注重清络、清营、养阴三法，并结合攻下、开窍、息风等治法，为后世留下许多宝贵经典方剂。

吴瑭虽以温病名世，但其杂病诊治亦有很高造诣，吴氏所著《吴鞠通医案》所载案例充分说明了这一点。吴氏辨证中风，既重视六淫邪气，又注重正气亏虚，在治病过程中强调痰湿之因。对中风病的具体诊治，倡导内外结合，内者汤药也，外者针灸也。本案所示为中风挟痰之实证，误补致壅，经络隧道更为之痹阻。用清热化痰、理气通络之剂后，"诸病虽渐解，而无大效"，析其因在于经络之中痰浊难消，故而痹阻难通，"左肢拘挛如故，舌肿虽消，而言语不清，脉兼结"。于是请高明者针之，取用中泉、支沟、三阳之络等穴，结合药物，诸症悉除。

中泉为经外奇穴，出《奇效良方》："中泉二穴，在手背腕中，在阳溪、阳池中间陷中是穴。"位于手腕背侧横纹中，当指总伸肌腱桡侧的凹陷处。但据案中所言"于舌上中泉穴一针"，非现在所言"中泉"穴也。吴氏所言中泉穴，或指舌尖之中央，或指舌背正中缝的中点之"聚泉"穴。此两处穴位皆有清散风热、祛邪开窍之功，且均以刺络出血为主要针法，一如吴氏在案中所言"出紫黑血半茶杯"，瘀血去而新血得生，瘀滞为之大通。支沟为手少阳三焦经穴，《灵枢·本输》言"三焦者，上合手少阳，出于关冲……行于支沟，支沟，上腕三寸两骨之间陷者中也，为经"，此穴在手背外侧，尺桡二骨夹隙中，腕横纹上3寸，具有清利三焦、通腑降逆的功效，"凡三焦相火盛及大便不通，胸胁疼痛者，俱宜支沟泻之。"案中采用支沟"透关"刺法，一或支沟穴深刺，透过尺桡骨之间的间隙，朝向内关；一或刺支沟穴，必使针感通过关节，直至病所。"三阳之络"一可认为是少阳三焦经的三阳络一穴，又可认为是指手三阳经经脉循行处的血络，均以刺络出血为治，与刺"中泉"出恶血效应一致，意在泄热逐邪，疏通清窍。《灵枢·寒热病》："皮寒热者，不可附席，毛发焦，鼻槁腊，不得汗。取三阳之络，以补手太阴。"明言三阳之络的解表发汗通络的功效。正因为针刺的应用，使"胶痰"得去，治标更治本，才有后来的用药"日日见效"。

《吴鞠通医案》卷四"痰饮"中亦有刺中泉穴出血治痰证一案，先录于下，以助参考："汪室女，十七岁，伏暑夹痰饮，与三仁汤，重加半夏、广皮，屡效而热不退，痰不除，右脉微结，中有块痰堵塞隧道。因延郏芷谷兄针中泉穴，紫血出后，继咳老痰二口。以后用药无不见效，半月后，伏暑痰饮皆愈矣。"

## （二）临证述要

中风是以突然昏倒、不省人事，伴口角㖞斜、言语不利、半身不遂，或不经昏仆仅以口㖞、半身不遂为主症的病证。中风一病首见于《黄帝内经》，对其症状因不同时期有不同的描述。《素问·生气通天论》："阳气者，大怒则形气绝，而血菀于上，使人薄厥。"《素问·刺节真邪论》："虚邪偏客于身半，其入深，内居荣卫，荣卫稍衰，则真气去，邪气独留，发为偏枯。"

中风的发生常与饮食不节、情志内伤、思虑过度、年老体衰等因素有关。本病病位在脑，与心、肾、肝、脾关系密切。本病病机复杂，但归纳起来，急性期以风、火、痰、瘀等标实证候为主；恢复期及后遗症期则表现为虚实夹杂或本虚之证，气虚、阴虚证候逐渐明显。基本病机是脏腑阴阳失调，气血逆乱，上扰清窍，窍闭神匿，神不导气。

本病多见于现代医学脑血管病，如脑梗死、脑出血、脑栓塞、蛛网膜下腔出血等，总体上分为缺血性和出血性两大类。

中风的发生，病情有轻重缓急的区别，轻者仅限于血脉经络，重者常波及有关脏腑，所以临床上将中风分为中经络和中脏腑两类。中经络，一般无神志的改变，属病轻；中脏腑，常有神志不清而属病重。中经络常分为风痰阻络证、风阳上扰证、痰热腑实证、气虚络瘀证、阴虚风动证等证型；中脏腑则分为闭证和脱证两种。

针灸对中风之中经络的治则为"醒脑开窍，疏通经络"，取督脉、手厥阴、少阴经穴为主。主穴取水沟、内关、极泉、尺泽、委中、三阴交。风痰阻络，配丰隆、合谷穴；风阳上扰，配太冲、太溪穴；痰热腑实，配内庭、丰隆穴；气虚络瘀，配气海、血海穴；阴虚风动，配太溪、风池穴。上肢不遂，配肩髃、曲池、手三里、合谷穴；手指不伸，配腕骨穴；下肢不遂，配环跳、足三里、阳陵泉、阴陵泉、太冲、风市穴；病侧肢体拘挛者，肘部配曲泽穴，腕部配大陵穴；足内翻，配丘墟透照海穴；口角㖞斜，配颊车、地仓、合谷、太冲穴；语言謇涩，配廉泉、通里、哑门穴；头晕，配风池、天柱穴；复视，配风池、睛明穴；便秘，配天枢、支沟穴；尿失禁、尿潴留，配中极、关元穴。

对中风之中脏腑的治则为"醒脑开窍，启闭固脱"，取督脉穴、手厥阴经穴为主。主穴取水沟、百会、内关。闭证，配十二井穴、太冲穴；脱证，配关元、神阙穴。脑为元神之府，督脉入络脑，水沟为督脉穴，可醒脑开窍，调神导气；百会位于头顶，属督脉，内络于脑，醒神开窍作用明显；心主血脉，内关为心包经络穴，可调理心气，促进气血运行。水沟用雀啄法，以眼球湿润为度；内关用捻转泻法；百会闭证用毫针刺，泻法；脱证用灸法；十二井穴点刺放血；关元、神阙用大艾炷重灸法。

## （三）文献辑录

《灵枢·热病》：偏枯，身偏不用而痛，言不变，志不乱，病在分腠之间，巨针取之，益其不足，损其有余，乃可复也。

《灵枢·刺节真邪》：大风在身，血脉偏虚，虚者不足，实者有余，轻重不得，倾侧宛伏，不知东西，不知南北，乍上乍下，乍反乍覆，颠倒无常，甚于迷惑……泻其有余，补其不足，阴阳平复，用针若此，疾于解惑。

《针灸甲乙经》卷十：偏枯，四肢不用，善惊，大巨主之……偏枯不能行，大风默默，不知所痛，视如见星，溺黄，小腹热，咽干，照海主之。泻在阴跷，右少阴俞。先刺阴跷，后刺少阴，在横骨中。

《千金要方》卷八：中风失瘖，不能言语，缓纵不随，先灸天窗五十壮，息火仍移灸百会五十壮毕，还灸天窗五十壮者。始发先灸百会，则风气不得泄，内攻五脏，喜闭伏仍失音也，所以先灸天窗，次百会佳，一灸五十壮。悉泄火势复灸之，视病轻重，重者一处三百壮大效。

《针灸资生经》第四：阳陵泉、环跳、曲池治偏风半身不遂……下昆仑、委中疗半身不遂。地仓、承山、上廉、下廉疗偏风。

《世医得效方》卷十三：治痰涎壅塞，声如锯，服药不下，宜于关元、丹田二穴，多灸之良……凡中风服药剧者，但是风穴，悉皆灸之三壮，无不愈也。

《类经图翼》卷十一：中风风邪入脏，以致气塞涎壅，不语昏危：百会、大椎、风池、肩井、曲池、足三里、间使。凡觉心中愤乱，神思不怡，或手足顽麻，此风邪入脏之候，速灸此七穴，各五七壮。如风势略可，凡遇春、秋二时，常灸此七穴，以泄风气；若素有风人，尤当留意。

《证治准绳·杂病》：卒中暴脱，若口开手撒，遗尿者，虚极而阳暴脱也。脐下大艾灸之。

《针灸大成》卷九：中风不语，手足瘫痪者：合谷，肩髃，手三里，百会，肩井，风市，环跳，足三里，委中，阳陵泉（先针无病手足，后针有病手足）。

《采艾编翼》卷二：中脏滞九窍，不省，唇青身冷者危。若上部昏迷，则先神庭、百会、中脘而下，若痰涎上壅，则先涌泉、然谷、气海而上，反此者误人。

《罗遗编》卷下：中风口噤不开：颊车、承浆、合谷；中风喑哑：天突、灵道、阴谷、复溜、丰隆、然谷；戴眼：神庭、脊骨三椎五椎各灸五七壮，齐下火立效。

# 九、口眼㖞斜

## （一）医案与释按

### 1. 王执中载他医灸治口眼㖞斜医案一则

【原文】

范子默自壬午五月间，口眼㖞斜，灸听会等三穴即正。右手足麻无力，灸百会、发际等七穴得愈。癸未年八月间，气塞涎上，不能语，金虎丹加腻粉服至四丸半，气不通，涎不下，药从鼻中出，魂魄飞扬，如坠江湖中，顷欲绝。灸百会、风池等左右共十二穴，气遂通，吐几一碗许，继又下十余行，伏枕半月余遂平。尔后小觉意思少异于常，心中愦乱，即便灸百会、风池等穴立效。《普济本事方》云：十二穴者，谓听会、颊车、地仓、百会、肩髃、曲池、风市、足三里、绝骨、发际、大椎、风池也。依而用之，立效。

（《针灸资生经·第四·中风》）

【释按】

本案是王执中《针灸资生经》中载录的他医艾灸治疗中风口眼㖞斜的验案，此案又见录于《续名医类案·卷二·中风》《普济方·针灸·中风》《医学纲目·卷之十·中风》《金匮翼·卷一·中风》及《杂病广要·外因类·中风》等著作。

测医案中所见，虽名之"口眼㖞斜"，实为中风轻者之症。《灵枢·口问》

言："夫百病之始生也，皆生于风雨寒暑，阴阳喜怒，饮食居处，大惊卒恐。则血气分离，阴阳破败，经络厥绝，脉道不通……"致病之理，在于络脉瘀阻，气血不畅，中风亦然。案中患者先是病口眼㖞斜，灸听会等三穴而正。听会乃足少阳胆经耳前腧穴，疏调肝胆之气血，又为局部取穴，灸之而愈，盖因此类病症多因肝气上逆，痹阻络脉，灸之行气血而通经络，故能愈。又右手足麻木无力，麻者，气血虚少不荣养也。灸百会、发际等七穴而愈。七穴未详载，以百会、发际概之。百会自不用言，诸阳之会，通督行阳，益人身气也。发际，一言经外奇穴，位于头额部，直对眼外眦前发际边。出《太平圣惠方》，《类经图翼》始有确定名称，疏通头面部气血，以头风、眩晕为其主治；一言神庭穴的别称，位于额部前正中线入发际 0.5 寸，以头面局部病及神志病为其主治。此为第一次罹疾，为中风之轻症，或言之中风先兆。

第二次罹疾在癸未年八月间，为中风重症之候，真中风也。气塞涎上，不能语，风痰入窍，脏腑欲闭也，即以金虎丹加腻粉内服。金虎丹为《圣济总录》载方："治卒中风，涎潮发搐。金虎丹方：天竺黄末、雄黄（研水飞）、白矾（研各二两），丹砂（研水飞）、天雄（炮裂去皮脐）、腻粉（研各一两），龙脑（半钱研），牛黄（一分研），上八味。为细末，炼蜜和丸得所。""气不通，涎不下，药从鼻中出，魂魄飞扬"，气欲脱也，灸百会、风池等左右共十二穴，气遂通。十二穴下文列载，重在百会、风池两穴，灸之升阳固脱，散邪启闭，他穴皆以温通而已，即效。

案中所言三穴、七穴、十二穴，乃疾病不同表现、不同阶段、不同成因之辨证取穴也。依针灸之法规，非仅灸之有效，针之亦效。或针或灸，或针灸并用，本无一定，全在用之得时、得当耳。

许叔微《普济本事方·中风肝胆筋骨诸风》也论及本案，"范子默记崇宁中，凡两中风，始则口眼㖞斜，次则涎潮闭塞，左右共灸十二穴得气通。十二穴者，谓听会、颊车、地仓、百会、肩髃、曲池、风市、足三里、绝骨、发际、大椎、风池也。依而用之，无不效。"与王执中所载略嫌简略，未尽案中曲折。

## 2. 张从正灸治口眼㖞斜医案一则

**【原文】**

过颍，一长吏病此，命予疗之。目之斜，灸以承泣；口之㖞，灸以地仓，俱效。苟不效者，当灸人迎。夫气虚风入而为偏，上不得出，下不得泄，真气为风邪所陷，故宜灸。《黄帝内经》曰：陷下则灸之。正谓此也，所以立愈。

（《儒门事亲·卷二·证口眼㖞斜是经非窍辨十八》）

**【释按】**

本案是张从正艾灸承泣、地仓治疗口眼㖞斜的验案，此案又见录于《医学纲目·卷之十·肝胆部·口眼㖞斜》《续名医类案·卷二·中风》及《济阳纲目·卷一上·中风·论口眼㖞斜》等著作，张从正医案"疟疾"案中已有载录，可参阅。

张从正作"证口眼㖞斜是经非窍辨"一文，意在辨析口眼㖞斜一症的属经属窍。一般医者对口眼㖞斜一症，多执"诸风掉眩，皆属于肝"之言，动辄以灵宝、至宝、续命、清心、一字、急风、乌犀、铁弹等丸丹为治，却不愈疾病，盖因"知窍而不知经，知经而不知气故也"。风之成疾，有内风，有外风；风之入中，有七窍，有脏腑，有经络。张氏所言口眼㖞斜，多为外风所入中面部络脉，非重疾，更非中脏腑、七窍的闭脱证，轻症用猛药，徒伤正气耳。若拘于"目病归之肝，口病归之脾，耳病归之肾，舌病归之心"之言，更无改张，则误矣！七窍有脏腑所主，亦有经络所系，"故七窍有病，不可独归之五脏，当归之六阳经也"。

张氏认为："足之太阳，足之阳明，左目有之，右目亦有之，足之阳明，手之阳明，口左有之，口右亦有之。此两道也。"又引《灵枢》言："足阳明之筋，其病颊筋，有寒则急引颊移口，有热则筋弛纵，缓不胜收，故僻。"即以灸承泣治目之斜,以灸地仓治口之㖞,先定经脉,后取穴位,俱效。何以用灸?遵《黄帝内经》"陷下则灸之"之旨,"夫气虚风入而为偏,上不得出,下不得泄,真气为风邪所陷,故宜灸。"若不效,当灸人迎。人迎,脉者候气,穴者候胃,为阳明胃经脉气所发,得气则升,得血则下,盈气通络,以拒外邪。

张氏之言颇合临证,面瘫(口眼㖞斜)多由经脉空虚,感受风寒之邪引起,仅为风之中络,非风直入脏腑、七窍可比,无需启闭开窍之类,治疗大法以依其所患定经取穴,先近部,后远道,补益、疏通经络气血而已。阳明为多气多血之经,面又为阳明之乡,取阳明经穴可谓标本兼治矣。

张氏在此案之下,也举了另一案例,"又尝过东杞,一夫亦患此。予脉其两手,急数如弦之张,甚力而实。其人齿壮气充,与长吏不同,盖风火交胜。予调承气汤六两,以水四升,煎作三升,分四服,令稍热啜之,前后约泻四五十行,去一两盆,次以苦剂投之,解毒数服,以升降水火,不旬日而愈。"法虽不一,其揆一也。

### 3. 罗天益载他医灸药结合治口眼㖞斜医案一则

**【原文】**

太尉忠武史公,年六十八岁,于至元戊辰十月初,侍国师于圣安寺丈室中,煤炭火一炉在左侧边,遂觉面热,左颊微有汗。师及左右诸人皆出,因左颊疏缓,被风寒客之。右颊急,口㖞于右,脉得浮紧,按之洪缓。予举医学提举忽君吉甫专科针灸,先于左颊上灸地仓穴一七壮,次灸颊车穴二七壮,后于右颊上热手熨之,议以升麻汤加防风、秦艽、白芷、桂枝,发散风寒,数服而愈。或曰:世医多以续命汤等药治之,今君用升麻汤加四味,其理安在?对曰:足阳明经起于鼻,交頞中,循鼻外,入上齿中。手阳明经亦贯于下齿中,况两颊皆属阳明。升麻汤乃阳明经药,香白芷又行手阳明之经。秦艽治口噤,防风散风邪,桂枝实表而固营卫,使邪不能再伤,此其理也。夫病有标本经络之别，药有气味厚薄之殊，察病之源，用药之宜，其效如桴鼓之应。不明经络所过，不知药性所在，徒执一方，不惟无益，而又害之者多矣。学人宜精思之。

（《卫生宝鉴·卷八·风中血脉治验》）

**【释按】**

本案是罗天益载录忽泰必烈艾灸结合药物治疗口眼㖞斜的验案，此案又可见录于《医学纲目·卷之十·肝胆部·口眼㖞斜》《济阳纲目·卷一上·中风·论口眼㖞斜》《张氏医通·卷一·中风门·中风》《古今图书集成医部全录·卷二百二十五》及《名医类案·卷一·中风》等著作。

忽泰必烈，名公泰，字吉甫，大都（今北京）人，蒙古族。元代翰林集贤直学士、中顺大夫，兼善针灸，著有《金兰循经取穴图解》（简称《金兰循经》），对人的手足"三阴脉""三阳脉"论述精辟，该书是王惟一《铜人腧穴针灸图经》后关于经穴图解的重要著作，已佚。滑寿以此为本著《十四经发挥》。

本案患者年近古稀，根本已动。左颊为炭火所温，得热则缓，自觉左颊疏缓而有微汗。虚体之人，将息失宜，为风寒所客，右颊急，口㖞于右，是为面瘫（口眼㖞斜）无疑。忽君吉甫专科针灸，即在左颊上（病侧）灸地仓、颊车，又以热手在右侧颊部熨摩，以缓其急，结合升麻汤之类口服，不日而愈。

本案亦为张从正所言定经取穴的方法应用，面为阳明之乡，足阳明胃经起于鼻，交頞中，循鼻外，入上齿中；手阳明大肠经从缺盆上颈，贯颊，入下齿中。故两颊皆属阳明。阳明经多气多血，所过为寒邪所客，取其所客部位经穴地仓、颊车灸治，温经散寒，通调经脉，以助阳明经气血运行。因右颊急，口㖞于右，故于右颊上热手熨之以散风寒缓其急。以升麻汤加防风、秦艽、白芷、桂枝之类内服，亦是以经治之之意。之所以不用小续命等汤，乃本病非真中风，而为风中阳明血脉耳。

## 4. 杨继洲针灸结合治面部疾医案一则

**【原文】**

庚辰岁，过扬，大尹黄缜庵公，昔在京朝夕相与，情谊甚笃，进谒留疑，不忍分袂，言及三郎患面部疾，数载不愈，甚忧之。昨焚香卜灵棋课曰：兀兀尘埃久待时，幽窗寂寞有谁知，运逢宝剑人相顾，利遂名成总有期。与识者解曰：宝者，珍贵之物，剑者，锋利之物，必逢珍贵之人，可愈。今承相顾，知公善针，疾愈有期矣。予针巨髎、合谷等穴，更灸三里，徐徐调之而愈。时工匠刊书，多辱蟹米之助。

（《针灸大成·卷九·医案》）

**【释按】**

本案是杨继洲针灸并用治疗面部疾患的验案，未出具体，虽非一定是口眼㖞斜一症，然其治类似，且有发明，姑且录之。

本案所患面部之疾，数载不愈，当为顽疾，正气亦为之虚，当经气不足时，极易受邪，若邪阻经脉则局部失养，而见不仁、不用之证候，出现面部偏侧浮肿、口眼㖞斜、眼睑下垂等疾患，且有迁延不愈之虞。面为阳明之乡，阳明又多气多血，此类疾患当从阳明而论。取巨髎、合谷、足三里，远近结合，补虚祛邪，标本兼治，可谓全功耳。

巨髎为面部足阳明之腧穴。巨者，大也；髎者，骨间空隙也。本穴位于面部，瞳孔直下，平鼻翼下缘处，当鼻唇沟外侧，为阳明气血深聚之作，针刺通经络，行气血，有明目散风，疏经镇痛作用，可治疗目、鼻、面部病证。《针灸大成》："主瘛疭，唇颊肿痛，口㖞僻，目障无见，远视㬱㬱，淫肤白膜，翳覆瞳子，面风，鼻颔肿臃痛，招摇视瞻，脚气膝肿。"

合谷为手阳明经原穴，又为四总穴之一，在手背第1、2掌骨间，当第2掌骨桡侧的中点处。据"经脉所过，主治所及"之治疗总则，合谷可用于治疗头面五官诸多病证，所谓"面口合谷收"，此之谓也。合谷有开窍醒神、疏风解表、通经活经、通降肠胃等诸多作用。《针灸大全》："合谷在虎口,两指歧骨间。头痛并面肿,疟疾热还寒,齿龋鼻衄血,口噤不开言。针入五分深,令人即便安。"合谷与太冲合为"四关",喻其为要冲、关键之地,以其能大开大通,言其治症广泛,善治疑难之疾。

足三里乃阳明胃经之合穴,在小腿前外侧,当犊鼻下 3 寸,距胫骨前缘一横指。"肚腹三里留",足三里为调治中焦脾胃的主穴,又为强身健体的要穴之一。《灵枢·海论》:"胃者水谷之海,其输在气街,下至三里。"《灵枢·五邪》:"邪在脾胃,则病肌肉痛,阳气有余,阴气不足,则热中善饥;阳气不足,阴气有余,则寒中肠鸣腹痛;阴阳俱有余,若俱不足,则有寒有热,皆调于三里。"华佗谓三里主治五痨、羸瘦、亡阳、虚乏、胸瘀血、乳痈等症。通过灸刺足三里既可疏通面部脉络,又能健脾助运、益气升阳、温通经脉。李东垣在《脾胃论》中指出:"胃虚,元气不足,诸病所生。""胃气一虚,脾无所禀受,则四脏经络皆病。况脾全藉胃土平和,则有所受而生荣,周身四脏皆旺,十二神守职,皮毛固密,筋骨柔和,九窍通利,外邪不能侮也。"正是足三里主症所在。

杨氏案中所用诸穴,皆为阳明经穴,虽然所治面疾未涉及具体,但其诊治面部疾患用阳明,以及病久后加用脾胃调理以固后天之本的思路,亦为现代针灸医家所遵循。

## (二) 临证述要

口眼㖞斜是以口、眼向一侧歪斜为主要表现的病证,又称"面瘫"。口眼㖞斜的发生常与劳作过度、正气不足、风寒或风热乘虚而入等因素有关。本病病位在面部,与少阳、阳明经筋相关。基本病机是气血痹阻,经筋功能失调。

口眼㖞斜多指现代医学的周围性面神经麻痹,最常见于贝尔麻痹,应与中枢性面瘫相鉴别。

本病以口眼㖞斜为主要特点。突然出现一侧面部肌肉板滞、麻木、瘫痪，额纹消失，眼裂变大，露睛流泪，鼻唇沟变浅，口角下垂歪向健侧，病侧不能皱眉、蹙额、闭目、露齿、鼓颊；部分患者初起时有耳后疼痛，还可出现患侧舌前2/3味觉减退或消失、听觉过敏等症。病程日久，可因瘫痪肌肉出现挛缩，口角反牵向患侧，甚则出现患侧面肌痉挛，形成"倒错"现象。常见证候为风寒外袭、风热侵袭和气血不足。

针灸治疗口眼㖞斜的原则是"祛风通络，疏调经筋"，取局部穴和手足阳明经穴为主。主穴取阳白、四白、颧髎、颊车、地仓、翳风、牵正、太阳、合谷。风寒外袭，配风池、风府穴；风热侵袭，配外关、关冲穴；气血不足，配足三里、气海穴。味觉减退，配足三里穴；听觉过敏，配阳陵泉穴；抬眉困难，配攒竹穴；鼻唇沟变浅，配迎香穴；人中沟歪斜，配水沟穴；颏唇沟歪斜，配承浆穴；流泪，配太冲穴。

面部腧穴可疏调局部经筋气血，活血通络；"面口合谷收"，合谷为循经选穴，与近部腧穴翳风相配，祛风通络。在急性期，面部穴位手法不宜过重，肢体远端的腧穴行泻法且手法宜重；在恢复期，主穴多加灸法，合谷行平补平泻法，足三里行补法。

针灸治疗面瘫具有良好疗效，是目前治疗本病安全有效的首选方法，宜尽早治疗。周围性面瘫应与中枢性面瘫相鉴别，面瘫的预后与面神经的损伤程度及相应的神经节段密切相关。

## （三）文献辑录

《针灸甲乙经》卷七：口僻，颧髎及龈交、下关主之。卷十二：口僻不正，失欠，口不开，翳风主之。

《千金翼方》卷二十六：眼睭动口偏㖞，舌不转者，灸口吻边横纹赤白际，遂左右，随年壮。

《铜人腧穴针灸图经》：客主人，治偏风口㖞斜。

《琼瑶神书》卷二：口眼㖞斜气不传，升阳搓取地仓前，升阳㖞左搓用右，㖞右升阳搓左旋。

《针灸大成》卷八：中风口眼㖞斜，听会、颊车、地仓。凡㖞向左者，宜灸右，向右者，宜灸左，各灸陷中二七壮，艾炷如麦粒大，频频灸之，取尽风气，口眼正为度。

《针灸逢源》卷五：口眼㖞斜……水沟、承浆、颊车（针向地仓）、地仓（针向颊车）、听会、客主人、合谷。

# 十、眩晕

## （一）医案与释按

### 1. 华佗刺血、膏摩结合药物治眩晕医案一则

【原文】

《佗别传》云：又有人苦头眩，头不得举，目不得视，积年。佗使悉解衣倒悬，令头去地一二寸，濡布拭身体，令周匝，候视诸脉，尽出五色。佗令弟子数人以铍刀决脉，五色血尽，视赤血，乃下，以膏摩被覆，汗自出周匝，饮以亭历犬血散，立愈。

（《三国志·魏书·卷二十九·方技传第二十九·华佗传》）

【释按】

本案为《三国志》所载华佗刺络出血结合摩膏服药治疗眩晕的验案。

华佗（约145—208），字元化，汉末沛国谯（今安徽亳县）人，东汉末医学家，与董奉、张仲景并称为"建安三神医"。关于华佗的生卒年，因《后汉书·华佗传》有"年且百岁，而犹有壮容，时人以为仙"的记载，存疑。华佗一生钻研医术而不求仕途，精通内、妇、儿、针灸各科，被誉为"神医"。华佗尤擅外科，精于手术，创制麻沸散，为外科麻醉剂之鼻祖，故而华佗被后世称为"外科圣手""外科鼻祖"。华佗行医足迹遍及安徽、河南、山东、江苏等地，留下了关于他的众多传说。

华佗医著未有传世，《隋书·经籍志》记有"华佗枕中灸刺经"一卷，惜已佚。相传《中藏经》为华佗所著，实托名而已。《三国志》《后汉书》中列有华佗传记，多记述他行医之事。《三国志》中记有华佗所留医案，共 16 则，《华佗别传》中有 5 则。从文献记载来看，华佗还是一位养生学家，提倡"人体欲得劳动，但不当使极尔，动摇则谷气得消，血脉流通"的养生观，编创了一套"五禽戏"，至今仍为人们所用。

案中患者"苦头眩"多年，"头不得举，目不得视"，可见头眩一证之重。所谓"久病入络"，患病积年，瘀滞成矣。凡瘀滞皆以"通"为治，刺络出血为通瘀滞的重要方法。其渊源在于《灵枢·九针十二原》的"菀陈则除之"训示，《素问·三部九候》也有"必先去其血脉而后调之，无问其病，以平为期"之说。《灵枢·经脉》言："诸刺络脉者，必刺其结上甚血者。虽无结，急取之，以泻其邪而出其血，留之发为痹也。"因此，华佗使"解衣倒悬""濡布拭身"等法，血脉充盈而怒张，于是"候视诸脉，尽出五色"，一如《灵枢·血络论》所言"血脉者，盛坚横以赤，上下无常处，小者如针，大者如筋"，即以"铍刀决脉，五色血尽，视赤血，乃下"。铍刀即《灵枢·九针十二原》中九针之一铍针，"长四寸，广二分半""末如剑锋，以取大脓"，为外科切开排脓的工具。后华佗"以膏摩被覆，汗自出周匝，饮以亭历犬血散，立愈"，此言久病必虚，由虚乃瘀，瘀滞去而虚仍在，况出血量较多，更有络脉补充之虞。正如《灵枢·血络论》有言："刺之血出多，色不变而烦悗者，刺络而虚经，虚经之属于阴者，阴脱，故烦悗。"膏摩被覆、饮亭历犬血散（方已失传），当为刺络出血的善后，标本兼治之法。《素问·至真要大论》有"摩之浴之"治法，张志聪释之为"摩者，上古多用膏摩而取汗"。而《素问·气血形志》载有："经络不通，病生于不仁，治之以按摩醪药。"华佗膏摩一法，有出处矣。

《三国志》同章节还记载了华佗针膈俞治疗曹操头风发眩的著名医案："太

祖苦头风，每发，心乱目眩，佗针鬲，随手而差。"案中头风即头痛，鬲通膈，即为膈俞。头痛时发，心乱目眩，内伤阴血不足明矣。血虚不荣，络虚而瘀，虚与瘀交阻，久而不愈。膈俞属太阳膀胱经穴，为八会穴之血会，行气活血，善调营血，故针之有效。查阅历代针灸著作，以针刺膈俞治疗头痛、眩晕的案例极为少见，此为笔者仅见之一。

## 2. 张文仲、秦鸣鹤刺血治眩晕医案一则

**【原文】**

帝头眩不能视，侍医张文仲、秦鸣鹤曰：风上逆，砭头血可愈。后内幸帝殆，得自专，怒曰：是可斩，帝体宁刺血处邪？医顿首请命。帝曰：医议疾，乌可罪？且吾眩不可堪，听为之！医一再刺，帝曰：吾目明矣！言未毕，后帘中再拜谢，曰：天赐我师！身负缯宝以赐。

（《新唐书·卷七十六·列传第一·后妃传·则天武皇后传》）

**【释按】**

本案为见载于《新唐书》上张文仲、秦鸣鹤刺头部腧穴出血治愈眩晕的验案，又见录于《医方考·卷五·头病门第五十五》。案中"帝"指唐高宗李治，"后"指则天皇后。

张文仲（620—700），唐御洛州洛阳（今河南洛阳）人，唐代著名医家，与洛阳人李虔纵、京兆（今西安）人韦慈藏以医术高明而闻名于世。《旧唐书·方伎传》载："武则天、中宗以后，诸医咸推文仲（李虔纵、韦慈藏）等三人为首。"张氏于武则天光宅元年（684 年）为侍御医，后至尚药奉御，善疗风疾，精于灸术。史料记载张氏曾著《张文仲灸经》《疗风气诸方》等医书，已佚，佚文可见于《外台秘要》，其中汇编有"张文仲疗诸风方九首"等。秦鸣鹤，唐代医家，具体史料失考。有学者认为秦鸣鹤为大秦（即东罗马）人。秦氏曾与张文仲同为唐高宗侍医，可见其医术也非常了得。

案中所述情节曲折，言唐高宗病头目眩晕，目不能视，侍医张文仲、秦鸣

鹊认为是风邪上逆所致，需刺头部腧穴出血，却囿于天子身份而不能。或高宗病苦而无可奈何，经刺而愈。分析案中所言，"帝头眩不能视"，所谓"诸风掉眩，皆属于肝"，"肝开窍于目"，又《素问玄机原病式·五运主病》中言："所谓风气甚，而头目眩运者，由风木旺，必是金衰不能制木，而木复生火，风火皆属阳，多为兼化，阳主乎动，两动相搏，则为之旋转。"此案多属肝血不足，风阳上亢所致，风阳升动，上扰清窍，致使清窍失灵，发为眩晕。案中并未言具体腧穴，但载有这一案例的《旧唐书》明言是百会穴，《资治通鉴》又多脑户一穴。百会、脑户均为督脉经穴，针刺两穴出血，清泄邪热，疏调诸阳，贯通经气，邪实去而疾病愈。

## 3. 窦材针治眩晕医案一则

**【原文】**

一人头风，发则旋晕呕吐，数日不食。余为针风府穴，向左耳入三寸，去来留十三呼，病患头内觉麻热，方令吸气出针，服附子半夏汤，永不发。华佗针曹操头风，亦针此穴立愈。但此穴入针，人即昏倒，其法向左耳横下针，则不伤大筋而无晕，乃《千金》妙法也。

（《扁鹊心书·卷中·头晕》）

**【释按】**

本案为窦材针药结合治眩晕的验案，又见录于《续名医类案·卷三·头晕》。

窦材治病重灸，盖与其扶阳思想有关，此案是《扁鹊心书》中为数不多的针刺医案之一。头风一证，当与"风"有关。风邪中人，多先舍于腠理，腠理内应三焦，三焦者，卫气之所应也。头风久发，正伤卫虚，卫表不固，复易感邪，正气益虚，如此反复，成痼疾矣。窦氏言："此证因冷痰聚于脑，又感风寒，故积而不散，令人头旋眼晕，呕吐痰涎，老年人宜服附子半夏汤，少壮人宜服半夏生姜汤。若用凉剂则临时有效，痰愈凝而愈固，难以速效矣。"

经言"风为百病之长"，风为阳邪，其性轻扬，头顶之上惟风可至。风府既为风邪最易储积之处，又为祛风之所宜取之处。风府为督脉经穴，居脑后，与阳维脉交会，阳维主一身之表，故风府擅长祛风解表。风府又为十三鬼穴之一，名鬼枕，意谓本穴具有醒脑开窍、息风宁神的作用，故可治疗肝风内动，上扰神明之内风引起的头部疾患。窦氏针刺风府，"向左耳入三寸"，左乃阳所行，病患头内觉麻热，阴寒散而阳热至也。"吸气出针"，逼引风邪外出也。又服附子半夏汤，头风眩晕永不再发。附子半夏汤，《扁鹊心书》言："治胃虚，冷痰上攻，头目旋晕，眼昏呕吐等证。川附、生姜（各一两）、半夏、陈皮（去白，各二两）。共为末，每服七钱，加姜七片，水煎服。"针药结合，急缓有序，标本同治，疾病向愈。

值得注意的是，窦氏针刺风府，十分强调安全性。"此穴入针，人即昏倒，其法向左耳横下针，则不伤大筋而无晕。"窦氏得之于《千金方》。从现代解剖学的角度分析，风府穴浅层有第 3 颈神经后支及其伴行的动脉分布，深层有枕大神经和枕动脉分布，再深层可穿透被膜，损伤脊髓，故风府的针刺方向和深度极为重要。直刺过深，伤及脊髓，人即昏倒。横向针法，针入浅也，故大筋不伤而无晕。临证切切牢记为是！

## 4. 王执中灸治眩晕医案一则

【原文】

母氏随执中赴任，为江风所吹，自觉头动摇如在舟车上，如是半年，乃大吐痰，遍服痰药，并灸头风诸穴（百会、脑空、天柱）方愈。

（《针灸资生经·第六·头旋》）

【释按】

本案为王执中汤药结合艾灸治疗母亲眩晕的验案，又见录于《杂病广要·身体类·眩运》《续名医类案·卷十六·头》及《杂病广要·身体类·眩运》。

眩晕一证，宋元以前，受张仲景痰饮是眩晕发病之因的思想影响，眩晕多从痰论治，宋元以后更有"无痰不作眩"之说。南宋严用和在《重订严氏济生方》中言："所谓眩晕者，眼花屋转，起则眩倒是也。由此观之，六淫外感，七情内伤，皆能导致。"第一次提到了外感作为眩晕发生的病因。此案得之于"为江风所吹"，必有风邪入中，而半年来"大吐痰"，想必年老渐衰，痰湿蕴内，一由外感引动，上扰清阳，晕眩作矣。遍服痰药，祛痰之法，终究需散风邪、解外感，即以灸百会、脑空、天柱诸穴而愈。百会为督脉经穴，总督诸阳，有清头散风、开窍醒神、回阳固脱之功，是治疗头痛、眩晕、中风等疾病常用腧穴。《胜玉歌》："头痛眩晕百会好。"脑空穴系胆经和阳维脉之会穴，此穴在枕骨外侧，内通脑窍，功在清热散风，善治脑病。《针灸甲乙经》："脑风目瞑，头痛，风眩目痛，脑空主之。"天柱为太阳膀胱经腧穴，古称颈椎为"天柱骨"，此穴在其旁，故有天柱穴名，是治疗头部、颈部、脊椎等疾病的重要腧穴，功在强筋骨、疏风邪。三穴艾灸，既能温经散寒、行气通络，又能祛湿散结、破痰化积。结合药物，使清阳得升，浊阴得降，廓清脑窍，眩止晕停。

## 5. 李杲刺血治眩晕医案一则

### 【原文】

东垣治参政，年近七十，春间病面颜郁赤，若饮酒状，痰稠黏，时眩晕，如在风云中，又加目视不明。李诊，两寸洪大，尺弦细无力，此上热下寒明矣。欲药之寒凉，为高年气弱不任，记先师所论，凡治上焦，譬犹鸟集高巅，射而取之。即以三棱针于巅前眉际疾刺二十余，出紫黑血约二合许，时觉头目清利，诸苦皆去，自后不复作。

（《名医类案·卷二·火热》）

### 【释按】

本案为江瓘所录李东垣以三棱针刺络出血治疗眩晕验案，另可见于《证治准绳·杂病·寒热门》《普济方·卷一百十七·寒暑湿门·中寒附论》。

　　李杲（1180—1251），字明之，晚年自号东垣老人，金代真定（今河北正定）人，以创立脾胃学说而独树一帜，是金元四大家之一。李杲自幼酷爱医学，曾拜张元素为师，深得张氏学说的影响，师古而不泥古，充实、发展了《黄帝内经》的脾胃理论，后世称之为"补土派"。著有《脾胃论》《内外伤辨惑论》《兰室秘藏》等，其针灸学术思想体现在《脾胃论》中。

　　《脾胃论》3卷，由医论38篇，方论63篇组成。全书以"人以脾胃中元气为本"的思想为基础，着力阐发"内伤脾胃，百病由生"的病机理论，倡导培补脾土、甘温除热、潜降阴火的治则思想，形成较为系统的脾胃内伤病的辨证论治理论体系。李氏对针灸也颇有造诣，且有自己的特色，《针灸聚英》《针灸大成》称之为"东垣针法"。李氏弟子罗天益秉承其学，以针灸调治脾胃，升阳气抑阴火，且多用灸来代替针，可以说是对"东垣针法"的发展。

　　李氏在《兰室秘藏》中言："经云：中满者，泻之于内者是也……是先泻其血络，后调其真经，气血平，阳布神清，此治之正也。"又在《医学发明》中写到："《针经》云：清浊相干，乱于胸中，是为大悗……圣人治此有要法，阳气不足，阴气有余，先补其阳，后泻其阴。是先令阳气升发在阳分，而后泻阴也。春夏之月，阳气在经，当益其经脉，去其血络。"提示李氏继承了《黄帝内经》的刺络放血思想，提出"泻其血络"说。

　　案中所示"上热下寒"，上热者，肝阳上亢之上浮虚火也；下寒者，肾阳不足之下焦虚寒也。病起春日，为肝木所主，肝主升发，下元不足，无以制肝，升发太过，引热、引痰于上，面赤咯痰眩晕作矣。又肝主血，开窍于目，肝阴无以养目，目视不明矣。肝为木脏，肺为金脏，木火刑金，故见两寸洪大之脉象；肝脉主弦，肾脉主沉，肾元不足则脉细而无力，故见尺脉弦细无力。《灵枢·海论》："脑为髓之海……髓海不足，则脑转耳鸣，胫酸眩冒，目无所见，懈怠安卧。"此之谓也。又如《证治汇补·眩晕》："以肝上连目系而应于风，故眩为肝风，然亦有因火，因痰，因虚，因暑，因湿者。"详而备矣。《素问·调经论》言："视其血络，刺出其血，无令恶血得入于经，以成其疾。"李杲以三棱针疾刺巅前眉际，出黑血而愈。巅前，一或神庭，一或头维；眉际，一或攒竹穴，一或瞳子髎；巅前眉际，或曰印堂。点刺此部腧穴出血，去血络之凝滞，清浮越之虚火，黑血去而眩晕止。

## 6. 罗天益刺血结合药物治眩晕医案一则

**【原文】**

参政杨公七旬有二，宿有风疾。于至元戊辰春，忽病头旋眼黑，目不见物，心神烦乱，兀兀欲吐，复不吐，心中如懊憹之状，头偏痛，微肿而赤色，腮颊亦赤色，足胻冷，命予治之。予料之，此少壮之时，喜饮酒，久积湿热于内，风痰内作，上热下寒，是阳不得交通，否之象也。经云：治热以寒。虽良工不敢废其绳墨，而更其道也。然而病有远近，治有轻重。参政今年高气弱，上焦虽盛，岂敢用寒凉之剂，损其脾胃。《黄帝内经》云：热则疾之。又云：高巅之上，射而取之。予以三棱针约二十余处刺之，其血紫黑，如露珠之状，少顷，头目便觉清利，诸证悉减。遂处方云，眼黑头旋，虚风内作，非天麻不能除。天麻苗谓之定风草，此草独不为风所摇，故以为君。头偏痛者，乃少阳也，非柴胡、黄芩酒制不能治。黄连苦寒酒炒，以治上热，又为因用，故以为臣。橘皮苦辛温，炙甘草甘温补中益气为佐。生姜、半夏辛温，能治风痰，茯苓甘平利小便，导湿热引而下行，故以为使。服之数服，邪气平，生气复而安矣。

（《卫生宝鉴·卷二十二·风痰治验》）

**【释按】**

本案为罗天益刺血结合药物治疗风痰作眩的验案，又见录于《医学纲目·卷之十一肝胆部·眩》。

患者少壮之时，喜酒伤于脾胃，健运失司，以致水谷不化精微，聚湿生痰。酒性温热，湿从热化，故久积痰热于内，风痰内作，上热下寒，浊阴不降，兼宿有之风疾，风痰上扰，蒙蔽清窍，头旋眼黑、目不见物作矣。《丹溪心法》云："无痰则不作眩，痰因火动，又有湿痰者，有火痰者。"此证当属虚实夹杂，实者，痰湿瘀滞也；虚者，气血阴阳也。故《景岳全书》言："丹溪则曰无痰不能作眩，当以治痰为主，而兼用他药。余则曰无虚不能作眩，当以治虚为主，而酌兼其标。"也如叶天士在《临证指南医案》"眩晕"所言："经云诸风掉眩，皆属于肝，头为六阳之首，耳目口鼻皆系清空之窍，所患眩晕者，非外来之邪，乃肝胆之风阳上冒耳，甚至有昏厥跌仆之虞。其症有夹痰，夹火，中虚，下虚，治胆、治胃、治肝之分。"患者年高气弱，下元本虚，虚阳上浮，面赤足冷、头痛欲呕等症即见。又因水火不济，心神失交，心中懊恼、心神烦乱作矣。是证之治，正如案中所言"治热以寒。虽良工不敢废其绳墨，而更其道也"。然急症之时，去标为宜，况妄用寒凉，徒伤脾胃。罗氏根据对"高巅之上，射而取之"的认识，以三棱针在头上刺出紫黑血二十余处，症状很快减轻。后再以半夏天麻之类息风化痰、清泄里热以治其本。案中未明具体腧穴，应在头部，刺之以使虚热之邪从上而越。此案与案五如出一辙，可相互参阅。

## （二）临床述要

眩即眼花，晕即头晕，二者常同时并见，故统称为眩晕。眩晕是以头晕目眩、视物旋转为主症的病证，轻者闭目即止，重者如坐舟船，飘摇不定。又称"头眩""掉眩""冒眩""风眩"等。

眩晕的发生常与忧思恼怒、恣食厚味、劳伤过度、气血虚弱等因素有关。本病病位在脑，与肝、脾、肾相关。基本病机虚证为气血虚衰或肾精不足，清窍失养；实证多与风、火、痰、瘀扰乱清窍有关。

眩晕多见于现代医学高血压病、梅尼埃病、颈椎病、良性发作性位置性眩晕、椎—基底动脉系统血管病以及贫血、脑血管病等疾病中。

本病以头晕目眩、视物旋转为主要表现。实证分为肝阳上亢证、痰湿中阻证、瘀血阻窍证等证型，虚证分为气血亏虚证、肾精不足证两种。

针灸治疗眩晕之实证的治则为"平肝潜阳，和胃化痰"，取督脉、足厥阴、足阳明经穴为主。主穴取百会、风池、太冲、内关、丰隆。肝阳上亢，配行间、率谷穴；痰湿中阻，配中脘、阴陵泉穴；瘀血阻窍，配膈俞、阿是穴。眩晕病位在脑，脑为髓之海，督脉入络脑，故治疗首选位于巅顶之百会穴，可清头目、止眩晕；风池位于头部，局部取穴，疏调头部气机；太冲为肝之原穴，可平肝潜阳；内关为八脉交会穴，通阴维脉，既可宽胸理气，和中止呕，又与太冲同名经配穴，加强平肝之力；丰隆健脾除湿，化痰定眩。

针灸治疗眩晕之虚证的治则为"补益气血，益精填髓"，取督脉穴及肝、肾的背俞穴为主。主穴取百会、风池、肝俞、肾俞、足三里。气血亏虚，配脾俞、气海穴；肾精不足，配悬钟、太溪穴。取百会、风池穴意在清头目、止眩晕，疏调头部气机；肝俞、肾俞穴可调补肝肾，益精填髓；足三里穴补益气血、充髓止晕。针刺风池穴应正确把握进针的方向、角度和深度。

# （三）文献辑录

《素问·刺热论》：肾热病者，先腰痛胻酸，苦渴数饮，身热，热争则项痛而强，胻寒且酸，足下热，不欲言，其逆则项痛员员澹澹然……刺足少阴、太阳。

《灵枢·五邪》：邪在心，则病心痛喜悲，时眩仆，视有余不足而调之其输也。

《伤寒论》（142）：太阳与少阳并病，头项强痛，或眩冒，时如结胸，心下痞鞕者，当刺大椎第一间、肺俞、肝俞，慎不可发汗。

《千金要方》卷三十：昆仑、曲泉、飞扬、前谷、少泽、通里，主头眩痛。

《太平圣惠方》卷一百：百会……主脑重，鼻塞，头痛目眩。

《神应经》耳目部：目眩：临泣、风府、风池、阳谷、中渚、液门、鱼际、丝竹空。

《针灸大成》卷九：第十一：头风目眩：解溪、丰隆……复刺后穴：风池、上星、三里。

《针灸逢源》卷五：头旋：百会、络却、目窗、风池、侠溪、丰隆、解溪、申脉、至阴。

《神灸经纶》卷三：头风眩晕，久痛不愈：阳溪、丰隆、解溪、发际（穴在眉上三寸，灸三壮）。

# 十一、头痛

## （一）医案与释按

### 1. 王执中载他医灸治头痛医案一则

**【原文】**

有士人患脑热疼，甚则自床投下，以脑拄地。或得冷水粗得，而疼终不已，服诸药不效，人教灸囟会而愈。热疼且可灸，况乎冷疼乎？凡脑痛、脑旋、脑泻，先宜灸囟会，而强间等穴，盖其次也。

（《针灸资生经·第六·脑痛》）

**【释按】**

本案是王执中艾灸治疗剧烈头痛的验案，此案又见录于《杂病广要·身体类·头痛》《普济方·针灸·卷十一·脑痛》及《续名医类案·卷十六·头》。

患者头痛而热，发作时痛剧而不能忍受，需以头撞击地面，因有热而用冷水敷之，仅略有缓解，诸药遍服而不效。此疾当属火热攻冲、气血裹结之类。热阻气血，瘀滞于上，故见头痛甚；其火热乃气血抟结之郁热，并非无根浮热，故得冷水不减。后有人教其灸囟门穴，得痊愈。

囟门穴在头部，当前发际正中直上2寸，有清头散风之功，凡关头脑之病，均可酌用。《针灸甲乙经》："头痛颜青者，囟会主之。癫疾呕沫，暂起僵仆，恶见风寒，面赤肿，囟会主之。"《针灸大成》："主脑虚冷，或饮酒过多，脑疼如破。"昔唐高宗患头胀目昏，诸医守至尊头上莫刺之戒，故治之不效，独秦鸣鹤取囟会放血立效。脑热者灸之，活其血也，血行而瘀热去，瘀热去而脑自宁；脑冷者灸之，散其寒也，寒气去则脑络通，脑络通则痛止，如此，何患头痛不愈？

王执中疗头痛诸疾重囟门等穴。卷六"头风"即言："《素问》论头痛，本于大寒内至骨髓。则头风者，亦本于风寒入脑髓耶。《普济本事方》论妇人患头风者，十居其半，或者妇人无巾以御风寒焉耳，男子间有患之者，非头上少发，必其囟会前顶之秃发也。欲灸头风，宜先囟会、百会、前顶等穴。其头风连目痛者，当灸上星、神聪、后顶等穴。予尝自灸验，教人灸亦验云。"卷一"偃伏头部中行十穴"就记载了王氏用囟门自治脑冷、脑痛一疾："予少刻苦，年逾壮则脑冷。或饮酒过多，则脑疼如破。后因灸此穴，非特脑不复冷，他日酒醉，脑亦不疼矣。凡脑冷者宜灸之。"

## 2. 张元素灸药结合治头痛医案一则

【原文】

先师尝病头痛，发时两颊青黄，眩目不欲开，懒言，体沉重，兀兀欲吐。洁古曰：此厥阴、太阴合病，名曰风痰，以《局方》玉壶丸治之，更灸侠溪穴即愈。是知方者体也，法者用也，徒执体而不知用者弊，体用不失，可谓上工矣。

（《兰室秘藏·卷中·头痛门》）

【释按】

本案是李杲在《兰室秘藏》载录的张元素药物结合艾灸治疗风痰头痛的验案，此案又见录于《医学纲目·卷十五·肝胆部》《医学正传·卷之四·头痛》《景岳全书·卷之二十六·必集杂证谟·头》《续名医类案·卷十六·头》《奇效良方·卷之二十四·头痛头风大头风（附论）》《古今医鉴·卷之九·头痛》《圣济总论·诸风门》及《医说续编》等著作。

《兰室秘藏》为中医综合性著作，李杲撰，约刊于 1336 年。书名"兰室"，取《素问·灵兰秘典论》"藏灵兰之室"一语，表示所载方论有珍藏的价值。全书 3 卷，分为饮食劳倦、中满腹胀、心腹痞、胃脘痛等 21 门，载医论 21 篇，列方 280 余首，多属李氏创制，药味虽较多，但配伍精当，切于实用，对后世有较大的影响。本书内容涉及内、外、妇、儿、五官等临床各科，以内科疾病所占篇幅最大。李氏以"土为万物之母，脾胃为生化之源"的医学理论，强调在治疗过程中要特别注意保护或增强脾胃的功能。

张元素（1151—1234），字洁古，易州（河北易县）人，著名医学家，易水学派创始人。《金史》记载："八岁试童子举，二十七岁试经义进士，犯庙讳下第，乃去学医，无所知名。"其所处时代略晚于与其同时期的医家刘完素，后因治愈刘完素的伤寒病，声名大噪，不在刘完素之下。

张元素的医学思想主要渊于《黄帝内经》《难经》《伤寒论》，兼取华佗、王叔和、孙思邈、钱乙之说，他把运气学说贯穿于脏腑辨证、遣方制药等理论研究中，倡导"运气不齐，古今异轨，古方新病，不相能也"。

张氏著作颇丰，主要有《珍珠囊》3 卷、《医学启源》1 卷、《脏腑标本寒热虚实用药式》存世，其余如《洁古本草》《洁古家珍》《医方》《药注难经》《洁古注叔和脉诀》《产育保生方》等，散佚居多。张元素有众多弟子，其中以李杲、王好古为最著名，他们二人在易水学派中的成就最大。

本案患者头痛，发时两颊青黄，青为肝木之本色，黄为脾土之本色，故本病涉及厥阴、太阴两经。《金匮真言论》指出"东风生于春，病在肝，俞在颈项，病在头"，且"高巅之上，惟风可到"，足厥阴肝经"上出额，与督脉会于巅"，故厥阴病则发为头痛；脾主运化水液，脾病则水湿之邪不得运化而凝聚成水饮痰邪，痰邪上蒙清窍则"目不欲开"，痰邪滞留经络则"身体沉重"，痰邪凝滞胃肠则"兀兀欲吐"。本病乃木旺土虚，肝风内动，痰湿内阻之风痰证。即以《局方》玉壶丸为治，祛除痰邪，是治土；又以艾灸侠溪穴清肝胆之热、降肝胆之气，是治木。药灸并用，各有所长，可谓上工矣。

玉壶丸，是指《太平惠民和剂局方》所载化痰玉壶丸，其"治风痰吐逆，头痛目眩，胸膈烦满，饮食不下，及咳嗽痰盛，呕吐涎沫。天南星（生）、半夏（生）各一两，天麻半两，头白面三两，上为细末，滴水为丸，如梧桐子大。每服三十丸，用水一大盏，先煎令沸，下药煮五七沸，候药浮即熟，漉出放温，别用生姜汤下，不计时候服"。

侠溪，位于足背外侧，当第4、5趾间，趾蹼缘后方赤白肉际处，足少阳经之荥穴。"荥主身热"，"荥俞治外经"，肝胆互为表里，故侠溪穴有疏肝清热、消肿止痛的作用，常用于治疗头痛、目眩、耳鸣耳聋、目赤肿痛、热病、汗不出、胸满、乳痈等疾病。又侠溪为胆经水穴，水能制火，制本经之火以降肝胆上逆之气，亦能止头痛。

## 3. 心禅录尤怡针药并用治头痛医案一则

**【原文】**

赵忠翁，年近八旬，前任镇海教谕。常患头风，发则日夜无度，左颊上额及巅，经络不时抽掣，自觉如放烟火冲状，通夜不能寐，脉虚滑流利，有时弦劲而大。余谓风阳上扰，阳明少阳之火挟痰而逆冲于上。额旁及耳前后两颊现青络甚多，法当尽刺出血。《灵枢》云：诸络现者，尽泻之。乃刺两颊及眉心出血，复针颊车、地仓、承浆、率谷、百会、迎香等穴，行六阴数。凡针四次，筋不抽掣矣。方用僵蚕、桑叶、麦冬、山栀、石斛、丹皮、竹茹、青黛、丝瓜络、牡蛎、阿胶等品，养血和络，调理数剂而安。次年立春后复发，但不如前之甚也。时值六出纷飞，不能用针，改用推法，以指代针，推后痛稍缓。雪消天霁，复针率谷、风府。方药如前法，服数剂而又愈。以后每有少发，投前方而辄效。徐洄溪云：凡经络之病，不用针而徒用药，多不见效，其信然矣。

（《一得集·卷中·赵忠翁头风抽掣治验》）

**【释按】**

本案是心禅《一得集》中辑录的尤怡针刺结合药物治疗头痛的验案，也见录于《珍本医书集成》。

心禅，晚清普陀山僧人，曾侨居杭州，为普陀山寺院僧医，精通医学。"少尠师承，长喜读《黄帝内经》《难经》《伤寒论》《金匮要略》《千金要方》《外台秘要》，汉魏唐宋元明清初诸大家，寝馈其中，十更裘葛，启扃发微"（《一得集》自叙），后得李梦舟先生传授针灸，于是针药并举，得心应手，临床多验。心禅苦"既无家传秘诀．而黄帝三代之书，又不能深入显出""每兢兢焉，以陨越古绳墨为虑，炫奇以矜能，不敢也；引咎以速谤，尤不敢也"，即"采菁撷华，焚膏继晷"，编著成《一得集》3 卷。《一得集》为医论医案著作，刊于 1890 年。卷一有医论 17 条，历数庸医误人之过，立论明确而言之有据，文笔犀利而少夸诞；主张治病当先熟悉正常生理状态，知常达变才能正确诊断，强调病各不同，治法方药亦应随之而变；后二卷大多为内科杂病 90 余个医案，治法灵活，常常是内外合治，汤药、针灸等诸法并用。俞樾评价曰："心禅和尚隐于浮屠，而精于医。其论医诸条，无不入微，非精研轩岐之书，不能道只字。取附诸案，尤见运用灵机，不拘死法，和尚于此道三折肱矣。"现有《珍本医书集成》本等。

尤怡（约 1650—1749），字在泾，一作在京，号拙吾，又号北田，晚号饲鹤山人，清代长洲（今江苏吴县）人，清代著名医家。与徐大椿、叶桂、薛雪等为同时代人。尤怡自幼喜好医道，博涉群书，在校刻《医学读书记》后跋中尤怡自己说道："予自弱冠，即喜博涉医学，自轩岐以迄近代诸书，搜览之下，凡有所得，或信或疑，辄笔诸简，虽所见未广，而日月既多，卷轶遂成。"尤怡医学的启蒙老师是韩伯休，因家道中落，尤氏绝意仕途，专注于医学。后来尤氏拜在苏城名医马俶（元仪）门下，尽得其传。马元仪弟子甚众，晚年收得尤怡为入室弟子，甚喜，与妻子说："吾今日得一人，胜千万人矣！"马元仪著述很多，都是尤怡帮助编撰定稿的，也曾协助马元仪参订沈朗仲《病机汇论》。

尤怡所著医书有《伤寒贯珠集》8 卷、《金匮要略心典》3 卷、《医学读书记》3 卷附《续记》1 卷、《金匮翼》8 卷、《静香楼医案》2 卷，均有刊本。最具代表性的著作是《伤寒贯珠集》，为尤氏对《伤寒论》的注释本，是尤氏毕生研究心得。是书初刊于嘉庆十五年庚午（1810 年）。现存最早版本为嘉庆十五年朱陶性活版校印本，另有数种清刻本及日本文政九年（1826 年）小川氏校刻本、上海千顷堂书局石印本、抄本、重印本等。卷一、卷二论太阳证，分正治、权变、斡旋、救逆、类病等法；卷三、卷四论阳明证，分正治、明辨、类病等法；卷五论少阳证，分正治、权变和刺法；卷六论太阴证，分脏病、经病、经脏俱病等；卷七论少阴证，先列少阴脉证，后论少阴清法、少阴下法、少阴温法、少阴生死法以及少阴病禁等；卷八论厥阴证，分厥阴脉证、厥阴进退之机、厥阴生死微甚之辨以及厥阴清法、温法、病禁、简误、瘥后诸病等。对《伤寒论》从头至尾加以阐明。此书以治法提挈纲领，条理通达，又不囿于古人，颇有创建，开创了"以法类证"研究方法的先河，后人对此书评价甚高，被公认为影响较大的伤寒注本，徐大椿、唐大烈等人对此书颇为推崇，都给予很高的评价。

本案是针灸结合汤药治疗风阳上扰所致头痛、眩晕的验案。患者年近八旬，本体不足，阴阳皆亏，职司教谕，思虑过度，阴血暗耗。真阴不足，不能制阳，炼津成痰，痰火相挟，循经上犯，入于阳明、少阳、厥阴等，则见头痛头晕。左颊上额及巅，经络不时抽掣，风邪上扰经脉，经脉痹阻也；自觉如放烟火冲状，内风侵袭清窍，清窍欲闭也；通夜不能寐，内热扰乱神明也；脉虚滑流利，有时弦劲而大，肝肾真阴虚损，化风入络、入脏也。诸证所见，乃阴损不足，化为风阳，风阳挟痰，上扰头上，瘀阻经脉，经脉失养。"额旁及耳前后两颊现青络甚多"，瘀阻甚矣，自当通而去之。《黄帝内经》所谓"菀陈则除之""诸络现者，尽泻之"，即其治法也，尤氏以"尽刺出血"治之，刺两颊及眉心出血，予邪气以出路，泻其邪气，通其瘀滞。又取阳明经颊车、地仓、迎香，少阳经率谷，任脉经承浆等局部腧穴，以六阴之数泻法，更去阳明、少阳等经络头面部之痰火，防止虚火循经上炎至头，虚火内风得泻，筋不抽掣矣，头痛等亦为之迎刃而解。又以养血和络之剂调理数剂，意在补阴以息风制火、养血以化瘀和络，针药并用而安。次年春日，肝木升发，症虽复发，但远不如先前剧烈，正值春雪纷飞之时，恐腠理开泄，风寒复入，即以指代针，仍在上述腧穴上推按，雪消天霁，以率谷、风府针刺，合以前药，又愈。此亦蕴养血祛风、通络止痛等意。此后再发，亦是此类治法。孙思邈言："针灸而不药，药不针灸，尤非良医也。"徐灵胎言："凡经络之病，不用针而徒用药，多不见效。"心禅也有言："病在经络，或疼痛流注，或拘挛弛纵，必用微针以调其外，更佐药酒以和其内，则经络和而隧道通，而疾愈矣。徒事药饵，病必不愈。"信乎！

## 4. 楼全善刺血治头痛医案一则

【原文】

娄全善治一老妇人，头痛岁久不已。因视其手足，有血络皆紫黑，遂用三棱针尽刺出其血，如墨汁者数盏。后视其受病之经刺灸之，而得痊愈。即经所谓：大痹为恶，及头痛，久痹不去身，视其血络，尽出其血是也。

（《续名医类案·卷十六·头》）

【释按】

本案为魏之琇《续名医类案》中载录的楼全善刺络出血治疗头痛的验案，文中"娄"乃"楼"之误。

楼全善，即楼英（1320—1389），一名公爽，字全善，号全斋，明萧山楼塔（今浙江萧山）人，明代医家。其曾祖楼文隽为名医，英自幼聪颖，读书甚多，尤善医理、易理，研习《内经》及历代著名医家著作，与同时代名医戴思恭交往甚密，互相切磋，医术益精，医理更明。尝应召入京，后以老辞归。晚年隐居仙岩山、云门寺等处，专心著述。著作有《医学纲目》40 卷、《内经运气类注》4 卷、《周易参同契药物火候图说》《仙岩文集》2 卷及《江潮论》《守分说》《仙岩日录杂效》《正传录》等。

《医学纲目》40 卷，分 11 部，中医综合性著作，集《黄帝内经》以降历代医家方书、文献及其本人几十年临床经验之大成，前后耗时 30 年，简明扼要，提纲携颂，亦颇有创见，是李时珍编撰医药巨著《本草纲目》的重要参考资料。本书针灸部分主要集中在卷之七的刺灸通论、刺虚实、刺寒热、治寒热；卷之八的穴法上、穴法下；卷之九的刺禁、灸禁。

此案患者头痛经久不愈，其手足部位出现紫黑色血络，瘀阻也。有言"久病入络""久痛及络"，久病、久痛导致气血运行缓慢，流通不畅而气血痹阻，又成致病之内因，所患之疾迁延矣。《灵枢·九针十二原》云："凡用针者，虚则实之，满则泄之，菀陈则除之，邪胜则虚之。"又《灵枢·小针解》"菀陈则除之者，去血脉也"；《素问·针解》"菀陈则除之者，出恶血也"，乃治瘀之真法规。楼氏即以三棱针尽刺手足紫黑处，出其血，后又根据头痛受病之经络，选择相应经络上的腧穴刺灸，病终得痊愈。

楼氏之用为《黄帝内经》"刺血络法"。刺血络法适用于"病在血络"的各类疾病，体现了"病在脉，调之血；病在血，调之络""络病者，调之其孙络血""血实宜决之，菀陈则除之"等证治法则，血去则经隧通矣，"无令恶血得入于经，以成其疾"。所以刺血络法不仅可用于痛证、实证、热证，就是一些虚证，局部有气血瘀阻征象者也可用之。《黄帝内经》运用刺血络法治疗的病症，范围相当广泛，内科病症为多，也涉及外科、五官科的一些病症。《黄帝内经》中刺络取穴依据病症的不同而有多种选择，但其部位均不离"血脉"所在，本案中楼氏也是刺手足瘀阻血络处，法出《黄帝内经》。

案中所言"大痹"，病证名，泛指邪在筋骨或五脏较重的痹证。《素问·四时刺逆从论》："冬刺络脉，内气外泄，留为大痹。"张志聪注："大痹者，风寒客于筋骨而为恶也。"又:"大痹者,脏气虚而邪痹于五脏也。"《灵枢·厥病》:"头痛不可刺者,大痹为恶。"头痛、久痹等大痹,急时虽可以刺血络法祛其标实,终因"久病必虚",标实稍去,即需兼以固本,标本皆治也。

## (二)临证述要

头痛是患者自觉头部疼痛的一类病证,又称"头风",是临床上常见的病证。多种急慢性疾病均可出现头痛。头痛的发生常与外感风邪,以及情志、饮食、体虚久病等因素有关。本病病位在头,头为"髓海",又为诸阳之会、清阳之府,且足厥阴肝经、督脉均行头部,故手足三阳经、肝经、督脉与头痛密切相关。基本病机是气血失和,经络不通或脑络失养。无论外感还是内伤等因素,凡导致头部经络功能失常、气血失调、脉络不通或脑窍失养等,均可导致头痛。

头痛多见于现代医学的高血压、偏头痛、丛集性头痛、紧张性头痛等疾病,也可为脑炎、脑膜炎、感染性发热、急性脑血管疾病、脑外伤、脑肿瘤以及部分五官科疾病等的兼症。

本病以头部疼痛为主症。发病较急,痛无休止,外感表证明显,为外感头痛;反复发作,时轻时重,常伴头晕,遇劳或情志刺激而发作、加重,为内伤头痛,常见肝阳头痛、血虚头痛、痰浊头痛、瘀血头痛。

针灸治疗头痛的原则为"调和气血,通络止痛",取局部穴为主,配合循经远端取穴。主穴:①阳明头痛,取头维、印堂、阳白、阿是穴、合谷、内庭穴;②少阳头痛,取太阳、丝竹空透率谷、风池、阿是穴、外关、侠溪穴;③太阳头痛,取天柱、后顶、风池、阿是穴、后溪、申脉穴;④厥阴头痛,取百会、四神聪、阿是穴、太冲、中冲穴。

外感头痛,配风府、列缺穴;肝阳头痛,配行间、太溪穴;血虚头痛,配三阴交、足三里穴;痰浊头痛,配丰隆、中脘穴;瘀血头痛,配血海、膈俞穴。

取头部腧穴调和气血,通络止痛。合谷与内庭、外关与侠溪、后溪与申脉、太冲与中冲分属于手足阳明经、手足少阳经、手足太阳经、手足厥阴经,每组两穴为同名经穴配合,一上一下,同气相求,疏导阳明、少阳、太阳、厥阴经气血。

风池穴应严格掌握针刺方向和深度,防止伤及延髓;瘀血头痛可点刺出血。对于多次治疗无效或逐渐加重者,要查明原因,尤其要排除颅内占位性病变。

## (三)文献辑录

《伤寒百证歌》"第三十七证":太阳头痛经七日,不愈再传成大疾,法中当刺足阳明,可使不传邪气出。

《素问病机气宜保命集》卷下:头痛不可忍,针足厥阴、太阳经原穴。

《神应经》:头风牵引脑顶痛:上星、百会、合谷。

《针灸大全》"席弘赋":列缺头疼及偏正,重泻太渊无不应。

《标幽赋》:头风头痛,刺申脉与金门。

《玉龙歌》:偏正头风痛难医,丝竹金针亦可施,沿皮向后透率谷,一针两穴世间稀。

# 十二、心悸

## （一）医案与释按

### 1. 王执中灸治心下怔忡医案一则

【原文】

予旧患心气，凡思虑过多，心下怔忡，或至自悲感慨，必灸百会，则以百会有治无心力、忘前失后证故也（兼服镇心丹）。

（《针灸资生经·第四·心气》）

【释按】

此案为王执中灸百会自治心下怔忡的验案。体虚久病，禀赋不足，素体虚弱，或久病失养，劳欲过度，均可导致气血阴阳亏虚，以致心失所养，发为心悸。本案患者久患心疾，心气本不足，时发心悸怔忡，乃久病体虚，心神失养所致。心虚胆怯、心脾两虚、阴虚火旺、心阳不振、水饮凌心、心血瘀阻、痰火扰心等等均可发为本病。思虑过多，伤脾伤心，阴血暗耗，心神不安而动悸。本病虚证为多，抑或虚实夹杂，一如《景岳全书·怔忡惊恐》所言："此证惟阴虚劳损之人乃有之，盖阴虚于下，则宗气无根，而气不归源，所以在上则浮撼于胸臆，在下则振动于脐旁，虚微者动亦微，虚甚者动亦甚。凡患此者，速宜节欲节劳，切忌酒色。"灸百会而统摄全身之阳，阳气旺盛而血脉通，血脉通而阴复，治气之本，治虚之本。张景岳有言："凡病之为虚、为实、为热、为寒，至其变态，莫可名状，欲求其本，则止一气字足以尽之。"《针灸大成》言百会主"心烦闷，惊悸，健忘，忘前失后，心神恍惚，无心力"，此之谓也。

## 2. 江瓘载录他医灸药结合治心悸医案一则

**【原文】**

一妇年三十余，因每洗浴后必用冷水淋通身，又尝大惊，遂患经来时必先小腹大痛，口吐涎水，经行后又吐水三日，其痛又倍，至六七日经水止时方住，百药不效（久病）。诊其脉，寸滑大而弦，关尺皆弦大急，尺小于关，关小于寸，所谓前大后小也（前大后小之故，恐有表邪）。遂用香附三两，半夏二两，茯苓、黄芩各一两半，枳实、元胡索、牡丹皮、人参、当归、白术、桃仁各一两，黄连七钱，川楝、远志、甘草各半两，桂三钱，吴茱萸钱半，分十五帖，入姜汁两蚬壳，热服之，后用热汤洗浴，得微汗乃已，忌当风坐卧，手足见水，并吃生冷，服三十帖痊愈。半年后，因惊忧，其病复举（新发故不用参、术），腰腹时痛，小便淋痛，心惕惕惊悸。意其表已解（冷水淋身之表），病独在里，先为灸少冲（手少阴心）、劳宫（心包络）、昆仑（膀胱）、三阴交（足太阴脾），止悸定痛，次用桃仁承气汤大下之，下后用醋香附三两，醋蓬术、当归身各一两半，醋三棱、元胡索、醋大黄、醋青皮、青木香、茴香、滑石、木通、桃仁各一两，乌药、甘草、砂仁、槟榔、苦楝各半两，木香、吴茱萸各二钱，分作二十帖，入新取牛膝湿者二钱，生姜五片，用荷叶汤煎服，愈。

（《名医类案·卷十一·经水》）

**【释按】**

本案为《名医类案》所载灸法结合药物治疗女性痛经后致悸的验案。此疾得之于"洗浴后必用冷水淋通身"及"大惊"，初病尚不及心，故仅见痛经、口吐涎水、脉滑大而弦等症，寒邪客居、阳不温通也。治寒以热，经服药而愈。后又因惊扰，其病复举，见"腰腹时痛，小便淋痛，心惕惕惊悸"。《素问·举痛论》言："寒气入经而稽迟。泣而不行，客于脉外，则血少，客于脉中则气不通，故卒然而痛。""惊则心无所依，神无所归，虑无所定，故气乱矣。"又因此患病久，阴阳皆伤，阴伤则心脉失养，阳伤则心阳不振，且气滞、血瘀、痰浊、水饮等皆可因其而生，故病发矣。以少冲、劳宫、昆仑、三阴交灸之，意在温通经脉、散寒复元。少冲为心经之井穴，五行属木，具有泻心火、熄肝风之特点，主治心悸、心痛、癫狂、热病等，《铜人腧穴针灸图经》："治热病烦满，上气心痛，痰冷少气，悲恐善惊，掌中热，胸中痛。"劳宫为手厥阴心包经的荥穴，五行属火，有清心安神、除湿和胃的作用，主治心痛、呕吐、癫狂痫等疾，《针灸甲乙经》："烦心，咳，寒热善哕，劳宫主之。"昆仑乃足太阳膀胱经要穴，太阳主一身之表，灸昆仑而能激发经气运行，起到宣通气血、调整阴阳的作用。三阴交为太阴脾经穴，与少阴、厥阴经交会，凡属肝脾肾三经症之关于血分者，统能治之，治症非常广泛，主要体现在养阴调经、健脾益气、调补肝肾等方面。四穴合灸，阴阳同治，正复寒散，悸止痛定，后则可下、可清、可疏，以药调之，病痊愈矣。

## （二）临证述要

心悸又称"惊悸""怔忡"，是以自觉心中悸动、惊惕不安，甚则不能自主为表现的病证。《素问·至真要大论》中"心澹澹大动"和《灵枢·本神》中"心怵惕"就是类似心悸的描述。

心悸的发生常与体虚劳倦、七情所伤、感受外邪等因素有关。本病病位在心，与胆、脾、肾关系密切。基本病机是气血阴阳亏虚，心失濡养，或邪扰心神，心神不宁。《素问·举痛论》："惊则心无所依，神无所归，虑无所定，故气乱矣。"《济生方》:"夫怔忡者,此心血不足也。"《丹溪心法·惊悸怔忡》中提出心悸当"责之虚与痰"的理论。

心悸多见于现代医学中心脏神经官能症、各种原因引起的心律失常、风湿性心脏病、冠状动脉硬化性心脏病、肺源性心脏病、贫血、甲状腺功能亢进症等疾病中。

心悸的病性主要有虚实两方面。虚者为气血阴阳亏损,心神失养而致,多见心阳不振证、心胆气虚证、心脾两虚证、阴虚火旺证等证型。实者多由心血瘀阻及水气凌心而引起。虚实之间可以相互夹杂或转化。

针灸治疗心悸的基本原则为"养心安神,宁心定悸",取心、心包的背俞穴、募穴为主。主穴取神门、内关、通里、心俞、厥阴俞、巨阙、膻中。神门为心经原穴,宁心安神以定惊悸;内关为心包经之络穴,通里为心经之络穴,功在宁心通络、安神定悸;心俞、厥阴俞、巨阙、膻中分别为心和心包之俞穴、募穴,两对俞募配穴可调补心气以定悸。心阳不振,加关元、足三里穴振奋心阳;心虚胆怯,加百会、胆俞穴补心壮胆;心脾两虚,加脾俞、足三里穴补益心脾;阴虚火旺,加劳宫、太溪穴滋阴降火;心血瘀阻,加曲泽、膈俞穴活血化瘀;水气凌心,加水分、阴陵泉穴行水降逆、宁心定悸。心俞、厥阴俞、巨阙穴,不可深刺,以免伤及内脏。除阴虚火旺外,可加灸。

# (三)文献辑录

《素问·刺疟》:足少阳之疟……恶见人,见人心惕惕然,热多,汗出甚,刺足少阳。

《灵枢经·四时气》:心澹澹,恐人将捕之……取三里以下胃气逆,则刺少阳血络以闭胆逆。

《针灸甲乙经》卷九:数噫,恐悸,气不足……蠡沟主之。

《千金要方》卷三十：然谷、阳陵泉，主心中怵惕，恐如人将捕之。

《琼瑶神书》卷三：通里二穴：治心中恐悸、不能言语。

《针灸大全》卷四：心中惊悸，言语错乱：少海二穴、少府二穴、心俞二穴、后溪二穴。

《针灸集书》卷上：虚则心烦，惕然不能动，失智，皆灸内关穴。

《针灸大成》卷五：惊悸呕血及怔忡，神门支正何堪缺。

# 十三、心痛

## （一）医案与释按

### 1. 王执中针灸治心悸医案一则

【原文】

案一：荆妇旧侍亲疾，累日不食，因得心脾疼，发则攻心腹，后心痛亦应之，至不可忍，则与儿女别。以药饮之，疼反甚。若灸，则遍身不胜灸矣。不免令儿女各以火针微刺之，不拘心腹，须臾痛定，即欲起矣。神哉。

（《针灸资生经·卷四·心痛》）

案二：予旧患心痹，发则疼不可忍，急用瓦片置炭火中，烧令通红，取出投米醋中，漉出，以纸三二重裹之，置疼处，稍止，冷即再易，耆旧所传也。后阅《千金方》有云：凡心腹冷痛，熬盐。一半熨，或熬蚕沙、烧砖石蒸熨，取其里温暖止，或蒸土亦大佳。始知予家所用，盖出《千金方》也。他日心疼甚，急灸中管数壮，觉小腹两边有冷气自下而上，至灸处即散，此灸之功也。

（《针灸资生经·卷四·心痛》）

【释按】

上两案为王执中针灸治疗心痛的二则验案。案一以火针治疗，另可见录于《续名医类案·卷十八·心胃痛》；案二以热熨及灸法治疗，另可见录于《续名医类案·卷十八·心胃痛》。

心痛一病，《素问·藏气法时论》云："心病者，胸中痛，胁支满，胁下痛，膺背肩胛间痛，两臂内痛。"《灵枢·厥病》也言："真心痛，手足青至节，心痛甚，旦发夕死，夕发旦死。"盖因正气亏虚，饮食、情志、寒邪等所引起的以痰浊、瘀血、气滞、寒凝痹阻心脉而致。《诸病源候论·心腹痛病诸候》曰："心腹痛者，由腑脏虚弱，风寒客于其间故也。"《医门法律·中寒门》云："胸痹心痛，然总因阳虚，故阴得乘之。"《类证治裁·胸痹》："胸痹胸中阳微不运，久则阴乘阳位而为痹结也。"

案一之疾得之操劳过度、多日不食，心脾乃伤，虚寒内生，痹阻心阳，胸阳不振，阴寒之邪又乘虚而入，寒凝气滞，血行不畅，"发则攻心腹"，后心痛亦应之，且痛不可忍，属心痛证重者，提示其邪入深，瘀阻甚。王氏即以治寒痹在骨之法治之，温经祛寒、通络止痛。《素问·长刺节论》篇云："病在骨，骨重不可举，骨髓酸痛，寒气至，名曰骨痹。"《素问·调经论》："病在骨，调之骨，燔针劫刺其下及与急者。病在骨，焠针药熨。"明代吴鹤皋说："焠针者，用火先赤其针而后刺，此治寒痹之在骨也。"焠针即火针，《针灸大成·火针》说："灯上烧，令通红，用方有功。若不红，不能去病，反损于人。"火针可取痹寒之极深者，微刺局部，应本案之机，故有效。

案二之疾为久病缠绵，"发则疼不可忍"，意及心气不足或心阳不振，兼以瘀血痰浊，痹阻心脉，虚寒之象明矣。治寒以热，即以热熨之法治之，"熨而通之"，即效。熨法之治，《黄帝内经》有膏熨、药熨、汤熨各法，皆取其热而已。《灵枢·经筋》："足阳明之筋……治之以马膏，膏其急者……以膏熨急颊。"即以药缓急之意。《灵枢·寿夭刚柔》："刺寒痹内热奈何……刺大人者，以药熨之。"即以药之辛热者熨其处也。《素问·玉机真藏论》："今风寒客于人……或痹不仁肿痛，当是之时，可汤熨及火灸刺而去之。"即用热水或热药汁装在容器内贴于患处。案中后以中管穴灸治，亦为灸熨之法，温热与腧穴两者作用相得益彰。中管，即中脘穴，归属任脉，为腑会、胃募，内应胃体，其络通心，为手太阳小肠经、手少阳三焦经、足阳明胃经、任脉四经交会穴，寒得温则散，气血得温则行，灸之温胃健脾、散寒通经。《针灸资生经》另录一案，"张仲文疗卒心痛，不可忍，吐冷酸水。灸足大指、次指内横纹中各一壮，炷如小麦，立愈。"异曲同工之治。心痹治法甚多，总以通脉为宗旨大法。

## 2. 罗天益药艾结合治心痛医案一则

**【原文】**

两浙江淮都漕运使崔君长男云卿，年二十有五，体本丰肥，奉养膏粱，时有热证。友人劝食寒凉物及服寒凉药，于至元庚辰秋，病疟久不除。医以砒霜等药治之，新汲水送下，禁食热物。疟病不除，反添吐泻，脾胃复伤，中气愈虚，腹痛肠鸣。时复胃脘当心而痛，不任其苦，屡易医药，未尝有效。至冬还家，百般治疗而不瘥。延至四月间，因劳役烦恼过度，前证大作，请予治之，具说其由。诊得脉弦细而微，手足稍冷，面色青黄而不泽，情思不乐，恶人烦冗，饮食减少，微饱则心下痞闷，呕吐酸水，发作疼痛，冷汗时出，气促闷乱不安，须人额相抵而坐，少时易之。予思《黄帝内经》云：中气不足，溲便为之变，肠为之苦鸣；下气不足，则谓痿厥心冤。又曰寒气客于肠胃之间，则卒然而痛，得炅则已。炅者，热也。非甘辛大热之剂，则不能愈，遂制此方。

扶阳助胃汤：干姜（炮）一钱半，拣参、草豆蔻仁、甘草（炙）、官桂、白芍药各一钱，陈皮、白术、吴茱萸各五分，黑附子（炮，去皮）二钱，益智仁五分，一方一钱。

右㕮咀，都作一服，水三盏，生姜三片，枣子两个，煎至一盏，去渣，温服，食前。三服大势皆去，痛减过半。至秋先灸中脘三七壮，以助胃气。次灸气海百余壮，生发元气，滋荣百脉，以还少丹服之，则喜饮食，添肌肉，润皮肤。明年春，灸三里二七壮，乃胃之合穴也，亦助胃气，又引气下行。春以芳香助脾，复以育气汤加白檀香来治之。戒以惩忿窒欲，慎言语，节饮食，一年而平复。《黄帝内经》曰：寒淫于内，治以辛热，佐以苦温。附子、干姜大辛热，温中散寒，故以为君。草豆蔻仁、益智仁，辛甘大热，治客寒犯胃为佐。脾不足者以甘补之，炙甘草甘温，白术、橘皮苦温，补脾养气。水挟木势，亦来侮土，故作急痛。桂辛热以退寒水，芍药味酸以泻木克土，吴茱萸苦热，泄厥气上逆于胸中，以为使也。

（《卫生宝鉴·卷十三·胃脘当心而痛治验》）

**【释按】**

本案为罗天益药物结合艾灸治疗心痛的验案，另可见录于《古今医案按·卷七·脾痛》《金匮翼·卷六·心痛统论·心寒痛》《证治准绳·类方·心痛胃脘痛》及《杂病广要·身体类·胸痹心痛》。

患者"体本丰肥，奉养膏粱"，本属痰湿之体，因患热证，痰湿热化，恣以寒凉而病疟，且久而不愈，邪气未除，正气又伤。后以新汲水服砒霜，禁食热物，导致脾胃复伤，疟病不去，反添吐泻，中气愈虚。《诸病源候论·呕哕候》："呕吐者，皆由脾胃虚弱，受于风邪所为也。"中气不足，胃失温养，故吐。《素问·阴阳应象大论》篇曰："清气在下，则生飧泄。"脾胃虚寒，脾失健运，气陷于下，故泻。吐泻一作，脾胃更伤，虚寒内生，腹痛肠鸣、饮食减少、胃脘当心而痛诸证蜂起。脾主四肢，无以温四末，故手足稍冷；脾本属土，土虚木乘，故面色青黄而不泽，情思不乐，恶人烦冗。病为中焦虚寒，脾失健运，胃失和降，气机逆乱。故予扶阳助胃汤，附子、干姜、官桂等辛热之品以扶阳，人参、白术、甘草等甘温之品以助胃，"三服大势皆去，痛减过半"，意为脉证相合而有效。然本疾终究为病程日久，中气已大虚，非药物而能取全功。即以灸中脘以温补脾胃，灸气海以化生气血，再灸足三里以健胃补虚，共建中焦，补气益血、培元固本、调和阴阳。盖中脘为胃募、六腑之会，功在补脾胃、升中气；气海为气之聚，功在补元气、荣百脉；足三里为胃经之合，功在健脾胃、益虚损。又合以还少丹温肾补脾，兼及先后天，育气汤加白檀香芳香助脾，疏调气机，灸药相合，以是为治，共奏良效。

## （二）临床述要

心痛，又称"胸痹心痛"，是由于正气亏虚，饮食、情志、寒邪等所引起的以痰浊、瘀血、气滞、寒凝痹阻心脉，以膻中或左胸部发作性憋闷、疼痛为主要临床表现的一种病证。轻者偶发短暂轻微的胸部沉闷或隐痛，重者疼痛剧烈，或呈压榨样绞痛。常伴有心悸，气短，呼吸不畅，甚至喘促等症。

本病以胸闷、心痛、短气为主要证候特征，病机关键在于外感或内伤引起心脉痹阻，其病位在心，但与肝、脾、肾三脏功能的失调有密切的关系。辨证时尤要注意辨疼痛的部位、性质以及疼痛的程度和持续时间的长短。

胸痹心痛病相当于现代医学的缺血性心脏病心绞痛，胸痹心痛重症即真心痛相当于西医学的缺血性心脏病心肌梗死，其他疾病表现为膻中及左胸部发作性憋闷疼痛为主症时也可归为本病范畴。

本病证型主要分为气滞血瘀证、寒邪凝滞证、痰湿闭阻证、阳气虚衰证四型。证情属于本虚标实，虚实夹杂。发作期以标实为主，缓解期以本虚为主。其治疗应补其不足，泻其有余。本虚宜补，标实当泻，补虚祛邪使心脉气血流通，通则不痛。

针灸治疗心痛的基本原则为"行气通阳、化瘀止痛"，以手厥阴心包经腧穴和相应郄穴、募穴为主。主穴取内关、郄门、阴郄、巨阙、膻中。气滞血瘀者，加太冲、膈俞穴；寒邪凝滞者，加灸神阙、关元穴；痰湿闭阻者，加中脘、丰隆穴；心肾阳虚者，加心俞、厥阴俞、肾俞穴；心脾两虚者，加心俞、脾俞、足三里穴；呼吸急促者，加天突、孔最穴。内关属手厥阴心包经，与阴维脉相通，能宽胸理气、活血通络；郄门、阴郄分别是手厥阴心包经和手少阴心经的郄穴，功善行气通络、化瘀止痛；巨阙、膻中分别为心与心包之募穴，可活血化瘀、镇静宁神，且气会膻中，取之可行气通阳、化瘀镇痛。针灸并用，泻法，体虚者补法。

## （三）文献辑录

《素问·刺热》：心热病者，先不乐，数日乃热，热争则卒心痛，烦闷善呕……刺手少阴、太阳。

《灵枢经·厥病》：厥心痛，与背相控，善瘛，如从后触其心，伛偻者，肾心痛也，先取京骨、昆仑，发针不已，取然谷。

《脉经》卷六：心病，其色赤，心痛气短，手掌烦热……春当刺中冲，夏刺劳宫，季夏刺大陵，皆补之；秋刺间使，冬刺曲泽，皆泻之。又当灸巨阙五十壮，背第五椎百壮。

《针灸甲乙经》卷九：卒心中痛，瘛疭互相引，肘内廉痛，心敖敖然，间使主之。

《千金要方》卷十三：胸痹心痛灸膻中百壮，穴在鸠尾上一寸，忌针。

《外台秘要》卷三十九：鸠尾……血瘀热病，胸中痛，不得卧，心痛不可按……心背相引而痛。

《奇效良方》卷五十五：中泉二穴，在手背腕中，在阳溪、阳池中间陷中，是穴可灸二七壮，治心痛。

《针灸大成》卷八：心痛：曲泽、间使、内关、大陵、神门、太渊、太溪、通谷、心俞（百壮），巨阙（七壮）。

《医宗金鉴》卷八十五：巨阙九种心疼痛，痰饮吐水息贲宁。

# 十四、郁证

## （一）医案与释按

### 1. 窦材灸治郁证医案二则

**【原文】**

案一：一人年十五，因大忧大恼，却转脾虚，庸医用五苓散及青皮、枳壳等药，遂致饮食不进，胸中作闷。余令灸命关二百壮，饮食渐进。灸关元五百壮，服姜附汤一二剂，金液丹二斤，方愈。方书混作劳损，用温平小药，误人不少，悲夫。

（《扁鹊心书·卷中·着恼病》）

案二：一人功名不遂，神思不乐，饮食渐少，日夜昏默已半年矣，诸医不效。此病药不能治。令灸巨阙百壮，关元二百壮，病减半。令服醇酒，一日三度，一月全安。盖醺酣忘其所慕也。

（《扁鹊心书·卷中·神痴病》）

**【释按】**

抑郁为情志疾病症状之一，多为情志所伤。心藏神，主神志，肝藏魂，主疏泄，若恼怒郁愤，则心气不平，肝失疏泄，气机失调，扰动心神而成；脾在志为思，思虑太过，所愿不遂，心脾受伤，或思则气结，心气受抑，脾气不发，则痰气郁结，上扰清窍，或心血内耗，脾失化源，心脾两虚，血不荣心，神明失养，均可导致本病的发生。

案一为窦材灸命关、关元结合服用姜附汤、金液丹而愈"着恼病"（郁证）的验案，案例另可见录于《续名医类案·卷十·郁症》。关于着恼病的发生，窦氏有言："先富后贫，先贵后贱，及暴忧暴怒，皆伤人五脏。多思则伤脾，多忧则伤肺，多怒则伤肝，多欲则伤心，至于忧时加食则伤胃。"此证因于大忧大恼，后转脾虚，即为心脾失养一证，以五苓散及青皮、枳壳内服温阳化气、利湿行水而误，致饮食不进，胸中作闷，乃肝郁脾虚、湿阻于中也。命关即食窦穴（前文"伤寒"章节已详述），灸之接脾脏真气而固脾；关元维系元气，灸之续下元元气而坚肾，脾运得健，肾元得复，气机流畅。又以姜附汤、金液丹温阳之剂助之，焉能不效。若仅仅普通温平小药治之，不足以复阳去积，反贻病机，误人不少。

案二为窦材灸巨阙、关元治疗"神疑病"（郁证）的验案，案例也见录于《续名医类案·卷十·郁症》。此证因于所思不遂、所求不遇，故而神思不乐，饮食渐少，日夜昏默，延病半年矣，久治不愈。盖其因属肝郁不解，木气太过，克伐脾土，痰湿内生，清窍蔽蒙，一为心脾两伤，气血不足，一为痰浊阻遏，气机痹阻。窦氏认为"凡人至中年，天数自然虚衰，或加妄想忧思，或为功名失志，以致心血大耗，痴醉不治，渐至精气耗尽而死"。故其论治"当灸关元穴三百壮，服延寿丹一斤。此证寻常药饵皆不能治，惟灸艾及丹药可保无虞"。此案灸巨阙、关元，温通心气，大补元气，以使心血渐复，肝木得平；脾气通畅，痰浊得除；心肾相交，阴阳得和。关元自不当再述，前文已详尽。巨阙属任脉经，乃心之募穴，如心气出入的宫门，主心胸、神志和脾胃等疾患，具有理气安神、和胃利膈的作用。《铜人腧穴针灸图经》言巨阙："治心中烦满，热病，胸中痰饮，腹胀暴痛，恍惚不知人。"

## 2. 王执中灸治心气医案一则

【原文】

执中母氏久病，忽泣涕不可禁，知是心病也，灸百会而愈。执中凡遇忧愁凄怆，亦必灸此。有此疾者，不可不之信也。

（《针灸资生经·第四·心忧悲》）

【释按】

本案为王执中灸百会治疗其母"心忧悲"（郁证）的验案。《金匮要略·妇人杂病脉证并治》云："妇人脏躁，喜悲伤欲哭，象神灵所作。"本病所示即如脏躁一病。脏躁多发于中年女性，相当于现代医学的抑郁症、癔症或更年期综合征。本病虚者多为忧思劳倦，心脾受损，或素体虚弱，气血不足，肝肾阴亏；实者常因情志不畅，肝气郁结，肝脾受伤，魂魄不藏。心神失调为本病的主要病机，虚则心神失养，脏阴不足，心之阴阳失调；实则气机逆乱，郁火内扰，心神不宁；虚实夹杂之证则多为肝肾阴虚，阳亢于上，水火不济，心肾不交。经言"心气虚则悲，实则笑不休"，"神有余则笑，神不足则悲"。由此，王母之疾当属虚证或虚实夹杂之证，心脾两伤，气血双亏，抑或心阳不振，痰浊蒙蔽，治当健脾养心，补益气血，或振奋心阳，化痰泄浊。取百会灸治，正合本病之因。百会乃督脉经穴，人体之巅，统督诸阳，灸之通阳气、定神气，从而收到补心安神、化痰通浊的功效。王氏曾言："予旧患心气，偶睹《阴阳书》有云：人身有四穴最急应，四百四病皆能治之。百会盖其一也，因灸此穴而心气愈。后阅《灸经》，此穴果主心烦惊悸，健忘无心力。"此之谓也。

## （二）临床述要

郁证是以抑郁善忧、情绪不宁、胸部满闷、胁肋胀痛，或易怒善哭，以及咽中如有异物梗塞、失眠等为主要临床表现的一类病证。《丹溪心法·六郁》

言："气血冲和，万病不生，一有佛郁，诸病生焉。故人身多病，多生于郁。"

郁证的发生常与情志不舒、思虑过度、饮食不节等因素有关。本病主要是肝、脾、心三脏受累以及气血失调而成。基本病机是气机郁滞，脏腑阴阳气血失调。

郁证多见于现代医学抑郁症、癔症、焦虑症、围绝经期综合征、反应性精神病等疾病中。

郁证患者多有情志所伤史，临床证型可分为肝气郁结证、气郁化火证、痰气郁结证、心神失养证、心脾两虚证、心肾阴虚证等。

针灸治疗郁证的基本治则为"疏肝解郁，养心调神"，取督脉和手足厥阴、手少阴经穴为主。主穴取百会、印堂、太冲、神门、内关、膻中。肝气郁结，配期门穴；气郁化火，配行间穴；痰气郁结，配丰隆、中脘穴；心神失养，配心俞、少海穴；心脾两虚，配心俞、脾俞穴；心肾阴虚，配心俞、肾俞穴。脑为元神之府，督脉入络脑，故百会配印堂可调神解郁；肝之原穴太冲，可疏肝理气解郁；心主神明，故取心之原穴神门宁心调神；内关为心包经的络穴，与气会膻中合用，可疏理气机，宽胸解郁。

本病是一种心因性疾病，治疗过程中不能忽视言语对患者情绪的暗示作用，应鼓励患者树立战胜疾病的信心。

## （三）文献辑录

《铜人腧穴针灸图经》卷四：厥阴腧……逆气呕吐，心痛留结，胸中烦闷。

《卧岩凌先生得效应穴法歌》：神门去心内之呆痴，应在大钟。

《针灸大成》卷二：端的处，用大钟治心内之呆痴。

《神应经》：喜哭：百会、水沟。

《普济方·针灸》卷十三：穴大横治善悲不乐；穴照海治太息善悲，小腹热，欲走，多唾，言语不正，四肢不收。

# 十五、痫证

## （一）医案与释按

### 1. 窦材灸治痫证医案一则

【原文】

一妇人病痫已十年，灸中脘五十壮愈。凡人有此疾，惟灸法取效最速，药不及也。

（《扁鹊心书·卷下·痫证》）

【释按】

此案为窦材灸治痫证的验案，又见录于《续名医类案·卷二十一·痫》。

窦氏重灸，其学说独树一帜，"须识扶阳""灼艾第一""灸补脾肾"的思想丰富了灸法理论，成为温补派、重灸派的重要医家。关元、气海、命关（食窦）、中脘等穴是窦氏灸法极为常用的腧穴，盖因与窦氏重视脾肾有关，他认为"人以脾为母，以肾为根""脾为五脏之母，肾为一身之根""脾为后天生化之源，肾为先天之本""脾肾为人一身之根蒂"，要达到扶阳治病的目的，临证时就要温补脾肾之阳，既培先天，又顾后天；不仅调元气，而且理营气，元营气足，则正气充，五脏六腑之气皆盛，正盛邪退，疾病自愈。窦氏治痫，皆以灸中脘穴五十壮为治，"有气痫者，因恼怒思想而成，须灸中脘穴而愈。"有另一案言："一人病痫三年余，灸中脘五十壮，即愈。"比较两案，虽痫病发生有时间久远之差异，治法则一致，且认为"凡人有此疾，惟灸法取效最速，药不及也"。痫病所因，多由痰、火、瘀为内风触动，致脏气不平，气血逆乱，蒙蔽清窍，神机失灵。病久则虚，痰浊未去，虚实夹杂，心脉失养，上蒙清窍。中脘属任脉经穴，为胃之募，又为诸腑之会，内应中焦，候胃之体，灸之则健脾胃、化痰浊，标本兼治。痫证大多久病难愈，发作时又症属危急，以中脘灸治，也是窦材"大病宜灸"学说思想的具体体现。

## 2. 王执中灸治痫疾医案一则

**【原文】**

有人患痫疾，发则僵仆在地，久之方苏。予意其用心所致，为灸百会。又疑是痰厥致僵仆，为灸中管，其疾稍减，未除根也。后阅《脉诀》后，通真子有爱养小儿谨护风池之说，人来觅灸痫疾，必为之按风池穴，皆应手酸疼，使灸之而愈。小儿痫，恐亦可灸此。

（《针灸资生经·第四·癫疾》）

**【释按】**

本案是王执中灸治痫证的验案，又见录于《普济方·针灸·卷九·癫疾》及《杂病广要·藏府类·癫狂》。

案中所言"通真子"，即北宋医家刘元宾，字子仪。刘氏博学多才，通晓天文地理，尤精于医学中的脉学、伤寒学。宋真宗为太子时召与论医，颇为契合，赐号"通真子"，调入翰林医局，官至殿丞。刘氏著有《通真子补注王叔和脉诀》《脉诀机要》等，案中所说《脉诀》，可能即为两书之一种。

此案反映了王执中辨证治疗痫证的过程。患者患痫，发作时"僵仆在地，久之方苏"，王氏辨证为心阳耗散，不能敛神，灸百会通阳益髓、宁心定神。又疑病起痰浊，痰浊为患，蒙蔽清窍，亦致僵仆，此当化痰祛浊为先，取中管（中脘）灸之，健脾和胃，化痰降浊。终因该病"未除根也"，一则痰浊为患本属痫疾，五脏六腑、经络隧窍无处不入、无所不在，重者素来脏腑之气偏颇者，则邪虽退而气机不能和顺；二则"风为百病之长"，王氏认为"诸急卒病多是风"，有外感六淫之风气，有内伤阴血之虚风，风痰相兼侵犯心脑更易成本病。即"为之按风池穴"，使灸之而愈。风池为足少阳胆经穴，在枕骨下，交会于阳维脉，阳维脉维系诸阳经，主一身之表，又足少阳经和足厥阴经相表里，肝胆内寄相火，为"风木之脏"，极易化火动风。本穴具有散风解表、通经活络、平肝息风、醒脑开窍等作用，为治风之要穴，主治头目、耳鼻、外感、神志等疾患。《外台秘要》言风池主"寒热癫疾僵仆，温热病汗不出，头眩痛，痎疟，颈项痛不得顾。"王执中在《针灸资生经》中认为百会、中脘、风池均是治疗癫狂痫神志病的要穴，其中，狂癫、癫痫可取中脘，寒热癫仆可取风池，癫疾可取百会。

### 3. 高武录载朱丹溪灸药结合治痫病医案一则

**【原文】**

丹溪治一妇人，久积怒与酒，病痫，目上视，扬手掷足，筋牵，喉响流涎，定则昏昧，腹胀疼冲心，头至胸大汗，痫与痛间作，昼夜不息。此肝有怒邪，因血少而气独行，脾受刑，肺胃间久有酒痰，为肝气所侮，郁而为痛。酒性喜动，出入升降，入内则痛，出外则痫。乘其入内之时，用竹沥、姜汁、参术膏等药甚多，痫痛间作无度，乘痛时灸大敦、行间、中脘，间以陈皮、芍药、甘草、川芎汤调膏与竹沥，服之无数。又灸太冲、然谷、巨阙及大指半甲肉（鬼哭穴），且言鬼怪怒骂巫者。丹溪曰：邪乘虚而入，理或有之。与前药，佐以荆沥除痰，又灸鬼哭穴，哀告我自去，余证调理而安。

（《针灸聚英·卷二·玉机微义针灸证治·秦承祖灸鬼法》）

**【释按】**

本案为高武《针灸聚英》所载朱丹溪灸药结合治疗痫证的验案，此案也见录于《名医类案·卷八·痫》。

高武，字梅孤，浙江鄞县（今宁波市）人，生卒年不详，明代正德、嘉靖初在世。《鄞县志》称其："负奇好读书，凡天文律吕，兵法骑射，无不闲习。"嘉靖时，考中武举人，官至总兵，因志愿未遂，愤然弃官归里，专究医术，治无不效，名声大振。高武针灸方面的著作有《针灸素难要旨》和《针灸聚英》，影响较大的是《针灸聚英》。《针灸聚英》全书共 4 卷，主要汇集了十六世纪以前十多种针灸医籍的有关内容，并阐述了高武自己对医学的理解以及临床实践等内容，是一部有较大学术价值的针灸学专著。高武慨叹当时针灸取穴多误，曾铸男、妇、童子三铜人，"累试其穴，推之人体，所取毫发不爽"。按四卷本顺序，卷首"集用书目"，简介《难经》《素问》等 16 种以前针灸学著作。卷一论五脏六腑、仰伏人尺寸、手足阴阳流注、中指同身寸法，以及十二经脉、奇经八脉及所属经穴的循行、主病，还包括了十五络脉、十二原穴、五脏募穴和俞穴八会穴等内容，附有经脉图和经穴图。卷二为骑竹马法等各家取穴方法。卷三为煮针、火针、温针、折针、晕针、补泻手法、刺法、灸法等。卷四为歌赋专篇，载录了十四经穴歌、十四经步穴歌等 65 则歌赋。末附针灸问答。此案录于《针灸聚英》"玉机微义针灸证治"条"秦承祖灸鬼法"下（参阅下节"狂证"案二之"释按"）。

本案患者积怒与酒，酿湿生痰，湿痰中阻，怒则气上，肝失所制，肝风挟痰，蒙蔽心窍而病痫。症见神志昏昧，两目上视，扬手掷足，筋脉牵急，喉响流涎，腹痛冲心，头至胸大汗，痛与痫间作，昼夜不息。此案正虚邪实，肝郁肝虚则生风，脾虚胃弱则生痰，肝风引动积痰，风痰上涌而痫作矣。正如叶天士在《临证指南医案·癫痫》中所言："痫病或由惊恐，或由饮食不节，或由母腹中受惊，以致脏气不平，经久失调，一触积痰，厥气内风，猝然暴逆，莫能禁止，待其气反然后已。"即以化痰补气方药治之，数易其方而"痫痛间作无度"，遂"乘痛时灸大敦、行间、中脘"，兼以理气通络、泄热化痰方药。大敦为足厥阴肝经之井穴，"井主心下满"，该穴具有平肝息风、泄热急救之特点，以大敦穴治肝风内动、肝阳上扰之神志病为其长。《千金翼方》载："狂走癫厥如死人，灸足大敦九壮。"行间为足厥阴肝经之荥穴，五行属火，为肝木之子，"实则泻其子"，用之可疏肝解郁、清泄肝胆、调气和血；中脘乃任脉经穴，具有健脾和胃、化痰泄浊的功效，为治疗痰浊证的常用腧穴。三穴共用，平肝息风，化痰泄浊，行气止痛。又灸太冲、然谷、巨阙及大指半甲肉，佐以荆沥除痰。太冲为厥阴经之原穴，原穴治本脏，其主要功能是调节肝脏和肝经的虚实，既可用于肝阳上亢、肝风内动引起的肝经实证，也可治疗肝血亏虚、肝阴不足导致的各种虚证；然谷是足少阴肾经之荥穴，五行属火，以清热泄浊、益气宁神见长；巨阙为任脉经穴，又为心之募穴，居心君至尊之位，是心经脉气聚集最盛之地，安神宁心、宽胸止痛效显，主治发狂惊悸、恍惚不知人及一切神不内守诸疾；大指半甲肉，《名医类案》言之为"鬼哭"穴，意为此穴治疾之效，神鬼亦"哀告我自去"。灸鬼哭穴，乃秦承祖所传，"疗神邪鬼魅及癫狂病，语不择尊卑"。孙真人十三鬼穴又言太阴肺经之经穴少商为鬼哭穴，治效亦同。所用诸穴，意在平肝阳之上亢，化中焦之痰浊，通经脉之瘀滞，益脏腑之虚损，廓清窍之蒙蔽，定神明之惊狂，攻补兼施，标本同治，痫息痛止。

## 4. 杨继洲针灸治痫证医案二则

【原文】

案一：丁丑夏，锦衣张少泉公夫人患痫症二十余载，曾经医数十，俱未验。来告予，诊其脉，知病入经络，故手足牵引，眼目黑瞀，入心则搐叫，须依理取穴，方保得痊。张公善书而知医，非常人也。悉听予言，取鸠尾、中脘，快其脾胃，取肩髃、曲池等穴，理其经络，疏其痰气，使气血流通，而痫自定矣。次日即平妥，然后以法制化痰健脾之药，每日与服。

案二：戊辰岁，户部王缙庵公乃弟，患心痫疾数载矣。徐堂翁召予视之，须行八法开阖方可，公如其言，而刺照海、列缺，灸心俞等穴，其针待气至，乃行生成之数而愈。凡治此症，须分五痫，此卷前载之详矣，兹不悉录。

（以上均《针灸大成·卷九·医案》）

**【释按】**

此两案为《针灸大成》所载杨继洲针灸治疗痫证的二则验案，案一彰显了杨氏治痫的层次感，案二突出了杨氏手法之精妙。

案一所示，患者之痫疾为痰气作祟。《景岳全书》载："盖痰涎之化，本由水谷，使果脾强胃健，如少壮者流，则随食随化，皆成血气，焉得留而为痰。惟其不能尽化，而十留一二，则一二为痰矣；十留三四，则三四为痰矣；甚至留其七八，则但见血气日削，而痰涎日多矣。"患者病程二十余载，经医数十，久病入络矣，杨氏诊其脉而得确诊。症见"手足牵引，眼目黑瞀，入心则搐叫"，是为脾胃虚弱，痰气阻于内，气血不得周流，痰气蒙心则痫。治其疾当治其标，杨氏即"取鸠尾、中脘，快其脾胃"先治此证标中之本（标之根因），"取肩髃、曲池等穴，理其经络，疏其痰气，使气血流通"后治此证标中之标（标之见症），痫自定矣。鸠尾属任脉经穴，王冰言："鸠尾心前穴名也，其正当心蔽骨之端，言其骨垂下如鸠鸟尾形，故以为名也。"《灵枢·九针十二原》："膏之原，出于鸠尾。"其穴上为巨阙，下为中庭，皆为治心疾之常用腧穴。心者，主血脉而藏神。《灵枢·邪客》："心者，五脏六腑之大主，精神之所舍也。"故鸠尾有清心化痰、安宁神志的作用，主要用于胸肺、心神及脾胃等疾患。对痫证的治疗，《玉龙歌》等许多歌赋中均有记述。《玉龙歌》："鸠尾独治五般痫，此穴须当仔细观。"《玉龙赋》："鸠尾针癫痫已发，慎其妄施。"中脘一穴，前文多次提及，功在和胃健脾、化痰降逆。鸠尾、中脘相合而用，补脾胃、化痰浊、通心脉、定惊止痫。肩髃、曲池皆为手阳明大肠腧穴，阳明经多气多血，阳气隆盛，有较强的行气活血、通调经络作用。肩髃穴是手阳明经与阳跷脉之会，阳跷脉主司运动，手足牵引正是其治；曲池穴为手阳明经合穴，合治内府，清泄痰热、调和气血为其长。《外台秘要》有曲池治疗惊狂、瘰疬、癫疾、吐舌等论述是为曲池治痫之佐证。两穴同用，经络得通，痰气得疏，气血得畅。标实得去，即以化痰健脾方药善后而收全功。

杨继洲重视针灸的穴法针法，尤其是针法。所谓针法，主要指针刺操作的方法而言。杨氏所论针法，种类繁多，论述详尽，既有基本的进针出针方法，又有针刺过程中的运气、补泻等方法。杨氏归纳的"下手八法"，即揣、爪、搓、弹、摇、扪、循、捻八法，仍为现在针灸临床的基本针刺手法。他还阐述了24种复式手法，详细说明其操作方法、作用和注意事项，并进一步阐述了选用手法的三个要素，即"一则诊其脉之动静""二则随其病之寒热""三则随其诊之虚实"，从而使手法丰富而完备。案二所言"八法开阖"，一言八脉交会八法及补泻手法，一言灵龟八法逐日按时开阖，为子午流注针法之源。"生成之数"即补泻手法，补法用九阳数或生数，泻法用六阴数或成数。"五痫"为古代医家对痫证的分类，大指有三类：一者以牲畜叫声和发病形态命名，即马、羊、鸡、猪、牛等五痫（亦有以犬代马者），一者按五脏分属命名，即肝、心、脾、肺、肾五痫，一者以所患之因命名，即风痫、食痫、惊痫、痰痫、饮痫。案二中杨氏以刺照海和列缺、灸心俞为治，行以"生成之数"补泻而愈。照海和列缺为八脉八穴配穴法。照海属肾经，通阴跷；列缺属肺经，通任脉，两者相配主治肺系、咽喉、胸膈等疾病，直接针对心肺之痫主症，得气后行补泻手法。心俞属足太阳膀胱经，心之背俞穴，主证均与心疾有关，如心痛、惊悸、健忘、癫、狂、痫等，灸之温通心阳，效果更显。《针灸大成》亦有"痫发夜间灸照海，痫发白昼灸申脉"之说，多为后世医家遵从。

## （二）临床述要

痫病是以猝然昏仆、牙关紧闭、强直抽搐、醒后如常人为特征的发作性疾病，以突然发作、自行缓解、多次反复为主要特点，又名"癫痫"，俗称"羊痫风"。

痫病的发生常与七情失调、先天因素、脑部外伤、饮食不节、劳累过度等因素有关。《三因极一病证方论·癫痫叙论》："夫癫痫病，皆由惊动，使脏气不平，郁而生涎，闭塞诸经，厥而乃成。或在母胎中受惊，或少小感风寒暑湿，或饮食不节，逆于脏气。"《丹溪心法·痫》更是认为本病之发生"非无痰涎壅塞，迷闷孔窍"。本病基本病机是痰、火、血瘀以及先天因素等使气血逆乱、蒙蔽清窍，而致神机受累，元神失控。

痫病在现代医学中主要指癫痫，包括原发性癫痫和继发性癫痫。

痫病有发作期和间歇期的区分。发作期以实证为主，分为痰火扰神证、风痰闭阻证、瘀阻脑络证等证型；间歇期以虚证或虚实夹杂为主，分心脾两虚证、心肾亏虚证两种证型。

针灸对痫病发作期的治疗为"豁痰息风，醒神开窍"，取督脉、手厥阴经穴为主。主穴取水沟、百会、内关、太冲、后溪、涌泉。痰火扰神，配行间、神门穴；风痰闭阻，配风池、丰隆穴；瘀阻脑络，配膈俞穴。脑为元神之府，督脉入络脑，故取督脉之水沟、百会以醒脑开窍、宁神定志；内关为心包经之络穴，可调畅气机，宁心安神；太冲为肝之原穴，可息风止痉；后溪为八脉交会穴，通督脉，为治疗痫病的要穴；涌泉为肾经井穴，可开窍醒神。水沟向鼻中隔深刺、强刺激操作，其他腧穴常规针刺。

间歇期的治疗原则为"化痰息风，固本扶正"，督脉、任脉、手厥阴经穴为主。主穴取印堂、鸠尾、长强、间使、太冲、丰隆。心脾两虚，配心俞、脾俞穴；心肾亏虚，配心俞、肾俞穴。印堂可醒脑宁神；鸠尾属任脉之络穴，是治疗痫病的要穴；长强通督调神；间使是治疗痫病的经验穴；太冲为肝之原穴，可疏理气机，息风开窍；丰隆和胃降浊，健脾化痰。诸穴合用，共奏化痰息风、醒脑开窍之功。水沟向鼻中隔深刺、强刺；针长强穴不留针，可点刺出血；针刺鸠尾应掌握正确的针刺方向、角度和深度，以防伤及肝脏等腹腔脏器。

## （三）文献辑录

《素问·通评虚实论》：刺痫惊脉五，针手太阴各五，刺经太阳五，刺手少阴经络傍者一，足阳明一，上踝五寸，刺三针。

《针灸甲乙经》卷九：狂走癫痫，灸季肋端三十壮……狂走癫厥如死人，灸足大指三毛中九壮。

《千金要方》卷十四：肝痫之为病，面青、目反视、手足摇。灸足少阴、厥阴各三壮……心痫之为病，面赤、心下有热、短气息微数。灸心下第二肋端宛宛中，此为巨阙也。又灸手心主及少阴各三壮……脾痫之为病，面黄腹大、喜痢。灸胃管三壮，侠胃管旁灸二壮，足阳明、太阴各二壮……肺痫之为病，面目白、口沫出。灸肺俞三壮，又灸手阳明、太阴各二壮……肾痫之为病，面黑、正直视不摇如尸壮。灸心下二寸二分三壮，又灸肘中动脉各二壮，又灸足太阳、少阴各二壮。

《卫生宝鉴》：痫症：灸天柱、申脉、照海。

《采艾编翼》卷二：五痫：巨阙、大椎、尺泽、九节、仆参、百会。

《针灸逢源》卷三：五痫百会内关稽，鬼眼神门与后溪，鸠尾心俞刺灸得，上星通里愈痴迷。

# 十六、狂证

## （一）医案与释按

### 1. 窦材灸药结合治风狂医案一则

【原文】

一人得风狂已五年，时发时止，百法不效。余为灌睡圣散三钱，先灸巨阙五十壮，醒时再服；又灸心俞五十壮，服镇心丹一料。余曰：病患已久，须大发一回方愈。后果大发一日，全好。

（《扁鹊心书·卷中·风狂》）

【释按】

本案为窦材灸药结合治疗狂证的验案，此案又见录于《续名医类案·卷二十一·癫狂》。

此案案前窦氏有言："此病由于心血不足，又七情六欲损伤包络，或风邪客之，故发风狂，言语无伦，持刀上屋。"注曰："此证有阳明脉盛而为热狂者，清凉可愈也；有暴折而难决为怒狂者，夺其食则已，治之以生铁落饮，二证皆狂之实者也。然虚证常多，不可误治，设一差讹，害人反掌。有心血不足而病者，有肾水亏损而病者，有神志俱不足而病者，有因惊恐而病者，有因妄想而病者，是皆虚证，体察而治，斯无悖矣。"案中所言镇心丹，疑为镇心汤所制。镇心汤，书末"神方"中载录，由人参、茯苓、石菖蒲（桑叶水拌炒）、远志、木香、丁香各一钱，甘草、干姜各五钱，大枣三枚组成，水煎空心服，治心气不足，为风邪鬼气所乘，狂言多悲，梦中惊跳。此案为心血不足虚证，又因七情外感所伤。窦氏先灸巨阙，后灸心俞，各五十壮，从心论治此疾。巨阙乃心之募穴，心俞为心之背俞穴，皆为心气输注和会聚的部位，主证亦以心神疾病为主。《针灸甲乙经》："狂妄言怒，恶火，善骂詈，巨阙主之。"《针灸大成》："风痫常发，神道须还心俞宁。"两穴相配属俞募配穴法，加强了两穴对心疾的治疗作用，成为神志疾病治疗的经典配穴。本案灸五十壮，相较于窦氏灸治动辄三五百壮而言，属于小剂量灸法，意在调心，而非"烈灸"补阳，又有急则治其标之意，后以镇心丹善后，缓治其本。此案下又有类似案例，"一妇人产后得此证，亦如前灸，服姜附汤而愈。"所不同者，汤药不同也。

## 2. 王执中灸治狂证医案一则

【原文】

有士人妄语异常，且欲打人，病数月矣。予意其是心疾，为灸百会，百会治心疾故也。又疑是鬼邪，用秦承祖灸鬼邪法，并两手大拇指，用软帛绳急缚定，当肉甲相接处灸七壮，四处皆着火而后愈。灸法见癫邪门。更有二贵人子，亦有此患，有医僧亦为灸此穴愈。

（《针灸资生经·卷四·癫狂》）

【释按】

本案为王执中灸治狂证的验案，又见录于《续名医类案·卷二十·癫狂》及《普济方·针灸·卷九·癫狂》。

此案患者表现为妄语异常，且欲打人，症情反复发作，即狂证也，属心疾之一。王氏以百会灸治，意在百会能治心疾。百会，前文多次阐述，功在醒脑开窍、填精益髓，确为心神疾病常用穴之一。又疑是鬼邪，鬼者，《说文解字》言："人所归为鬼。"古人由于认识上的局限，常将一些无法解释的现象归为神鬼。鬼邪之疾，盖因病发时神志混胡，多有异常举动，王氏即以秦承祖灸鬼邪法治之。

秦承祖为南北朝刘宋时的医家，精通方药，尤善针灸，著有《偃侧杂针灸经》《偃侧人经》《明堂图》等，传"秦承祖灸鬼法"："秦承祖灸孤鬼神邪及癫狂，诸般医治不瘥者，以并手两大拇指，用软丝绳急缚之，灸三壮，其炷着四处，半在甲上，半在肉上。四处尽，一处不烧，其病不能得愈，神效不可量。小儿胎痫、奶痫、惊痫，一依此法灸一壮，炷如小麦大。"治一切惊狂谵妄、逾垣上屋、骂詈不避亲疏等症。取穴时将两手大指相并缚定，用艾炷于两甲角，反甲后肉，四处骑缝处，称之为"鬼哭"穴，大致位于少商处。此为阴阳经脉交会衔接之处，艾炷直接灸，开窍醒脑、调节阴阳，治疗各类心神疾病。

## 3. 凌云针治狂疾医案一则

**【原文】**

金华富家妇，少寡，得狂疾，至裸形野立。凌视曰：是谓丧心。吾针其心，心正必知耻。蔽之帐中，慰以好言释其愧，可不发。乃令二人坚持，用凉水喷面，针之果愈。

（《明史·卷二百九十九·列传第一百八十七·方伎·凌云传》）

**【释按】**

本案为《明史》所录凌云针刺治疗狂证的验案，又见录于《续名医类案·卷二十一·癫狂》。

凌云（约1443—1519），字汉章，号卧岩，归安双林（今浙江湖州双林镇）人，明代著名针灸学家。"针术神灵，擅名吴浙"，明孝宗（弘治）召其入京，授为御医。凌氏的针灸原著都已亡佚，如《经学会宗》《子午流注图说》《针灸内》篇和《流注辨惑》等，现存有《经学会宗·图歌》篇残卷、经后世整理编纂的《卧岩凌先生得效应穴针法赋》、抄本《凌云汉章针灸全书》（又称《集英撮要针砭全书》）等。

凌氏针法，进针皆用捻转，并重视左手重按的指切押手法，针入穴位之后，其常用手法有龙虎交战的补泻兼施法。用补者，有苍龟探穴、饿马摇铃、烧山火为主；欲泻者，以赤凤展翅、白虎摇头、透天凉为主。补者如待贵人，不知日暮；泻者内圆外方，得气即止。

凌氏取穴以准确见长，谙熟于心。"孝宗召云至京，即命太医官取出铜人，蔽衣而试之，所针无不中。"《针灸问对·序》云："语凌则曰，熟于穴法，凡所点穴，不必揣按，虽隔衣针亦每中其穴也。"据《浙江通志》载，其嫡传弟子聂莹亦能准确地厚衣取穴，且不介意钱帛，人称"神医"。《明史》言："海内称针灸者，曰归安凌氏。"

凌氏后人传承其业的甚多，从明至清代光绪年间，计有 13 代，保留了其特色，形成了比较明显的家族针灸派系。《归安县志》及《遂初堂文集》称，其后人中的凌瑄、凌千一、凌声臣、凌贞侯等均名噪一时，留存有《针灸秘要》《针灸集要》等著作。《明史·凌云传》中载有凌云针灸医案 10 则，反映了凌氏作为国医的巨大影响。从凌云医案、凌氏后人学术传承等，可知凌云针灸学术思想主要体现于精于针法、善用灸法、配穴有度、重视得气等。

案中所示患者年少寡居，肝郁气滞，所愿不遂，得之狂疾，丧失心智，精神亢奋，狂躁不安，弃衣而走，实属火越于上。《素问·至真要大论》说："诸躁狂越，皆属于火。"《素问·病能论》又说："有病狂怒者，此病安生？岐伯曰：生于阳也。帝曰：阳何以使人狂？岐伯曰：阳气者，因暴折而难决，故善怒也。"《素问·阳明脉解》指出："病甚则弃衣而走，登高而歌，或至不食数日，逾垣上屋。""吾针其心，心正必知耻。"析其义，意在调其心神，用穴不外心之募巨阙、心之背俞心俞、心之原神门等穴，因此类腧穴皆为主心疾之要穴。此处更当是巨阙穴，巨者，大也；阙者，门观之称。古者贵家，门必有阙，所以饰门第，别尊卑也。巨阙一穴，《甲乙》言："心募也。在鸠尾下一寸，任脉气所发。"正当心之外围，内应腹膜，上应膈肌，为胸腹之交界处，上下胸膜之间犹如巨大之宫。以心君之居为宫城，此为至尊之门观，故喻名为巨阙。《针灸问对》："心为一身之主，至贵不可犯……巨阙，心之宫城也。"《针灸甲乙经》："热病胸中澹澹，腹满暴痛，恍惚不知人，手清，少腹满，瘛疭，心痛，气满不得息，巨阙主之。"又"蔽之帐中，慰以好言释其愧"，疏导心理，解其心结也。人体以阴阳相续、相交为顺，"阴阳不交，则坐致壅阏之病，故幽闭怨旷，多病而不寿也。"（葛洪《抱朴子内篇·释滞》）《史记·扁鹊仓公列传》中淳于意"诊籍"就记有济北王侍女"病得之欲男子而不可得也"，而见腰背疼痛、月事不下、不时发寒热等症。所谓"一阴一阳谓之道，偏阴偏阳之谓疾。"是为至理之言。察本案患者所见，竟颇合足阳明经"是动则病"，面为阳明之乡，"用凉水喷面"，寒则气收，清泄阳明上越之热也。

## 4. 韩贻丰针灸治风狂医案二则

**【原文】**

案一：韩贻丰治永和一少年，患风狂，百治不效。其父兄缚送求治，为针百会二十针，升堂公坐，呼少年前来，命去其缚，予杖者再，杖毕而醒，问及前事，茫然不知也。

（《太乙神针心法·针案纪略》）

案二：一妇因夫病垂危，心患之，乃夫病愈，妇即病风狂，昼夜不思眠食，白日裸身狂走，或登高阜，或上窑房，莫能禁也。乞韩治，将至其家，其妇正在祖裼狂跳中，忽自觅衣覆体，敛容屏息，若有所俟者，邻媪讶之，初不解其何意，俄而韩至，令之跪则跪，因跪而受针。为针其百会一穴，鬼眼二穴，各二十一针。针毕即叩头谢曰：吾今不敢为祟矣，愿乞饶命，吾去矣。言毕而醒。

（《太乙神针心法·针案纪略》）

**【释按】**

上两案为清代医家韩贻丰针刺治疗狂证的二则验案，两案均又见录于《续名医娄案·卷二十一·癫狂》。韩贻丰及其《太乙神针心法》可参阅前文"厥证"之案七"释按"。

案中"末"通"莫",不也;"袒裼",即脱去上衣,袒胸露背。两案均为病情较重之神志疾患,案一未述发病之因,推论多为先天禀赋不足;案二则明确为"因夫病垂危,心患之",由忧思、悲恐等七情所伤而致。案一也未载具体病况,案二则有具体发作时的表现,治疗时均以百会针之,盖因两者皆为风(疯)狂之疾,醒神开窍、交通阴阳即为诊治之先。百会乃督脉经穴,为诸阳之会,又与足厥阴肝经上交于巅顶。督脉"与太阳起于目内眦,上额交巅,上入络脑",厥阴肝属风木,主疏泄,与情志密切相关。故百会具有平肝息风、醒神苏厥、升阳固脱的作用,以治疗督脉病、神志病及气虚下陷证为主。《针灸甲乙经》:"顶上痛,风头重,目如脱,不可左右顾,百会主之。"《针灸大成》则认为百会"百病皆治"。案中所言"二十针""二十一针",非针刺针数或针刺穴位数,乃针刺次数,为一穴多刺,属治疗实证的古典针刺手法,亦指案一症情相对较轻,即针百会二十针,案二相对较重,即针百会二十一针。

案二还取用了鬼眼一穴。鬼眼,指代较多,一指经外奇穴膝眼别称,穴出《千金要方》,别称出《医宗金鉴》;一指经外奇穴腰眼,出《医学入门》;一指脾经井穴隐白,出《医灯续焰》;一指鬼哭穴,出《扁鹊神应针灸玉龙经》。据治症,此处鬼眼或指隐白,或指鬼哭;据操作文义,则为隐白穴。隐者,隐藏、隐蔽之谓;白者,色彩之谓,素色也。隐白者,隐金于土中。金,一为阳明胃经之井穴厉兑(属金),由足阳明之阳,传交足太阴之阴,阳明之脉气隐伏太阴之始。另一为太阴肺之金,脾之太阴居下,为坤土;肺之太阴居上,为乾金,喻脾母(土)孕育肺子(金)之义,穴居脾脉之根,隐然而生也,故名隐白。隐白为脾经井穴,交通阳明太阴经气,又为十三鬼穴之一,别称鬼垒,故隐白能主治血证、脾胃和神志疾患。《针灸聚英》:"梦魇不宁,厉兑相谐于隐白。"《针灸大成》认为隐白主治"尸厥不识人"。案二中言:"针毕即叩头谢曰:吾今不敢为祟矣,愿乞饶命,吾去矣。"乃指附于患者体内的病邪(神鬼)

所云，非患者所言，言其针刺的神奇疗效。此意源自"秦承祖灸鬼法"，可参阅前文"痫证"案三之"释按"。

## （二）临床述要

狂病是以精神亢奋、躁扰不宁、打人毁物、动而多想为主症的病证，多见于青少年。狂病的发生常由情志刺激、思虑太过、所愿不遂或脑外伤等因素诱发，或与先天禀赋有关。《素问·至真要大论》有言："诸躁狂越，皆属于火。"故本病基本病机是痰火上扰，阴阳失调，神明失主。涉及心、肝、胃、胆等脏腑。

狂病相当于现代医学的精神分裂症、躁狂症等疾病。

狂病主症表现为精神错乱，哭笑失常，妄语高歌，狂躁不安，不避亲疏，甚则打人毁物。其证型分为痰火扰神证、痰热瘀结证、火盛伤阴证。

针灸治疗狂病基本原则为"涤痰泻火，清心开窍"，取督脉、手厥阴、手少阴经穴为主。只针不灸，多用泻法或平补平泻，亦可配合刺血治疗。主穴取水沟、神门、劳宫、内关、丰隆。痰火扰神，配中脘穴；痰热瘀结，配中脘、膈俞穴；火盛伤阴，配行间、太溪穴。水沟属督脉，督脉为阳脉之海，又与脑相通，可醒神开窍、安神定志；神门为心之原穴，能清心宁神；劳宫清心包而泻心火，安神定志；内关为心包经络穴，可醒神开窍、宁心定志；丰隆化痰通络、醒脑开窍。

## （三）文献辑录

《素问·长刺节论》：病在诸阳脉，且寒且热，诸分且寒且热，名曰狂。刺之虚脉，视分尽热，病已止。

《灵枢·癫狂》：狂言，惊，善笑，好歌乐，妄行不休者，得之大恐，治之取手阳明、太阳、太阴。

《针灸甲乙经》卷十一：狂易，鱼际及合谷、腕骨、支正、少海、昆仑主之。狂言，大陵主之。

《针灸资生经》第四：温溜、液门、京骨主狂仆；神门、阳谷主笑若狂；劳宫、大陵主风热，善怒，心中悲喜，思慕嘘唏，喜笑不止……冲阳、丰隆主狂妄行，登高而歌，弃衣而走；天柱、临泣主狂易多言不休，目上反；支正、鱼际、合谷、少海、曲池、腕骨主狂言；下廉、丘墟主狂言非常；巨阙、筑宾主狂易妄言怒骂。

《针灸大成》卷二：发狂奔走，上脘同起于神门。

《神应经》：发狂，取少海、间使、神门、合谷、后溪、复溜、丝竹空。

# 十七、邪祟

## （一）医案与释按

### 1. 窦材或灸或灸药结合治邪祟医案三则

**【原文】**

案一：一妇人病虚劳，真气将脱，为鬼所着。余用大艾火灸关元，彼难忍痛，乃令服睡圣散三钱，复灸至一百五十壮而醒。又服又灸，至三百壮，鬼邪去，劳病亦瘥。

案二：一妇人因心气不足，夜夜有少年人附着其体，诊六脉皆无病。余令灸上脘穴五十壮，至夜鬼来，离床五尺，不能近。服姜附汤、镇心丹，五日而愈。

案三：一贵人妻，为鬼所着，百法不效。有一法师书天医符奏玉帝，亦不效。余令服睡圣散三钱，灸巨阙穴五十壮，又灸石门穴三百壮，至二百壮，病人开眼如故。服姜附汤、镇心丹，五日而愈。

（以上均《扁鹊心书·卷中·邪祟》）

**【释按】**

此三案为窦材《扁鹊心书》中或单用灸或灸药结合治疗邪祟的 3 则验案，三案均又见录于《续名医类案·卷二十二·飞尸》。

三案案前窦氏有论："此证皆由元气虚弱，或下元虚惫，忧恐太过，损伤心气，致鬼邪乘虚而入，令人昏迷，与鬼交通。当服睡圣散，灸巨阙穴二百壮，鬼气自灭，服姜附汤而愈。"注曰："邪祟乌能着人，人自着之耳。果立身正直，心地光明，不负君亲，无惭屋漏，鬼神钦敬不遑，何邪祟之敢乘哉？惟其阴幽偏颇，卑慄昏柔之辈，多能感此，有似邪祟之附着，究非邪祟也。盖由人之脏气受伤而神魂失守。故肝脏伤则意不宁，而白衣人来搏击；心脏伤则神不安，而黑衣人来毁伤；脾脏伤则意有不存，而青衣人来殴辱；肺脏伤则魄不守，而红衣人来凌轹；肾脏伤则志多犹疑，而黄衣人来斥辱。此皆神气受伤，以致妄有闻见，不觉其见乎四体，发乎语言，而若有邪祟所附也。正法惟有安其神魂，定其志魄，审其何脏之虚而补之，何脏之乘而制之可也。"

邪祟之疾，其实并不指某种具体疾病，而是一类疾病，主要是神志疾病。古人言邪祟鬼神，限于对自然的认识水平，许多无法用常理解释的现象即用"神鬼"等来解释。如明代吴中医家吴有性在认识瘟疫病时，人群相染而传，甚至阖门、阖村而亡，意识到天地之间必有一种邪气，这是导致疾病发生的原因。吴有性却无法观察到肉眼看不见的微观世界，于是就将这种看不见的致病因素称之为"戾气""厉气"之类。邪祟鬼神之类也出于此种情况，如《医学正传》言："病有心虚惊惕，如醉如痴，如为邪鬼所附。"《诸病源候论》"鬼邪候"论："凡邪气鬼物所为病也，其状不同。或言语错谬，或啼哭惊走，或癫狂昏乱，或喜怒悲笑，或大怖惧如人来逐，或歌谣咏啸，或不肯语。""鬼魅候"亦言："凡人有为鬼物所魅，则好悲而心自动，或心乱如醉，狂言惊怖，向壁悲啼，梦寐喜魇，或与鬼神交通。"

邪祟一病也需要根据疾病表现进行辨证治疗，窦氏在"时医三错"章节中认为："鬼邪着人者，皆由阴盛阳虚，鬼能依附阴气，故易而成病，若阳光盛者焉敢近之。"也正因为有这样的认识，其治此类疾病，"治法大补元气加以育神，则鬼邪自然离体。病家不知，专求符箓，此等外道决无灵验。或假手庸医，认为燥火，投以凉药，或清热化痰，致人枉死，良可悲哉！"案一乃缘于病患虚劳，真元虚惫，真气将脱，见"为鬼所着"之症状，神昏谵语、啼哭惊惕之类，乃阴阳将离的危急重证。正如《格致余论》所言："血气两亏，痰客中焦，妨碍升降，不得运用，以致十二官各失其职，视听言动皆有虚妄。"即以大艾火灸关元"烈灸"之，以冀培元固本，补虚回阳。所虑大灸时产生的疼痛，以睡圣散内服。睡圣散出书末"神方"，由山茄花（八月收）和火麻花（八月收）组成。山茄花又名曼陀罗花，火麻花即大麻花，意在镇静止痛，属中医所谓的麻醉药物。案二为心气不足，"心气虚则心主无威，心神失守。"心阳不振，血行迟缓，瘀滞内生，即以灸中脘补气助阳，化痰通滞，畅通中焦。案三之邪祟，"为鬼所着"，以灸巨阙为治，属心疾的局部取穴和结合穴性特点的治疗方法，温补心气，畅通心阳，从阴引阳；又灸石门，石门乃三焦经募穴，灸之温化水湿，益下元之虚损，畅三焦之阳气，邪去而病复。以上所治，与窦氏的扶助阳气的医学思想有关，且以灸补脾肾为着手点，补脾者，常用命关、中脘；补肾者，常用关元、气海。邪祟常及心，故多取巨阙之类。

## 2. 周密载录他医针治邪疾医案一则

【原文】

《睟说》载李行简外甥女，适葛氏而寡，次嫁朱训，忽得疾如中风状。山人曹居白视之，曰：此邪疾也。乃出针刺其足外踝上二寸许，至一茶久，妇人醒，曰：疾平矣。始言每疾作时，梦故夫引行山林中。今早梦如前，而故夫为棘刺刺其足胫间，不可脱，惶惧宛转，乘间乃得归。曹笑曰：适所刺者八邪穴也。此事尤涉神怪。余按《千金翼》有刺百邪所病十三穴：一曰鬼宫，二曰鬼信，三曰鬼垒，四曰鬼心，五曰鬼路，六曰鬼枕，七曰鬼床，八曰鬼市，九曰鬼病，十曰鬼堂，十一曰鬼藏，十二曰鬼臣，十三曰鬼封，然则居白所施正此耳。

（《齐东野语·卷十四·针砭》）

**【释按】**

本案是周密在《齐东野语》中载录的曹居白针刺治疗邪疾的验案，此案也见录于《续名医类案·卷二十二·飞尸》及《古今图书集成医部全录·医术名流列传·宋·曹居白》。

周密（1232—1298），字公谨，号草窗，又号霄斋、蘋洲，晚年号四水潜夫、弁阳老人，南宋文学家，祖籍济南，流寓吴兴（今浙江湖州），曾任义乌（今属浙江）县令，宋亡不仕。周密擅书画、音律、诗词，尤喜藏书校书，其词风格清雅秀润，与吴文英（号梦窗）并称"二窗"。著有《齐东野语》《武林旧事》《癸辛杂识》《志雅堂要杂钞》《草窗词》等数十种。《脞说》是北宋张君房的杂说笔记类著作，又名《野语脞说》。案中所言曹居白为宋代人，生卒年不详，精针法。

此案患者"忽得疾如中风状"，神志不清，昏迷不醒，一如中风之中脏腑状。每至疾病发作时梦见亡夫，引其进入山林中。曹居白认为"此事尤涉神怪"，断为邪疾，即以足外踝上二寸许刺之而愈。考外踝上二寸无经穴，后闻曹氏又言刺八邪穴，抑或记载有误，据病情及穴性，似应八邪穴。八邪，经外奇穴，位于手背第1～5指缝间，左右各4穴。《奇效良方》将其从桡侧向尺侧方向依次称大都、上都、中都、下都。八邪有清热泄浊、通经活络作用，主治烦热、目痛、头痛、项强、咽痛、牙痛、手指麻木、毒蛇咬伤、手臂红肿等。张君房此法与孙真人十三鬼穴治鬼疾（神志病）有异曲同工之妙（具体十三鬼穴参阅下文杨继洲案的"释按"）。

### 3. 杨继洲针治怪疾医案一则

**【原文】**

乙亥岁，通州李户侯夫人患怪疾，予用孙真人治邪十三针之法，问病者是何邪为害？对曰：乃某日至某处，鸡精之为害也。令其速去，病者对曰：吾疾愈矣。怪邪已去，言语复正，精神复旧。以见十三针之有验也。

（《针灸大成·卷九·医案》）

**【释按】**

本案是杨继洲针灸治疗怪疾（邪祟）的验案。案中杨氏未言患者具体症状，意为患者得怪疾，为"鸡精"所害，属于臆想之因，乃情志所伤而致。杨氏以孙真人十三鬼穴针刺，怪邪即去，精神恢复，以示十三鬼穴治疗效验。十三鬼穴为古代治疗邪祟鬼邪等神志疾病的 13 个有效验穴，出孙思邈《千金要方》卷十四"风癫第五"，故又称为孙思邈或孙真人十三鬼穴。《针灸大全》首见《孙思邈先生针十三鬼穴歌》，《针灸大成》则称为《孙真人针十三鬼穴歌》，内容在文字上稍有出入。十三鬼穴历代记述略有差异，杨氏所录十三鬼穴为：一针鬼宫，即人中，入三分；二针鬼信，即少商，入三分；三针鬼垒，即隐白，入二分；四针鬼心，即大陵，入五分；五针鬼路，即申脉（大针），入三分；六针鬼枕，即风府，入二分；七针鬼床，即颊车，入五分；八针鬼市，即承浆，入三分；九针鬼窟，即劳宫，入二分；十针鬼堂，即上星，入二分；十一针鬼藏，男即会阴，女即玉门头，入三分；十二针鬼腿，即曲池（火针），入五分；十三针鬼封，在舌下中缝，刺出血，仍横安针一枚，就两口吻，令舌不动，此法甚效。

十三鬼穴中的少商、隐白，为手足太阴经之井穴，能醒脑开窍、泄热定惊、交通阴阳；水沟、承浆、颊车、舌下中缝（海泉）、会阴等，能开窍醒神、通利舌咽、通经活络；大陵、劳宫为手厥阴心包经的荥穴和输穴，心包为心之外卫，代心受邪，故针刺心包经的特定穴可调神醒志、安心止惊；风府、上星均在头部，用以祛风清头、醒神开窍；曲池为手阳明经的合穴，能祛风解表、清泄阳热、通利阳明；申脉为足太阳经经穴，八脉交会之通于阳跷脉，可补阳益气、清热安神、疏筋活络。

《凌门传授铜人指穴》中有"秋夫疗鬼十三穴歌"："人中神庭风府始，舌缝承浆颊车次，少商大陵间使连，乳中阳陵泉有据，隐白行间不可差，十三穴是秋夫置。"所列十三穴与孙真人十三穴有 9 个相同，所不同的 4 个穴位为：神庭、乳中、阳陵泉和行间，代替了孙真人的申脉、上星、会阴和曲池。

## 4. 李中梓灸药结合治邪祟医案一则

**【原文】**

章仲舆令爱在阁时，昏晕不知人。苏合香丸灌醒后，狂言妄语，喃喃不休。余诊其左脉七至，大而无伦，右脉三至，微而难见，正所谓两手脉如出两人，此祟恁之脉也。线带系定二大拇指，以艾炷灸两介甲至七壮，鬼即哀词求去。服调气平胃散加桃奴，数日而祟绝，此名恶中。

（《医宗必读·卷六·类中风》）

**【释按】**

本案是李中梓灸治邪祟的验案，此案又见录于《续名医类案·卷二十二·邪祟》。

李中梓（1588—1655），明末清初著名医学家，字士材，号念莪，又号尽凡居士，明末清初云间（又名华亭）南汇（今上海市南汇县）人。李氏博学多闻，少时学经史兵法，屡试不第，遂弃仕学医。李氏学术特点是博采众长而不偏执一家，继承了张元素脏腑辨证学说、李东垣脾胃学说、薛立斋补肾学说，吸取张景岳擅用温补、反对以苦寒为滋阴的论述。强调治病必求其本，注重脾肾并重治疗。提出了"先后天根本论""水火阴阳论""化源论""辨疑似论"等重要学术思想。李氏先后共撰写论著 20 余种，因屡次兵燹，散佚过半，现仅存 9 种：《内经知要》2 卷、《医宗必读》10 卷、《删补颐生微论》4 卷、《诊家正眼》2 卷、《伤寒括要》2 卷、《病机沙篆》2 卷、《本草通玄》2 卷、《雷公炮制药性解》6 卷、《里中医案》1 卷。

《医宗必读》，综合性医书，十卷，撰于崇祯十年（1637 年），是李氏"究心三十年"而成的著作。卷一医论及图说，其中医论共 14 篇，详述医学源流及李氏学术思想；图说部分列述人体骨度及脏腑经络生理等。卷二为新著四言脉诀、脉法心参及色诊 3 篇。卷三、四，本草征要，论述常用药物 10 类 350 余种。卷五，论述伤寒。卷六至卷十，论述以内科杂病为主的 35 种病证的因证及治疗，并附医案。立论中肯，辨析精详，为习医之入门著作。现存 3 种明刻本，40 余种清刻本，多种石印本。

案中所言苏合香丸，《苏沈良方》载录："治肺痿客忤，鬼气传尸，伏连等疾，卒得心痛，霍乱吐痢，时气，诸疟瘀血，月闭症癖，丁肿惊痫，邪气狐媚，瘴疠万疾。苏合香、白术、朱砂、沉香、诃子肉、丁香、木香、香附子、白檀香、乌犀屑、乳香、荜茇、安息香（各一两），麝香、龙脑（各半两）。上为末，炼蜜丸，如鸡头实大。每服一丸，温酒嚼下，人参汤亦得。此方人家皆有，恐未知其神验耳。本出《广济方》，谓之白术丸，后人编入《外台》。"调气平胃散：《证治准绳·类方》卷一载录："木香、乌药、白豆蔻仁、檀香、砂仁（各一钱），藿香（一钱二分），苍术（一钱半），厚朴（姜汁炒）、陈皮（各一钱），甘草（五分）。水二盅，生姜三片，食前服。"治中恶。

此案患者先发神志昏迷，以苏合香丸芳香开窍后苏醒，却见狂言妄语、喃喃不休等症。李氏擅长脉诊，其脉"左脉七至，大而无伦，右脉三至，微而难见，正所谓两手脉如出两人"，脉象忽大忽小、忽沉忽浮，李氏诊之为"祟恁之脉"，乃鬼祟中人所致。即以艾炷灸两介甲法治之，至七壮"鬼即哀词求去"，症情得平，后以调气平胃散善后，数日病愈。李氏所用灸法实前文所言"秦承祖灸鬼哭法"，可参阅"狂证"王执中医案之"释按"。

### 5. 郑重光灸药结合治邪祟医案一则

**【原文】**

镇江巡江营王守戎之媳，抱子登署后高楼，楼逼山脚，若有所见，抱子急下，即昏仆者一日夜。姜汤灌醒，如醉如痴，默默不语，不梳不洗，与食则食，弗与亦弗索也。或坐或卧，见人则避。如此半月，越江相招。入其室即避门后，开门即避于床，面壁不欲见人。令人抱持，握手片刻，而两手脉或大或小，或迟或数，全无一定。此中恶也，与苏香丸。拒不入口，灌之亦不咽。明系鬼祟所凭，意惟秦承祖灸鬼法，或可治也。遂授以法，用人抱持，将病人两手抱柱捆紧，扎两大指相连，用大艾团一炷，灸两大指甲角，至四壮，作鬼语求食求冥资。灸至七壮，方号呼叫痛，识人求解，继进安神煎剂，熟睡数日而愈。

（《素圃医案·卷三·诸中证治效》）

【释按】

本案为清代医家郑重光灸治邪祟的一则验案。

郑重光（1638—1716），字在辛，号素圃，晚号完夫，清代医家，安徽歙县人，曾寄籍江苏仪征、扬州。康熙元年（1662 年）父病重，久侍汤药，后亦患病，饱受病痛。叹时医之术不精，遂发奋习医，上溯轩岐，下迄清初，莫不精心钻研。后彻悟医理，治病有奇效。《扬州府志》称："其医克绍吴普（华佗弟子）、许叔微之脉，其不在滑寿下。"郑氏临证详慎周密，擅长诊脉，其辨病亦多凭脉用药，舍症从脉者居多。尤精于伤寒。著有《伤寒论条辨续注》12卷、《伤寒论证辨》3 卷、《瘟疫论补注》2 卷、《素圃医案》4 卷，参校柯琴《伤寒论翼》2 卷等。后世将以上五书合刊为《郑素圃医书五种》行世。《素圃医案》四卷，卷一伤寒治效 53 例；卷二暑证治效 11 例，疟疾治效 14 例，痢疾治效 8 例；卷三诸中风证治效 12 例，男病治效 31 例；卷四女病治效 34 例，胎产治效 21 例。计收 184 案。郑氏选案多以温补见长，尤多用姜附起病，是新安医学中温补培元派代表人物之一。

案中所言"中恶"，指因受不正之气侵袭所致类中风病。见《万病回春》："卒中暴厥者，卒然不省人事也。其症因犯不正之气，忽然手足厥冷，肌肤粟起，头面青黑，精神不守，错言妄语，牙紧口噤，昏不知人，头旋晕倒，此中恶卒厥。客忤飞尸，鬼击吊死，开丧入庙登冢，多有此病也。"李中梓名之

"恶中"。此案患者先是昏仆一日夜，姜汤灌醒依旧情志抑郁、神志混糊，类似于现代医学所言抑郁症、精神分裂症。郑氏断之为"中恶"，与苏香丸却不得下咽，即以秦承祖灸鬼法治之，七壮后"识人求解"，后进安神煎剂数日而愈。秦承祖灸鬼法上文已述，可参阅。此法最早见于孙思邈《千金翼方》，言"治卒中邪魅恍惚振噤法"，即予"鼻下人中及两手足大指爪甲，令艾炷半在爪上，半在肉上，七炷不止，十四炷，炷如雀矢大作之"治"野狐魅"，予"合手大指急缚大指灸合间二七壮，当狐鸣而愈"。记载了腧穴的定位及主治，却并未指出腧穴名称。至明代，杨继洲在《针灸大成》中将该穴称为"鬼眼"，并详细描述了其定位与主治，"鬼眼四穴，在大拇指去爪甲角如韭叶，两指并起，用帛缚之，当两指歧缝中是穴。又二穴在足大趾，取穴亦如在手者同。"该穴接近于少商和隐白所在之处。

## （二）临床述要

邪祟又名鬼祟，属于中医学神志疾病范畴，以精神欠佳、情志抑郁，沉默痴呆，抑或突然狂奔、喧扰不宁、呼号打骂、不避亲疏为主要临床表现。与前文所言郁证、痫证、狂证有其共同之处，古人认为病由清晰者，即断之为狂痫之类，而不知所由者常冠之为邪祟。故《诸病源候论》中就有很多关于"客忤""鬼击"等病候论述，"卒忤者，亦名客忤，谓邪客之气，卒犯忤人精神也……人有魂魄衰弱者，则为鬼气所犯忤，喜于道间门外得之。""犯卒忤，客邪鬼气卒急伤人，入于腑脏，使阴阳离绝，气血暴不通流，奄然厥绝如死状也。良久，阴阳之气和，乃苏；若腑脏虚弱者，即死。""鬼击者，谓鬼厉之气击着于人也"，等等，乃古人受认识水平限制，借以神鬼之说耳。邪祟所对应的现代医学疾病多为精神分裂症、抑郁症、癔症等精神心理疾病。旧时民间所言"见鬼""撞邪"之类，也可归入此证。

中医理论以心窍闭塞，神机逆乱为邪祟病机，主要可由肝气郁结、失于条达，气郁生痰；或心脾气结而生痰，痰气互结，神机失用；或气郁化火，痰火交阻，扰乱神志所致。临床用穴总以扶正安神为治则，取百会、四神聪、心俞、神阙、神门为主穴。痰气郁结宜理气解郁，化痰醒神，加针中脘、太冲、丰隆穴，太冲穴针用泻法；心脾两虚宜健脾益气，养心安神，加针足三里、三阴交穴；痰火扰神宜清心泻火，涤痰安神，加针刺水沟、大椎、风池、劳宫、大陵、中脘、丰隆穴等；火盛伤阴宜滋阴降火，安神定志，加针水沟、大椎、风池、劳宫、大陵、神门、太溪、三阴交穴等；痰热瘀结宜豁痰化瘀，调畅气血，加针水沟、大椎、风池、劳宫、大陵、合谷、膈俞、丰隆、太冲穴。合谷、膈俞、丰隆、太冲穴针用泻法，余穴平补平泻。亦可用三棱针刺血法：以三棱针点刺大椎、水沟、十宣、十二井穴，使每穴少量出血。

## （三）文献辑录

《肘后备急方》卷三：卒中邪鬼，恍惚振噤：灸鼻下人中，及两手足大指爪甲本，令艾丸在穴上各七壮，不止，至十四壮，愈。

《千全要方》卷二十五：鬼击之病得之无渐，卒着人如刀刺状，胸胁腹内绞急切痛……盛火灸两胁下，使热汗出愈。

《神应经》：狐魅神邪迷附癫狂：以两手、两足大拇指，用绳缚定，艾炷着四处尽灸，一处灸不到，其疾不愈，灸三壮。

《针灸大成》卷八：心邪癫狂：攒竹，尺泽，间使，阳溪……鬼击：间使支沟……鬼邪：间使（仍针后十三穴，穴详见九卷）。见鬼：阳溪。

《针灸资生经》第四：若足逆冷，上抢胸痛，梦入水见鬼，善魇寐黑色物来掩人上，刺足太阳治阳。

# 十八、痉病

## (一) 医案与释按

### 1. 张从正药针结合治痉病医案一则

【原文】

吕君玉之妻，年三十余，病风搐目眩，角弓反张，数日不食。诸医皆作惊风、暗风、风痫治之，以天南星、雄黄、天麻、乌、附用之，殊无少效。戴人曰：诸风掉眩，皆属肝木。曲直动摇，风之用也。阳主动，阴主静，由火盛制金，金衰不能平木，肝木茂而自病。先涌风痰二、三升，次以寒剂下十余行，又以铍针刺百会穴，出血二杯，愈。

（《儒门事亲·卷六·风形·风搐反张二》）

【释按】

本案是张从正内服药物结合刺穴位出血治疗痉病的验案，此案又见录于《古今医案按·卷三·痉》及《证治准绳·第五册·诸风门·痉》等著作。

痉病古代亦称瘛疭、抽搦、抽风、反折。《张氏医通·瘛疭》说："瘛者，筋脉拘急也；疭者，筋脉弛纵也，俗谓之抽。"《温病条辨·痉病瘛病总论》又说："痉者，强直之谓，后人所谓角弓反张，古人所谓痉也。瘛者，蠕动引缩之谓。后人所谓抽掣、搐搦，古人所谓瘛也。"痉病发生之因，《黄帝内经》多以外邪立论为主，认为系风寒湿邪，侵犯人体，壅阻经络而成。《素问·至真要大论》:"诸痉项强,皆属于湿""诸暴强直,皆属于风"。《灵枢·经筋》:"经筋之病,寒则反折筋急。"《灵枢·热病》:"热而痉者死。"后世则补充了"筋无所营""阴虚血少"等痉病发生之因,而温病学说的发展和成熟,更进一步丰富了痉病的病因病机理论,其热盛伤津,肝风内动,引发本病的论述,使痉病的病因学说渐臻完备。

本案张从正从肝木立论,认为病由火盛制金,金衰一则不能平木,肝木茂而自病;二则"肺为贮痰之器",金衰无以宣发,痰湿壅肺矣。肝为风木之脏,体阴而用阳,其性刚烈,主动主升,其制全赖肺肾之阴,倘精液有亏,肝阴不足,血燥生热,热则风阳上升,痹阻窍络,肢体抽搐、眼目眩晕等症蜂起,甚则角弓反张,瘛疭痉厥。《景岳全书·痉证》:"凡属阴虚血少之辈,不能养营筋脉,以致搐挛僵仆者,皆是此证……总属阴虚之证。"投以息风化痰开窍之剂,"殊无少效",盖因痰湿未去也。张氏即以涌痰之剂,再以寒下之剂,去病成之因也。又以铍针针刺百会穴出血,泄上逆之邪热也,痰去风息而病愈。

铍针,即铍针,古代九针之一,后人又称剑针、铍刀。《灵枢·九针十二原》:"铍针者,末为剑锋,以取大脓。"《针灸大成》:"铍针,一名铍针,末如剑锋,广二寸(分)半,长四寸,破痈肿出脓,今名剑针是也。"铍针主要用于切开排脓,用以放血,更易出血,取效更捷。百会位于巅顶,虽为诸阳之会,然厥阴肝经亦至此与之相合,铍针刺百会出血,清泄阳热之邪,上而越之,肝得调达。痰湿、火热皆去,风之不息何由?

## 2. 张从正针治两手搐搦医案一则

**【原文】**

黄如村一叟,两手搐搦,状如拽锯,冬月不能覆被。适戴人之舞阳,道经黄如,不及用药,针其两手大指后中注穴上。戴人曰:自肘以上皆无病,惟两手搐搦,左氏所谓风淫末疾者,此也。或刺后溪,手太阳穴也。屈小指握纹尽处是穴也。

（《儒门事亲·卷六·风形·搐搦九》）

**【释按】**

本案是张从正针刺治疗双手抽搐的验案，此案又见录于《医学纲目·卷之十一·肝胆部·口噤角弓反张》及《续名医类案·卷三·痉》等著作。

抽搐是以四肢不自主地抽动，甚则颈项强直，角弓反张为特征的症状，多见于内科的急重疾病过程中，其基本病机是外感或内伤，构成风、火、痰、虚等病理因素，导致筋脉失养而搐搦，因肢体抽动有风邪善行数变之特征，故病机上常简称为生风、动风。因病涉风胜，故列入本节阐述。

患者双手抽搐，"状如拽锯"，搐搦之甚也；"冬月不能覆被"，一则抽搐剧而被无以覆盖也，一则阳热甚而无需覆被也。风为阳邪，热亦为阳，两者成因各有不同，总不外乎外感、内生，甚极皆使人动作不已。本案张氏主以风，因风淫肢末而致。不及用药而以针刺救急，虽未言结果，恐能收止搐之效。

张氏言"针其两手大指后中注穴上"，值得玩味。两手大指后并无中注一穴，针家所言"中注"穴是足少阴肾经的腧穴，位于脐中下1寸，前正中线旁开0.5寸，从其治症与部位恐非张氏所言"中注"穴。位于"两手大指后"的主要腧穴有合谷、阳溪二穴，均为手阳明大肠经腧穴，一为原穴，一为经穴，合谷属阳主表，能疏风散表，升清降浊，宣泄气中之热；阳溪亦以清泄阳明热邪见长，《玉龙经》：阳溪"治病心烦，头目痛，癫痫，喜笑如神"，更合本案治症要求。

张氏所言"中注"或为"中渚"之误，中渚属手少阳小肠经，为输穴，"荥输治外经"，穴性又属木，《铜人腧穴针灸图经》："治热病，汗不出……手五指不得屈伸。"治症与特性均与本案所患一致，然中渚位于第4、5掌骨后方的凹陷处，与张氏所述并不一致。

或取手太阳后溪穴，乃小肠经输穴，通督脉，督脉主阳、主表、主风、主动，故取后溪可退热，用于热病和神志疾患。《通玄指要赋》："痫发癫狂兮，凭后溪而疗理。"亦是本案所需腧穴。

无论上述何穴，皆以治疗腧穴所在部位——手部，以及经脉本身或所联系的脏腑疾患为主，与双手抽搐一症皆有关联，或因之部位，或缘病成之因，临证时可斟酌而用。若合以经外奇穴八邪，或以商阳、少商等井穴点刺出血，泄其热，疏其风，更见奇效。

## 3. 窦材灸治产后发昏医案一则

**【原文】**

一妇人产后发昏，二目滞涩，面上发麻，牙关紧急，二手拘挛。余曰：此胃气闭也，胃脉挟口环唇，出于齿缝，故见此证。令灸中脘穴五十壮，即日而愈。

（《扁鹊心书·卷中·厥证》）

**【释按】**

本案是窦材艾灸治疗产后发昏的验案，列在"厥证"章节中。因症见"牙关紧急，二手拘挛"，笔者移至"痉病"一节，并无不可，此案又见录于《续名医类案·卷二·厥》。

《温病条辨·痉有寒热虚实四大纲论》有言："六淫致痉，实证也；产妇亡血，病久致痉，风家误下，温病误汗，疮家发汗者，虚痉也。风寒、风湿致痉者，寒证也；风温、风热、风暑、燥火致痉者，热痉也。"产后诸病，多源之气虚、血虚，虚证也。盖因气血虚损，甚者累及本元，气无以升，血无以养，清窍筋脉、诸节百骸皆为之失养，若挟以它邪，其证更甚。或为晕，或为厥，或为痉，病发轻重及所累经络脏腑不同而已。

气血虽为脾胃所化，然气血不足，脾胃亦为之虚，胃气亦为之闭，如此则更令气血虚愈，诸症即起。胃足阳明之脉，"起于鼻之交頞中，旁纳太阳之脉，下循鼻外，入上齿中，还出挟口环唇，下交承浆""二目滞涩、面上发麻、牙关紧急"，经行所过之症也。若"狂疟温淫，汗出，衄衊，口㖞"等，主血所生病者也。"其有余于胃，则消谷善饥，溺色黄；气不足则身以前皆寒栗，胃中寒则胀满。"皆责之于胃也。脾胃同源，互为表里，窦氏擅用灸中脘、命关温脾，以此治胃，其揆一也。灸中脘，温中补气，既可和调胃气，促进其化生气血之功以治本，从阴引阳，气充而升，上注头面，减缓二目滞涩、面上发麻、牙关紧急以治标。标本得治，其疾岂有不愈之理？

## 4. 王执中载他医灸治手指挛急医案一则

**【原文】**

有贵人手中指挛，已而无名指、小指亦挛，医为灸肩髃、曲池、支沟而愈。支沟在腕后三寸。或灸风池。多有不灸支沟，只灸合谷云。

（《针灸资生经·第五·手麻痹不仁》）

**【释按】**

本案是王执中艾灸治疗手指拘挛的验案，又见录于《续名医类案·卷十三·痛痹》。

《金匮要略方论本义·痉病总论》云："脉者人之正气正血所行之道路也，杂错乎邪风、邪湿、邪寒，则脉行之道路必阻塞壅滞，而拘急蜷挛之证见矣。"手指拘挛状似痉病之筋急，亦列入"痉病"论述。

王氏在本案中并未言明患者手指拘挛形成的具体原因，然指挛一证多因血不养筋、血燥筋伤或寒滞经脉，筋脉收引而成。正如《景岳全书·非风》所言："非风瘫痪等证，亦有寒热之辨。观之经曰寒则反折筋急，热则筋弛纵不收，此固其常也。然寒热皆能拘急，亦皆能弛纵，此以不可不知。如寒而拘急者，以寒盛则血凝，血凝则滞涩，滞涩则拘急，此寒伤其营也。热而拘急者，以火盛则血燥，血燥则筋枯，筋枯则拘急，此热伤其营也。"此案之因，亦不出张氏所论之外。

指挛之治，或缘于其因，或从于其症。缘于因者，在风在气在血，在寒在热。在风者，祛其风，风池、风市之类；在气者，调其气，关元、太冲之类；在血者，理其血，足三里、血海之类。寒者以灸，热证即针。从于症者，局部阿是之类，肩髃、曲池、支沟、合谷之类皆是，调经脉、通气血、散瘀滞、缓筋急而已。至于支沟或取或不取，合谷或用或不用，本无定规，皆在病之寒热虚实、挛之经脉经筋所在也。不用支沟者而多用合谷者，盖因支沟所属少阳经多气少血，多灸恐伤津动风也；合谷所在阳明经多气多血，少灸恐气血不足耳。

王氏在本案中所用皆属阳经腧穴，抑或本证当气虚或寒胜之指挛。《玉龙歌》有载："两肘拘挛筋骨连，艰难动作欠安然，只将曲池针泻动，尺泽兼行见圣传。"取用曲池、尺泽，一阳一阴。阳者曲池，阳中之阳，主气；阴者尺泽，阴中之阴，主血。阴阳相合，气血同治，是为周正。

### 5. 罗天益灸药结合治小儿惊搐医案一则

【原文】

魏敬甫之子四岁，一长老摩顶授记，众僧念咒，因而大恐，遂惊搐。痰涎壅塞，目多白睛，项背强急，喉中有声，一时许方省。后每见衣皂之人，辄发。多服朱、犀、龙、麝镇坠之药，四十余日，前证仍在，又添行步动作神思如痴，命予治之。诊其脉沉弦而急。《黄帝内经》云：心脉满大，痫瘛筋挛；又肝脉小急，痫瘛筋挛。盖小儿血气未定，神气尚弱，因而惊恐，神无所依，又动于肝。肝主筋，故痫瘛筋挛。病久气弱小儿，易为虚实，多服镇坠寒凉之药，复损其气，故行步动作如痴。《黄帝内经》云：暴挛痫眩，足不任身，取天柱者是也。天柱穴乃足太阳之脉所发，阳痫附而行也。又云：癫痫瘛疭，不知所苦，两跷主之，男阳女阴。洁古老人云：昼发取阳跷申脉，夜发取阴跷照海，先各灸二七壮。阳跷申脉穴，在外踝下容爪甲白肉际陷中；阴跷照海穴，在足内踝下陷中是也。次与沉香天麻汤，服三剂而痊愈。

沉香天麻汤：沉香、川乌（炮，去皮）、益智各二钱，甘草一钱半（炙），姜屑一钱半，独活四钱，羌活五钱，天麻、黑附子（炮，去皮）、半夏（泡）、防风各三钱，当归一钱半。上十二味咬咀，每服五钱，水二盏，姜三片，煎一盏。温服，食前。忌生冷硬物，寒处坐卧。

《素问·举痛论》云：恐则气下，精竭而上焦闭。又曰：从下上者，引而去之。以羌活、独活苦温，味之薄者，阴中之阳，引气上行，又入太阳之经为引用，故以为君。天麻、防风辛温以散之，当归、甘草辛甘温以补气血不足，又养胃气，故以为臣。黑附、川乌、益智，大辛温，行阳退阴，又治客寒伤胃。肾主五液，入脾为涎，以生姜、半夏燥湿化痰。《十剂》云：重可去怯。以沉香辛温体重，清气去怯安神，故以为使。气味相合，升阳补胃，恐怯之气，自得而平矣。

（《卫生宝鉴·卷九·诸风门·惊痫治验》）

**【释按】**

本案为罗天益治验医案，按其所载，纯属小儿惊风后发痫的案例。《温病条辨·湿痉或问》云："俗名痉为惊风，原有急慢二条。所谓急者，一感即痉，先痉而后病。所谓慢者，病久而致痉者也。""以卒得痉病而论，风为百病之长，六淫之邪皆得风而入。以久病致痉而论，其强直背反瘛疭之状，皆肝风内动为之也。似风之一字，可以包得诸痉。要知痉者筋病也，知痉之为筋病，思过半也。"故将此案录列于"痉病"中，从其症状表现耳，此案又见录于《幼科证治准绳·集之二·肝脏部·痫·温剂》。

小儿稚阳未充，稚阴未长，血气未定，神气尚弱，易于感触，受之长老摩顶、众僧念咒，心受惊恐，神无所依，又动于肝，遂致惊搐。诊其脉沉弦而急，乃知患儿气血不足而肝气不畅。所由与《素问·大奇论》所论"心脉满大，痫瘛筋挛；肝脉小急，痫瘛筋挛"如出一辙，且"多服镇坠寒凉之药，复损其气"，病愈加矣。即依《灵枢·寒热病》言"暴挛痫眩，足不任身，取天柱"，又洁古老人"昼发灸阳跷，夜发灸阴跷，各二七壮"之谈，取天柱、申脉、照海 3 穴灸治，再服沉香天麻汤（其论罗氏言之详矣），三剂而痉愈。

天柱穴位于项部，归属太阳膀胱经。足太阳之脉，起于目内眦，上行于头，循背腰部，下行于足，其经筋循经而布，其病症多为膀胱经经筋拘挛。灸天柱穴，疏调膀胱经气，使经气得通，筋脉得养，惊痫抽搐、项背强直、目睛上吊等症自得其解；阴阳跷脉皆起于跟中，阴跷脉出足少阴然骨之后（照海），阳跷脉出足太阳之申脉。《难经·二十九难》云："阴跷为病，阳缓而阴急；阳跷为病，阴缓而阳急。"灸阴阳二跷之照海、申脉，调跷脉之气，疏筋解痉，有利足行。三穴相合而用，症去十之六七矣，再以沉香天麻汤，共筑补益气血、柔筋止惊之功，完全之策耳！

## （二）临证述要

痉病系指由于筋脉失养所引起的以项背强急，四肢抽搐，甚至角弓反张为主要特征的临床常见病，轻者仅轻微项背强几几，或仅限于某一脏一腑、一经一络出现一定范围的拘挛、强急。痉病古代亦有"瘛疭""刚痉""柔痉""痉厥""惊厥""搐搦""拘挛""抽风""反折"等名称。痉病的发生常与感受六淫疫毒、暴怒、头部外伤、药物中毒、失血伤津等因素有关。病位在脑、在筋，而累及于肝。基本病机是热极生风或虚风内动，致筋脉失养。

痉病多见于现代医学高热中暑、颅内感染、脑瘤、高血压脑病、癫痫、癔症、颅脑外伤、破伤风、颅内占位性病变等疾病中。

痉病属急症范围，因此，急则舒筋解痉以治其标，缓则扶正益损以治其本。故祛邪扶正是其治疗大法。针灸治疗痉病的原则为"醒脑开窍，息风止痉"，取督脉、手足厥阴经穴为主。主穴取水沟、内关、阳陵泉、合谷、太冲。热极生风，配大椎、曲池穴，加少商、中冲穴点刺出血；虚风内动，配太溪、血海、足三里穴；肝阳上亢，配行间、百会穴；风痰闭阻，配阴陵泉、丰隆穴。神昏不醒，配十宣、涌泉穴。

督脉入络脑，水沟为督脉穴，故刺之可醒脑开窍，息风止痉；内关、合谷位于上肢，阳陵泉、太冲位于下肢，且阳陵泉为筋会，合谷、太冲为"四关"穴，内关为手厥阴心包经之络穴，诸穴共用，可息风止痉，宁心安神。水沟向上斜刺0.5寸，用雀啄法捣刺；合谷透刺劳宫，太冲透刺涌泉，内关、阳陵泉直刺，用泻法，可用电针。

针灸治疗痉病有一定的疗效，可作为对症治疗以应其急。注意与癫病、痫病、中风等疾病鉴别，治疗中应查明原因，采取针对病因的治疗措施。

## （三）文献辑录

《灵枢·热病》：风痉身反折，先取足太阳及腘中及血络出血；中有寒，取三里。

《针灸甲乙经》卷七：痉，取囟会、百会及天柱、膈俞、上关、光明主之……痉，身反折、口噤、喉痹不能言，三里主之。

《扁鹊心书》卷上：破伤风、牙关紧急、项背强直，灸关元穴百壮。

《针灸集成》卷二：角弓反张，天突（先针）、膻中、太冲、肝俞、委中、昆仑、大椎、百会。

《针灸大成》卷九：手臂拘挛，两手筋紧不开：阳池，合谷，尺泽，曲池，中渚。

# 十九、虚损

## （一）医案与释按

### 1. 窦材灸药结合治虚损医案五则

【原文】

案一：一人病咳嗽，盗汗，发热，困倦，减食，四肢逆冷，六脉弦紧，乃肾气虚也。先灸关元五百壮，服保命延寿丹二十丸，钟乳粉二钱。间日，服金液丹百丸，一月全安。

案二：一幼女病咳嗽，发热，咯血，减食。先灸脐下百壮，服延寿丹、黄芪建中汤而愈。戒其不可出嫁，犯房事必死。过四年而适人，前病复作。余曰：此女胎禀素弱，只宜固守终老。不信余言，破损天真，元气将脱，不可救矣。强余丹药服之，竟死。

案三：一人额上时时汗出，乃肾气虚也，不治则成痨瘵，先灸脐下百壮，服金液丹而愈。

案四：一人每日四五遍出汗，灸关元穴亦不止，乃房事后，饮冷伤脾气，复灸左命关百壮而愈。

案五：一妇人伤寒瘥后转成虚劳，乃前医下冷药，损其元气故也。病患发热咳嗽、吐血少食，为灸关元二百壮，服金液、保命、四神、钟乳粉，一月全愈。

（以上均《扁鹊心书·卷中·虚劳》）

**【释按】**

此五案均为窦材或灸或灸药结合治疗虚损一证的验案，案二又见录于《续名医类案·卷三十·虚损》，案五又见录于《续名医类案·卷十一·虚损》。

虚损一证，皆因正虚，又因脏腑气血的不同，其证表现各不相同。《证治要诀》云："五劳皆因不量才力，勉强运为。忧思过度，嗜欲无节，或病失调将，积久成劳。其证头旋眼晕，身疼脚弱，心怯气短，自汗盗汗，或发寒热，或五心常热，或往来潮热，或骨蒸作热，夜多噩梦，昼少精神，耳内蝉鸣，口中无味，饮食减少，此皆劳伤之证也。五脏虽皆有劳，心肾为多。心主血，肾主精，精竭血燥则劳生焉。"

窦氏在案例前有言："此病由七情六欲，损伤脾肾，早尚易治，迟则难愈，必用火灸，方得回生。""此病须早灸，迟则无益，丹药亦不受矣，服之反发热烦，乃真脱故也，若童男女得此病，乃胎禀怯弱，宜终身在家，若出嫁犯房事，再发必死。"这是窦氏扶阳思想一如既往的体现。故诊治虚损之类疾病，窦氏常从脾肾入手，以温补脾肾为主，尤以温阳补肾为先。取用关元、命关（食窦）两穴，大灸，救肾气，固脾气。

案一、案二、案五从辨证的角度来看，皆以下元不足，虚热内生，或阴虚火旺，或气虚发热。阴虚者，常及肺肾，故有咳嗽、盗汗、发热、吐血之象；气不足者，多及脾肾，故有减食、四肢逆冷等。案一为病候体虚，案二为素体禀赋不足，案五为伤寒后误治损伤，皆"肾气虚"也。以关元烈灸（灸量皆在百壮以上），培补元阳，补益脾肾，根本之治，故多取效。

案二、案三虚损后以多汗为主症，此类证候常责之于气虚、阳虚，乃不固卫表所致，故常与肺脾等脏腑有关。肺主皮毛，主宣肃，肺气不足则卫外不固，汗自出矣；脾乃后天之本，脾虚不能转运，生气乏源，肺气亦为之虚矣。又肾为气之根，诸气之化，皆赖肾气之固，肾气不固，阳气浮越矣，则腠理亦不固矣。关元乃固本补肾之首穴，故取而灸之，益肾助阳固虚也。案四因房事后饮冷，伤及脾气，故又灸命关以复脾气，脾得健运而理中焦气机，又助肺气肾阳之敷布，诸脏兼治矣。

窦氏灸治的同时，常合以丹药，金液丹、延寿丹、保命丹、四神丹、钟乳粉之类，意在保命全身，延年益寿。丹药的组方多以各类矿物为主，硫磺、雄黄、辰砂之类。此法多有道家色彩，尤其是窦材生活的宋时，更是道家思想盛行的时期，在判别此类医案用药时，需加以甄别。

## 2. 李中梓灸治虚损医案一则

**【原文】**

吴门周复庵，年及五旬，荒于酒色，忽然头痛发热，医以羌活汤散之。汗出不止，昏晕不苏，余与之灸关元十壮而醒，四君子加姜、桂日服三剂，至三日少康。分析家产，劳而且怒，复发厥，余用好参一两，熟附二钱，煨姜十片煎服，稍醒，但一转侧即厥，一日之间，计厥七次，服参三两，至明日，以羊肉羹、糯米粥与之，尚厥二三次，至五日而厥定。向余泣曰：已蒙再生，不知有全愈之日否？余曰：脉有根蒂，但元气虚极，非三载调摄不能康也。幸其恪信余言，遵守用药，两月之间，服参四斤，三年之内，进剂六百帖，丸药七十余斤，方得步履如初。

（《医宗必读·卷之六·虚劳·医案》）

**【释按】**

李中梓的医案在"邪祟"中已述及。此案所论乃羌活汤发散后汗出不止、昏晕不苏医案，似属厥证范畴，然因患者年及五旬，平日荒于酒色，本元已不足，发散稍过，不耐受矣，故并入虚损一证。此案又见录于《古今医案按·卷三·厥》。

患者头痛发热，属外感无疑，羌活汤散之亦无大错，只因患者素体本虚，酒色早已伤身，且以脾肾为重。酒者性热，酿湿生痰，伤胃损脾；色则引动，损精伤气，肾元损矣。脾肾两伤，卫气本不固，发散则腠理泄，汗出伤液，阴阳俱损矣。李氏有言："救肾者，必本于阴血，血主濡之，血属阴，主下降，虚则上升，当敛而抑，六味是也；救脾者，必本于阳气，气主煦之，气为阳，主上升，虚则下陷，当升而举，补中益气汤是也。"关元穴乃主气之穴，兼及脾肾与阴阳，此亦阳中求阴、阴中求阳之意，脾肾之阳得艾火温煦，急以回阳固脱，其阴亦得阳之助，渐生渐复，更助阳气升举之根。此案之厥逆，总因气之不固，灸治关元，生气固脱，敛汗养阴，十壮而醒，可见其效。本案善后以大补元气之剂，更佐证元气之虚愈。惜未再用关元等灸法，否则何须三年愈疾？

## 3. 罗天益灸治虚损医案一则

【原文】

建康道按察副使奥屯周卿子，年二十有三，至元戊寅三月间病发热，肌肉消瘦，四肢困倦，嗜卧盗汗，大便溏多，肠鸣不思饮食，舌不知味，懒言语，时来时去，约半载余。请予治之，诊其脉浮数，按之无力，正应王叔和浮脉歌云"脏中积冷荣中热，欲得生精要补虚"。先灸中脘，乃胃之经穴也，使引清气上行，肥腠理；又灸气海，乃生发元气，滋荣百脉，长养肌肉；又灸三里，为胃之合穴，亦助胃气，撤上热，使下于阴分；以甘寒之剂泻热，其佐以甘温，养其中气；又食粳米、羊肉之类，固其胃气。戒于慎言语，节饮食，惩忿窒欲，病气日减。数月，气得平复。逮二年，肥盛倍常，或曰：世医治虚劳病，多用苦寒之剂，君用甘寒之药，羊肉助发热，人皆忌之。令食羊肉、粳米之类，请详析之。予曰：《黄帝内经》云：火位之主，其泻以甘。《藏气法时论》云：心苦缓，急食酸以收之。以甘泻之，泻热补气，非甘寒不可。若以苦寒以泻其土，使脾土愈虚，火邪愈盛。又曰：形不走者温之以气，精不足者补之以味。劳者温之，损者益之。《十剂》云：补可去弱，人参羊肉之属是也。先师亦曰：人参能补气虚，羊肉能补血虚。虚损之病，食羊肉之类，何不可有之？或者叹曰：洁古之学，有自来矣！

（《卫生宝鉴·卷五·虚中有热治验》）

**【释按】**

本案是罗天益艾灸治疗虚证的验案，又见录于《名医类案·卷五·虚损》。

患者年二十余，正值壮实之年，半年来却病发热，肌肉消瘦，四肢困倦，嗜卧盗汗，大便溏多，肠鸣不思饮食，舌不知味，懒言语，反复发作而不愈，审其证，当为气血阴阳虚损，气阴不足之候。发热者，虚热也；肌肉消瘦，四肢困倦，嗜卧懒言语，肺脾气虚，不荣养也；盗汗者，气血皆虚，阴阳不续接也；大便溏多者，脾肾不足阳气弱也；肠鸣不思饮食，舌不知味，脾胃虚弱，清气不升，浊气不降也。《诸病源候论》："夫虚劳者，五劳、六极、七伤是也。""夫血气者，所以荣养其身也。虚劳之人，精髓萎竭，血气虚弱，不能充盛肌肤，此故羸瘦也。"此证如是也。《灵枢·官能》言："阴阳皆虚，针所不为，灸之所宜。"此证正是艾灸合宜之治。

中脘为胃之募穴，又为腑会，主脾胃之疾，灸之可温补脾胃，升提中气，引清气上行，导浊气下移，又可开胃口、肥腠理；气海穴居脐下，为元气之海，灸之大补元气，化生气血，充实肌肉；足三里为胃经合穴，"合治内府"，灸之"引阳气下交阴分，亦助胃气"，补益脾胃，生气补形。《难经》"十四难"曰："损其肺者，益其气；损其心者，调其荣卫；损其脾者，调其饮食，适其寒温；损其肝者，缓其中；损其肾者，益其精，此治损之法也。"兼以调理，病愈矣。

## 4. 魏之琇载他医药灸结合治虚损医案二则

**【原文】**

案一：胡念安药灸结合治虚劳医案

胡念安治王在廷之室，病虚劳十余载，喘促吐沫，呕血不食，形体骨立，诸医束手。诊之，见其平日之方皆滋阴润肺温平之剂，曰：以如是之病，用如是之药，自然日趋鬼道矣，焉望生机？仲景云：咳者则剧，数吐痰沫，以脾虚也。又昔贤云：肾家生阳，不能上交于肺则喘。又云：脾虚而失生化之源则喘。今脾肾败脱，用药如此，安望其生？乃重投参、芪、姜、附等，二剂而喘定。缘泄泻更甚，加黄、蔻十余剂而病减十七。又灸关元，因畏痛，只灸五十壮，迄今十余年，体大健。

案二：裴兆期以灸补虚医案

一人年三十余，积病而多欲，遂起热兼旬，无盗汗，六脉饮食不减，此劳症之微而未深者也，正与养血滋阴治法相合。药用生地三钱，醋灸鳖甲二钱，知母、当归、柴胡、丹皮、山萸肉各一钱，黄芩六分，煎服六剂而热平。随灸百劳、膏肓二穴，以杜其根。更以河车丸与之调理，不百日形气饮食脉候俱如初而愈。葛可久曰：劳症最为难治，当治于微病之时，莫治于已病之后。今此病正当微发之时，故能取效于旦夕间耳。若不早为之治，必至干咳声嘶，肌销肠滑，脉来细数，而莫能挽回矣。患此者，不可不防微而杜渐也。

（以上均《续名医类案·卷十一·虚损》）

**【释按】**

案一为胡念安医案。胡念安即胡珏，念安（又写作"念庵"）为其字，号古月老人，钱塘（今浙江杭州）人，清代医家。曾评注《扁鹊心书》，此书前有胡氏"进医书表"一文。此案亦被胡氏记入《扁鹊心书·卷中·虚劳》评注之中。

《理虚元鉴》"治虚有三本"言："治虚有三本，肺、脾、肾是也。肺为五脏之天，脾为百骸之母，肾为性命之根，治脾、治肺、治肾，治虚之道毕矣。"然治脾、治肺、治肾各有其主，"病之虚损，变态不同，因有五劳七伤，证有营卫脏腑"（《景岳全书·虚损》），脾肺肾之治，赖之辨证之精确，否则妄补矣。本案初始见喘促吐沫等症，即以滋阴润肺温平之剂治之，却不知其病本于脾肾损亏。脾虚生痰湿，上干于肺，故喘促，此亦脾为生痰之源一说。肾虚阳无以上温，肺气失其根，亦喘，此为肾为气之根一说。十年病证，呕血不食、形体骨立、泄泻乃为脾肾虚损之变证也。即以参芪姜附等大剂进服，二剂而喘定，可见药证相合之效。又以荳蔻等醒脾健脾，泄泻亦止。又灸关元，"使生发元气，滋荣百脉，长养肌肉"，意在补虚固元，升阳温中，则体大健。《医宗必读》"虚劳"："夫人之虚，不属于气，即属于血，五脏六腑，莫能外焉。而独举脾肾者，水为万物之源，土为万物之母，二脏安和，一身皆治，百疾不生。"此言洵然。

案二为裴兆期医案。裴氏生平等资料，笔者未见及只字片语，仅见得《续名医类案》中魏之琇所录的几则裴氏医案。

裴兆期曾言："补虚之最切要者，在扶胃气，胃气强则饮食进，饮食进则气血生，补何如之。今之不善补者，概用归、地、参、术、甘草、黄芪等类，以为补虚之法，莫此若矣。不知此等品类，皆甜腻壅膈之物，胃强者尚可，胃弱者服之，不胀则泻，不泻则呕吐而不能食矣。病不转加者，未之有也。""以故每施之脾胃气衰之人，为胀为肿，为痞为痰，为久疟久痢，与高年百损，产后诸虚，而不克加餐等病，屡获奇效。不然，则山楂、枳实、厚朴、陈皮等药，耗元气者也，曷有补于人哉？"乃知此论是裴氏为脾胃虚弱之虚证所言。

案二患者年三十余，积病而多欲，遂起热兼旬，无盗汗，六脉饮食不减，为虚劳之"微而未深者"，正合养血滋阴治法，施药而热平。为防微杜渐，杜绝发病之本，遂灸百劳、膏肓二穴，更以河车丸与之调理，体健如初。百劳、膏肓均为治虚要穴，百劳一言经外奇穴，出《针灸集成》，位于项部，大椎直上2寸旁开各1寸处，主诸虚劳损；一言大椎之别称，出《针灸大全》，乃诸阳之会，主骨蒸盗汗、五劳虚损等。膏肓乃太阳膀胱经背部腧穴，第4胸椎棘突下旁开3寸，功擅补虚益损，调理心肺。故此案以下有按曰："虚劳病惟于起初时，急急早灸膏肓等穴为上策。外此，则绝房室、息妄想、戒恼怒、慎起居、节饮食，以助火攻之不逮。一或稍迟，脉旋增数，虽有良工，莫可为矣。至于药饵，则贵专而少，不贵泛而多。"言辞恳恳，不可不谨记。

## （二）临床述要

虚损又称虚劳，是由于禀赋薄弱、后天失养及外感内伤等多种原因引起的，以五脏虚证为主要临床表现的多种慢性虚弱证候的总称。以脏腑功能衰退，气血阴阳亏损，日久不复为主要病机，病损部位主要在五脏，尤以脾肾两脏更为重要。引起虚损的病因，往往首先导致某一脏气、血、阴、阳的亏损，而由于五脏相关，气血同源，阴阳互根，所以在虚劳的病变过程中常互相影响，一脏受病，累及他脏。本病是气血津液病证中涉及脏腑及表现证候最多的一种病证，临床较为常见。凡禀赋不足，后天失养，病久体虚，积劳内伤，久虚不复等所致的多种以脏腑气血阴阳亏损为主要表现的病证，均属于本病证的范围。

历代医籍对虚劳的论述甚多。《素问·通评虚实论》所说的"精气夺则虚"可视为虚证的提纲。而《素问·调经论》所谓"阳虚则外寒，阴虚则内热"，进一步说明虚证有阴虚、阳虚的区别，并指明阴虚、阳虚的主要特点。

本病相当于现代医学中的众多慢性消耗性疾病以及功能衰退性疾病等疾病。

针灸治疗虚损的原则为"补益虚损，调理脏腑"，临床根据辨证，又有益气、养血、滋阴、温阳之别。神疲肢倦，乏力少神，少气懒言，舌淡，脉弱无力，为气虚证，宜益气，针补膻中、中脘、气海、足三里穴，可加灸法；寐差心悸，烦躁不宁，目涩唇白，爪脆发枯，脉细无力，为血虚证，宜养血，针补膈俞、肝俞、足三里、三阴交穴，可加灸法；五心烦热、烘热汗出、口咽干涩，舌少苔，脉细数，为阴虚证，宜滋阴，针补太渊、肾俞、太溪、三阴交穴；四肢不温，大便溏薄，小便清长，纳差无力，舌淡，脉沉细，为阳虚证，宜温阳，灸关元、命门、脾俞、肾俞穴。

## （三）文献辑录

《千金翼方》卷二十七：男子失精，膝胫疼冷，灸曲泉百壮。男子失精阴缩，灸中封五十壮。

《针灸资生经》第三：凡饮食不思，心腹膨胀，面色萎黄，世谓之脾肾病者，宜灸中脘……若必待疾作而后腑脏虚乏，下元冷惫等疾，宜灸丹田。

《针灸聚英》卷二：有痰、气虚、阴虚，灸中府、云门、天府、华盖肺俞。

《针灸大成》卷八：思虑过多，无心力，忘前失后：灸百会。脾虚腹胀谷不消：三里。脾病溏泄：三阴交。

《普济方·针灸》卷十三：治男子脏气虚惫，真气不足，一切气疾久不瘥，不思饮食。全无气力，燔针，针任脉气海一穴，针入五分，可灸百壮，次以毫针，针足阳明经三里二穴。

《类经图翼》卷十一：尸厥卒倒气脱，百会、人中、合谷、间使、气海、关元。

# 二十、呃逆

## （一）医案与释按

### 1. 王执中针治呃逆医案一则

【原文】

有男子忽气出不绝声，病数日矣，以手按其膻中穴而应，微以冷针频频刺之而愈。初不之灸，何其神也。

（《针灸资生经·第四·咳嗽》）

【释按】

此案为王执中针刺治疗呃逆的验案，又见录于《普济方·卷十四·针灸·咳嗽》及《续名医类案·卷十四·呃逆》。

案中所言"冷针"，指与温针相区别的单纯针刺。《景岳全书》对阳气虚寒之痈疽治疗中有言："若用冷针开刺，久而内出清脓，外色黑黯。"王氏以膻中穴单纯针刺而愈呃逆，盖因膻中穴为任脉经穴，又为气会、心包募穴，具有宽胸理气、行气止痛的作用，可主治胸痹气喘、噎膈呃逆、哮喘、咳逆等症。《针灸甲乙经》："咳逆上气，唾喘短气不得息，口不能言，膻中主之。"《行针指要歌》："或针气，膻中一穴分明记。"

## 2．魏之琇录沈时誉灸治呃逆医案一则

**【原文】**

娄东吴大令，梅顿先生弟也。丁未夏归自烟台，炎风烈日，不无感受，崔符不靖，不无惊恐。舟中兼有当夕者，至中途疲蔺殊甚，急棹抵吴门。或谓憔悴之体，竟应投补。沈见脉数未平，气口独盛，以为虚中有实热，初用蒿、芩等剂，溯其源也。继用劫利等剂，导其流也。宿垢既除，旋培元气，元气渐复，行且勿药矣。因设酬劳之宴，劳倦惫甚，其夕神昏肢倦，俄而发呃。沈曰：劳复发呃，当施温补无疑，第虚气上逆，其势方张，恐汤药未能即降，须艾烚佐之为妙。一友于期门穴，一壮即缓，三壮全除，调补而瘥。

（《续名医类案·卷十四·呃逆》）

**【释按】**

此案为《续名医类案》中载录的沈氏灸治呃逆的验案。

沈氏即沈时誉，字时正，又字明生，约生于明万历二十九年（1601 年），卒于清康熙六年（1667 年）之后，茸城（今上海松江）人，为明末清初江南名医。沈氏早年师从名医陆应泰（履坦），尽得其传，后徙居苏州，曾居苏州唐寅桃花坞别业。在松在苏，均以医术闻名，所治多当时名人，具有相当地位和影响。沈氏临证之余，著《医衡》及《鹤圃堂三录》（包括《鹤圃堂病议》《鹤圃堂药案》《鹤圃堂治验》）等，使沈氏临证学验得以流传。

《医衡》收载历代名医医论 81 篇，也附入其师、本人及门人之学术思想。此书刊于清顺治辛丑（1661 年），后由虞山缪尊联（字少初）等将书稍加增删，托名为《叶（天士）选医衡》，在光绪二十四年（1898 年）印行，可见沈氏此书之影响。在《医衡》中，沈氏每多精辟之论，独特见解。如在论述脾肾时，沈氏言："水为万物之元，土属万物之母，二脏安和，一身皆治，百疾不生。夫脾具土德，脾安则土为金母，金实水源，且土不凌水，水安其位，故脾安则肾愈安也。肾兼水火，肾安则水不挟肝上泛而凌土湿，火能益土，运行而

化精微，故肾安则脾愈安也。孙思邈云：补脾不如补肾；许学士云：补肾不如补脾。两先生深知二脏为生人之根本，又知二脏有相赞之功能，故其说似背其旨，实同也。"

案中所言"萑苻"，"萑"：音"环"，草盛貌，多指芦苇；"萑苻"：春秋时郑国沼泽名，据记载，那里密生芦苇，盗贼出没，后以代指贼之巢穴或盗贼本身，在此言外感之病邪。"疲薾"之"薾"，音"尔"，《说文解字》："华盛。从艹尔声。《诗》曰：彼薾惟何？"本意为繁盛鲜艳，在此作疲惫困苦较甚的样子解。从魏之琇所载录的沈氏诊治的两则呃逆案例分析，沈氏擅长以脉诊病。"六脉洪数，大小便不利，是不由于寒而由于热也。"此案亦言"见脉数未平，气口独盛，以为虚中有实热"。患者先是外感"炎风烈日"，又兼劳顿困苦，虽经清热及劫利等剂，病邪已去，本元难复，"其夕神昏肢倦，俄而发呃"，乃"虚气上逆"也，在其病发之时，灸之期门，温气通血，降逆止呃，引上逆之气下行也。

### 3. 虞抟灸药结合治伤寒后呃逆发作医案一则

**【原文】**

盘松周氏子，得伤寒证，七日热退而呃连声不绝。举家彷徨，召予诊其脉，六脉皆沉细无力，人倦甚。以补中益气汤作大剂，加炮附子一钱，一日三贴，兼与灸乳根、气海三处，当日呃止，脉亦充而平安。

（《医学正传·卷之三·呃逆》）

**【释按】**

此案是虞抟灸药结合诊治伤寒后呃逆发作的验案，又见录于《古今医案按·卷三·呃逆》。

虞抟（1438—1517），字天民，自号华溪恒德老人，义乌花溪（今浙江华溪村）人，明代中期著名医学家。《金华府志》中载："义乌以医名者，代不乏人，丹溪之后，唯抟为最。"与现代名医陈无咎（号黄溪），合称义乌医家"三溪"。虞抟世医出身，私淑朱丹溪，博采众长，自有独创，尤精于脉理，"诊人死生无不验"，治验甚多，遂名噪一时。虞氏从阴阳互根、气血互生的道理，进一步阐明"阴"的重要性，认为气血皆由"阴"作物质基础，而"阴"又常不足，无疑当补，与丹溪一脉相承。虞抟善养生，认为养生之道不外乎"节嗜欲，戒性气，慎言语，谨饭食"，是为至理之言。

虞抟著述甚丰，有《医学正传》《苍生司命》刊行于世，为读者所推崇。尚有《方脉发蒙》《医案正宗》《证治真铨》，均未见行世。《医学正传》是一部综合性医学著作，系作者摘取《黄帝内经》《脉经》之要旨，旁采历代医学之宏论效方，秉承家传，旁通己意而成。此书"参之诸家之秘，而断之以聪明之真"，学之博而择之精，"学之博，则有所据；择之精，则有所见"。虞抟自言："将使后学知所适从，而不蹈偏门以杀人，盖亦端本澄源之意耳。"全书共 8 卷，卷一首设"医学或问"51 条，阐述医学源流、授受之原、亢害承制、丹溪医说、四诊合参等内容，颇有见地。"或问"后按内、外、妇、儿、口齿分述近百种病证，收 1000 余方。

本案患者患伤寒后热退而呃逆频作，诊其脉则"六脉皆沉细无力"，疲倦显现，即以补中益气汤加附子治之，为伤寒善后之法。补中益气汤出李东垣《内外伤辨惑论》，治饮食失节，劳役所伤，暴伤元气，恶寒发热，证似伤寒者。"兼与灸乳根、气海三处"，灸乳根一法，为《苏沈良方》所传"灸咳逆法"，可使逆降气平而咳逆止（参阅前文"咳嗽"《苏沈良方》案中"释按"）。气海位居下焦，为先天元气汇集之处，具有益气调气、温中补肾的作用，主治真气不足所产生的气虚之证。《针灸资生经》："以为元气之海，则气海者，盖人元气所生也。"《脉经》："尺脉微，厥逆，小腹中拘急，有寒气……针气海。"《胜玉歌》："诸般气症从何治，气海针之灸亦宜。"乳根、气海两穴同用，补气理气兼备，使气归其位而呃逆止。

## 4. 李用粹灸药结治呃逆医案一则

**【原文】**

素君，素多劳动，因乘暑远行，遂胸臆不宽，呃忒连发，八日以来声彻邻里，自汗津津，语言断落，汤药遍尝毫无效果，举家惶恐，特于余治。现症虽脉尚有根，况准头年寿温润，不晦法令，人中光泽不枯，若论色脉生机犹存，但徒藉汤丸，恐泄越之阳不返，潜伏之阴难消。当先用艾火灸期门三壮并关元、气海诸穴，再煎大剂四君子汤加炮姜、肉桂为佐，丁香、柿蒂为使，内外夹攻。譬之釜底加薪，则蒸气上腾，而中焦自暖，四大皆春，何虑阴翳之不散，真阳之不复耶。果一艾而呃止，再进而全愈。共骇为神奇。

（《证治汇补·旧德堂医案·正文》）

**【释按】**

此案是清初医家李用粹灸药结合治疗呃逆的验案，又见录于《三三医书·第一集·旧德堂医案》。

李用粹（1662—1722），字修之，号惺庵，原籍浙江鄞县（今浙江宁波）人，后移居上海，成为康熙年间上海四大著名医家之一。李氏幼得家传，博览医书，精研《灵枢》《素问》，审其异同，穷其辩论，深得奥秘，擅内、妇科诸证，精于诊脉、用方。李氏认为"古人立说，各有一长，取其所长，合为全璧，先圣后圣，其揆一也。然广征万卷，恐多歧亡羊，专执一说"，于是"不揣孤陋，取古人书而汇集之，删其繁而存其要，补其缺而正其偏"，著成《证治汇补》，"每症列成一章，每章分为数节。其间首述《灵》《素》，示尊经也；下注书目，传道统也；冠以大意，提纲领也；赘以管见，补遗略也"。全书共8卷，每卷一门，分为提纲门、内因门、外体门、上窍门、胸膈门、腹胁门、腰膝门、下窍门等8类，每门罗列相应的若干病证。每病证之下按大意、内外因、外候、脉法、治法、用药、选方排列，分别述论，其内容包括内科各种病证及部分五官等疾患。从书中内容来看，李氏的学术思想主要体现在以下两个方面：一是临证时注重四诊合参，尤重舌脉；二是诊治时强调辨证审治，尤重顾护脾胃。门人唐廷翊等将李氏父子临证治案辑成《旧德堂医案》，辑医案 60 余条，多属内科杂病，李氏治案智圆行方，理法有致，后收入《三三医书》中。

本案患者素多劳动，劳则气耗、气伤，一如《素问·举痛论》所言"有所劳倦，形气衰少"。又因乘暑远行，愈加耗气伤气。气虚无以敷布，清阳内陷，胃气上逆，遂胸膈不宽，呃忒连发。暑为阳邪，其性升发；气耗不固，玄府开泄。此二者皆能迫汗外出，故有自汗津津兼症。患者脉尚有根，生机犹存，李氏认为此时若仅投汤丸而无以奏效，反恐外越之阳不返，潜伏之阴难消，故先施艾火灸期门、关元、气海诸穴，以疏肝气，益阳气，固本元，使外越之阳归位，以消潜伏之阴翳。再予补气健脾之四君子汤，加炮姜、肉桂佐温补元阳之力，以丁香、柿蒂助气机升降之功。灸药结合，内外兼治，异曲而同工，共奏温胃制肝、降逆止呕、益火之源、消散阴翳之功，升阴降阳，畅通三焦气机，则呃逆自止。

## （二）临床述要

呃逆是以气逆上冲，喉间呃呃连声，声短而频，不能自控为主症的病证，俗称"打嗝"，古称"哕"，又称"哕逆"。《素问·宣明五气》篇谓："胃为气逆为哕。"《灵枢·口问》曰："谷入于胃，胃气上注于肺。今有故寒气与新谷气，俱还入于胃，新故相乱，真邪相攻，气并相逆，复出于胃，故为哕。"

呃逆的发生常与饮食不当、情志不畅、正气亏虚等因素有关。本病病位在膈，关键病变脏腑在胃，与肝、脾、肺、肾等脏腑有关。基本病机是胃气上逆动膈。上焦肺气或虚或郁，失于肃降；中焦胃气失于和降，或胃肠腑气不通，浊气上逆；下焦肝气郁结，怒则气逆；肾不纳气，虚则厥逆等，凡上、中、下三焦诸脏腑气机上逆或冲气上逆均可动膈而致呃逆。

呃逆在现代医学中多见于单纯性膈肌痉挛、胃肠神经官能症、胃炎、胃癌、肝硬化晚期、脑血管病、尿毒症，以及胃、食道手术后等疾病中。

根据呃逆的临床证候表现，可分为胃寒积滞、胃火上逆、脾胃虚弱、胃阴不足 4 型，针灸对其治疗的原则是"理气和胃，降逆止呃"，取胃的募穴、下合穴为主。

主穴取中脘、足三里、内关、膻中、膈俞。胃寒积滞，配胃俞、建里穴；胃火上逆，配内庭、天枢穴；气机郁滞，配期门、太冲穴；脾胃虚弱或胃阴不足，配脾俞、胃俞穴。中脘为胃之募、腑之会，穴居胃脘部，足三里为胃的下合穴，二穴相配可和胃降逆，无论胃腑寒热虚实所致胃气上逆动膈者均可用之；内关穴通阴维脉，且为手厥阴心包经的络穴，可宽胸利膈，畅通三焦气机；膻中穴位置近膈，又为气会，可理气降逆；本病病位在膈，故不论何种呃逆，均可用膈俞利膈止呃。毫针常规针刺。胃火上逆、气机郁滞只针不灸，泻法；胃寒积滞、脾胃虚弱可加灸。需要注意的是对于反复发作的慢性、顽固性呃逆，应积极查明并治疗原发病。

## （三）文献辑录

《灵枢·杂病》：哕，以草刺鼻，嚏，嚏而已；无息而疾迎引之，立已；大惊之，亦可已。

《灵枢·口问》：人之哕者……补手太阴，泻足少阴。

《针灸甲乙经》卷七：热病发热，烦满而欲呕哕……劳宫主之……小便不利，善哕，三里主之。

《医心方》卷十一：《小品方》治霍乱呕哕吐逆，良久不止方：灸巨阙并太仓各五十壮。

《素问病机气宜保命集》卷下：哕呕无度，针手厥阴大陵穴。

《针灸大全》卷一：咽喉以下至于脐，胃脘之中百病危，心气痛时胸结硬，伤寒呕哕闷涎随，列缺下针三分许，三分针泻到风池，二手三间并三里，中冲还刺五分依（《治病十一证歌》）。

# 二十一、呕吐

## （一）医案与释按

### 1. 魏之琇录孙思邈灸治干呕医案一则

**【原文】**

一人粥食汤药皆吐不停，灸手间使（手间使穴，手厥阴穴也，在掌后三寸，用身同寸法）三十壮。若四肢厥，脉沉绝不至者，灸之便通。此起死之法。

（《名医类案·卷四·呕吐》）

**【释按】**

此案为孙思邈灸治干呕的验案，原出于《千金要方·卷十六·胃腑方·呕吐哕逆第五》，又见录于《古今医案按·卷五·呕吐》。干呕不止，粥食汤药皆吐不停，其因不外有二，一则肝气犯胃，呕吐吞酸，嗳气频作，胸胁胀满，烦闷不舒，每因情志不遂而加重，为实证；二则脾胃虚弱（以虚寒为主）或胃阴不足，前者倦后即易呕吐，时作时止，胃纳不佳，脘腹痞闷，后者时作干呕，口燥咽干，胃中嘈杂，似饥而不欲食，此二证为虚证。《素问·六元正纪大论》篇曰："火郁之发……疡痱呕逆。"《素问·至真要大论》篇曰："久病而吐者，胃气虚不纳谷也。"《温病条辨·中焦》篇也谓："胃阳不伤不吐。"《证治汇补·呕吐》所谓："阴虚成呕，不独胃家为病，所谓无阴则呕也。"无论何种为

· 173 ·

患，皆以和胃降逆为治。间使一穴，《医宗金鉴》谓："如鬼神使其间。"此为手厥阴脉行经间隙之处，五输属经，"经主喘咳寒热"，此穴具有养心宁神、和胃祛痰的作用，治疾以心病、神志病、热病等为主。《针灸甲乙经》："热病烦心善呕，胸中澹澹，善动而热，间使主之。"《肘后备急方》："干呕者，灸手腕后三寸，两筋间是，左右各七壮，名间使者。若正厥呕绝，灸之便通。"历来医家以间使治疗呕吐，取其安神志、清火郁、畅气机的作用，呕沫、怵惕、多惊等多用之，或针或灸，立效。"四肢厥，脉沉绝不至者"，阳气厥逆，不温四末也，灸治间使，温通经脉，回阳行气，故灸之便通。孙思邈认为此为起生死之法，言其对急重症快捷有效的治疗效果。

## 2. 王执中灸治翻胃医案一则

**【原文】**

有老妇人患反胃，饮食至晚即吐出，见其气绕脐而转。予为点水分、气海并夹脐边两穴。既归，只灸水分、气海即愈，神效。

（《针灸资生经·第三·反胃》）

**【释按】**

本案是王执中灸治反胃的验案，此案又可见录于《续名医类案·卷六·反胃》及《普济方·针灸·反胃》。反胃：又称胃反、翻胃，首载于张仲景《金匮要略》："胃气无余，朝食暮吐，变为胃反。"指饮食入胃，宿谷不化，经过良久，由胃返出之病。反胃与呕吐同系胃部病变，同系胃失和降，胃气上逆，同有呕吐，故反胃亦可归属呕吐范畴。反胃多系脾胃虚寒所致。脾胃虚寒，气机郁滞，脾不健运，而使气滞痰瘀阻于胃脘，胃失通降，气逆而上，经口而出则为呕吐。故张景岳有言："所以反胃之治，宜益火之源，以助化功。"

此案患者为老年妇女，饮食至晚即吐出，当可判定为脾胃虚弱、胃阳不振之候。妇人多忧思，肝郁为患，兼之中焦虚寒，痰气壅塞，清气不上，浊气不降，即见绕脐而转之症。王氏点按水分、气海、天枢（脐边两穴），后又灸水分、气海，神效。水分，《针灸聚英》言："穴当小肠下口，至是而泌别清浊，水液入膀胱，渣滓入大肠，故曰水分。"此穴有和中理气、分利水湿之功，常用于脾胃之疾。天枢为大肠之募，又为足阳明脉气所发之处，居脐旁，人身之半，乃气机升降之枢机，长于调中和胃，理气健脾。水分、天枢同用，理气和中，降浊通腑。气海乃人身元气之所，功在培元补虚，虚寒之证灸治速效。如此则元阳得益，中阳得振，虚寒得温，水湿得化，清气得升，浊气得降，呕吐止矣。

## （二）临床述要

呕吐是以胃气上逆，胃内容物从口中吐出为主症的病证。常以有物有声谓之"呕"，有物无声谓之"吐"，无物有声谓之"干呕"。临床上呕与吐常同时出现，故并称为"呕吐"。呕吐的发生常与外邪犯胃、饮食停滞、情志失调、病后体虚等因素有关。本病病位在胃，与肝、脾关系密切，虚证多涉及脾，实证多因于肝。基本病机是胃失和降、胃气上逆。无论是胃腑本身病变还是其他脏腑的病变影响到胃腑，使胃失和降、胃气上逆，均可导致呕吐。

呕吐多见于现代医学的胃神经官能症、急慢性胃炎、幽门痉挛（或梗阻）、胃黏膜脱垂症、十二指肠壅积症、功能性消化不良、胆囊炎、胰腺炎等疾病中。

根据呕吐的临床证候表现可分为外邪犯胃证、食滞内停证、肝气犯胃证、痰饮内阻证、脾胃虚弱证、胃阴不足证等证型。针灸治疗呕吐的原则是"和胃止呕"，取胃的募穴、下合穴为主。主穴取中脘、足三里、内关。外邪犯胃，配外关、合谷穴；食滞内停，配下脘、梁门穴；肝气犯胃，配太冲、期门穴；痰饮内阻，配丰隆、公孙穴；脾胃虚弱，配脾俞、胃俞穴；胃阴不足，配脾俞、三阴交穴。中脘乃胃之募、腑之会，穴居胃脘部，可理气和胃止呕；足三里为胃的下合穴，"合治内腑"，可疏理胃肠气机，与中脘远近相配，通降胃气；内关为手厥阴经络穴，又为八脉交会穴，通于阴维脉，可宽胸理气，和胃降逆，为止呕要穴。三穴合用，共奏和胃降逆止呕之功。需要注意的是对于上消化道严重梗阻、癌肿引起的呕吐以及脑源性呕吐等，应重视原发病的治疗，针刺只做对症处理。

## （三）文献辑录

《灵枢·四时气》：邪在胆，逆在胃，胆液泄则口苦，胃气逆则呕苦，故曰呕胆。取三里以下胃气逆，则刺少阳血络以闭胆逆，却调其虚实以祛其邪。

《针灸甲乙经》卷七：伤寒热盛，烦呕，大椎主之……食不下，呕吐多涎，鬲俞主之。

《伤寒论·辨少阴病脉证并治》：少阴病，下利，脉微涩，呕而汗出，必数更衣，反少者，当温其上，灸之。

《千金翼方》卷二十七：灸吐法：吐逆不得食，灸心俞百壮。吐逆不得下食，今日食，明日吐，灸膈俞百壮。

《神灸经纶》：伤酒呕吐痰眩，率谷。

《针灸大成》卷九：翻胃吐食，中脘、脾俞、中魁、三里。

《医宗金鉴》卷八十五：呕吐吞酸灸日月。

# 二十二、泄泻

## （一）医案与释按

### 1. 窦材灸治泄泻医案一则

**【原文】**

一人患暴注，因忧思伤脾也。服金液丹、霹雳汤不效，盖伤之深耳。灸命关二百壮，小便始长，服草神丹而愈。

（《扁鹊心书·卷中·暴注》）

**【释按】**

本案是窦材灸治暴注的验案，此案另可见录于《续名医类案·卷七·泄泻》（改原文"小便始长"为"大便始长"）。

暴注，又名暴泻，是指发病突然，以排便次数剧增，泻下急迫为特征的内科急性病证。案中所言金液丹等方药，均载于《扁鹊心书》卷下"神方"。金液丹"起数十年大病于顷刻"，由舶上硫黄制成；霹雳汤治脾胃虚弱，由川附五两，桂心二两，当归二两，甘草一两组方；霹雳汤：药由川附五两，桂心二两，当归二两，甘草一两组成。草神丹大补脾肾，由附子五两，吴茱萸、肉桂各二两，琥珀、辰砂各五钱，麝香二钱制成。

窦氏在案前有言："暴注之病，由暑月食生冷太过，损其脾气，故暴注下泄，不早治，三五日泻脱元气。方书多作寻常治之，河间又以为火，用凉药，每害人性命。"暴注为急性病证，"凡人腹下有水声，当即服丹药，不然变脾泄，害人最速"，此案得之于忧思伤脾，脾土为肝木所克，以致脾阳受损，无以运化、腐熟水谷，寒湿滞中，下迫为泻。"服金液丹、霹雳汤不效"，可见脾阳所伤之深。即以灸命关二百壮，小（大）便始长，窦氏认为此类疾病"若灸迟则肠开洞泄而死"，与其扶阳思想一脉相承。命关一穴，窦氏用以灸治脾胃之疾，意在温通脾经经气，增强脾的功能而坚脾，由此化生精血以保元阳，常与关元合用，一切大病皆从脾肾论治。此案患者经灸命关后，症情得以控制，再服温补脾肾之剂而痊愈，灸药异治，其揆一也。

## 2．王执中灸治泄泻医案一则

**【原文】**

予尝久患溏利，一夕灸三七壮，则次日不如厕，连数夕灸，则数日不如厕，足见经言主泄利不止之验也。又予年逾壮，觉左手足无力，偶灸此而愈。

（《针灸资生经·第三·虚损》）

**【释按】**

本案是王执中灸治溏利和中风的验案，此案又可见录于《古今医案按·卷二·泄泻》。

溏利，即溏泄，泛指水泻或大便稀溏。《素问·气交变大论》："岁木不及，燥乃大行……民病中满，胠胁痛，少腹痛，肠鸣溏泄。"泄泻多因于湿，久患溏泄，脾阳不振，肾阳不温，脾肾阳虚，下元虚惫，泄利不止，且多登溷于五更。王执中听闻"旧传有人年老而颜如童子者，盖每岁以鼠粪灸脐中一壮故也"，即以此法灸治自己所患的溏利。此案案前列"久冷伤惫脏腑、泄利不止、中风不省人事等疾，宜灸神阙"，可知王氏之溏利，乃灸之神阙而愈。本书"溏泄"章节王氏又录类似案例："予尝患痹疼，既愈而溏利者久之，因灸脐中，遂不登溷，连三日灸之，三夕不登溷。若灸溏泄，脐中第一，三阴交等穴乃其次也。"亦见王氏推崇神阙灸法。神阙一穴，中医学认为是先天之结蒂、生命之根，又为后天之气舍，意为元神出入之处，以及元神所居之宫阙。神阙穴属任脉，灸之醒神救逆、升阳固脱、健运脾土、温煦肾元，脏腑调和，泄泻乃愈。

### 3. 罗天益灸药结合治泄泻医案一则

**【原文】**

征南副元帅大忒木儿，年六旬有八，戊午秋征南，予从之。过扬州十里，时仲冬，病自利完谷不化，脐腹冷疼，足胻寒，以手搔之，不知痛痒。尝烧石以温之，亦不得暖。予诊之，脉沉细而微。予思之年高气弱，深入敌境，军事烦冗，朝暮形寒，饮食失节，多饮奶酪，履于卑湿，阳不能外固，由是清湿袭虚，病起于下，故胻寒而逆。《黄帝内经》云：感于寒而受病，微则为咳，盛则为泄为痛。此寒湿相合而为病也，法当急退寒湿之邪，峻补其阳，非灸不能病已。先以大艾炷于气海，灸百壮，补下焦阳虚。次灸三里二穴各三七壮，治胻寒而逆，且接引阳气下行。又灸三阴交二穴，以散足受寒湿之邪。遂处方云：寒淫所胜，治以辛热，湿淫于外，平以苦热，以苦发之。以附子大辛热助阳退阴，温经散寒，故以为君；干姜、官桂、大热辛甘，亦除寒湿，白术、半夏苦辛温而燥脾湿，故以为臣；人参、草豆蔻、炙甘草甘辛大温，温中益气，生姜大辛温，能散清湿之邪，葱白辛温，以通上焦阳气，故以为佐。又云：补下治下，制以急，急则气味厚，故大作剂服之。不数服泻止痛减，足胻渐温。调其饮食，逾十日平复。明年秋，过襄阳，值霖雨，阅旬余，前证复作。再根据前灸添阳辅，各灸三七壮，再以前药投之，数服良愈。

（《卫生宝鉴·卷二十二·寒治验》）

**【释按】**

本案为罗天益灸药结合治疗泄泻的验案，此案又见录于《古今医案按·卷二·泄泻》。

案中患者年逾六旬，肾气不足，冬日罹疾，自利完谷不化，脐腹冷疼，足胻寒冷，诊其脉则沉细而微，乃脾肾阳虚、命门火衰之象。此为泄泻之虚证。

又因军事烦冗，多有操劳；饮食失节，脾胃乃伤；履于卑湿，寒湿内侵，体虚与寒湿相合，其病剧矣。此为泄泻之虚实夹杂证。泄泻一证，成因繁多，内伤外感，不一而足。此案终因脾肾阳虚、寒湿泛滥而起，故"法当急退寒湿之邪，峻补其阳"。先以大艾炷灸气海百壮，峻补下焦阳虚，益命门之火，助脾胃之运化以腐熟水谷，温化寒湿；灸三里二穴各三七壮，健脾和胃，补虚生气，温经散寒，化中焦寒湿，治足胕寒逆，且接引阳气下行；又灸三阴交二穴，补肝益肾，健脾化湿，温通经络，活血祛风，补下焦之本元，运中焦之水湿，行气机之升降，散足胕之寒湿。三穴所及之任脉、足阳明胃经、足太阴脾经，皆为与泄泻形成极为关联的脏腑经脉，调其三经，分清泌浊，标本兼治。兼以大剂助阳燥湿，温中益气，温经散寒，调其饮食而愈。后又因冒雨涉寒，诸症又作，即以前法治疗，又加阳辅艾灸，也告痊愈。阳辅系胆经之经穴，功在清肝利胆、疏经活络，所治多属寒性之阴证，亦扶阳以抑阴也。正如《子午流注说难》所言："阳辅乃足少阳所行之经穴，阳经属火，胆为阳木，木能生火，火曰炎上，辅助其阳经之上升。"《针灸资生经》亦言："风痹不仁，阳辅、阳关。"取用阳辅灸治，一助阳气之上升，一助胕寒之温化。此案本虚标实，泻止亦需顾护脾肾之阳，缓治以徐图之。

## 4. 张从正灸药结合治泄泻医案一则

**【原文】**

昔维阳府判赵显之，病虚羸，泄泻褐色，乃洞泄寒中证也，每闻大黄气味即注泄。余诊之，两手脉沉而软，令灸水分穴一百余壮，次服桂苓甘露散、胃风汤、白术丸等药，不数月而愈。

（《儒门事亲·卷二·推原补法利害非轻说十七》）

**【释按】**

本案是张从正灸药结合治疗泄泻的验案，此案又可见录于《续名医类案·卷七·泄泻》。

案中所及方药，桂苓甘露散：《儒门事亲》载录："官桂半两，人参、藿香各半两，茯苓、白术、甘草、葛根、泽泻、石膏、寒水石各一两，滑石二两，木香一分。上为细末。每服三钱，白汤点下，新水或生姜汤亦可用之。"胃风汤：《儒门事亲》载录："人参（去芦），茯苓（去皮），川芎，官桂，当归，芍药，白术。上件各等分，为末。每服三钱，水一盏，入陈粟米煎，空心服之。"白术丸：《儒门事亲》载录白术汤："白术，甘草，当归，陈皮，桔梗，枳壳各等分。上为粗末。水煎，去滓，温服三、五钱。"白术丸疑为白术汤所制。

洞泄一名，《素问·生气通天论》篇曰："因于露风，乃生寒热，是以春伤于风，邪气留连，乃为洞泄。"李中梓释之："洞泄，一名濡泄，濡泄因于湿胜。此病非但因伏气内留，中气失治，亦有湿气相兼致病也。"此案表述较为简单，患者本病虚羸，泄泻褐色，张氏以洞泄寒中证辨之。《圣济总录》卷七十四："阴盛生内寒，故令人府脏内洞而泄。"正气本伤，洞泄寒中，久则必及脾肾之阳，阳虚阴盛，寒自内生。且患者每闻大黄气味即注泄，大黄性味苦寒，必是患者寒中之极甚，所患已成倾危之势。诊之两手脉沉而软，沉脉者，主里主寒，寒湿内停之象；软脉者，主虚主弱，阳虚无力鼓动之象。是以急灸水分，以温补脾肾之阳。水分一穴，经属任脉，有健脾和中、分利水湿之功，针之行气利水，灸之温化寒湿，可用于水湿内停之疾，寓泻于补之中。《金针梅花诗钞》："水分要在能分水，清浊难分水病推。"《行针指要歌》："或针水，水分挟脐上边取。"另以补气健脾、温肾散寒、利湿助运之方药作善后之治，不数月缓缓而愈。

张从正治疾以汗吐下三法攻邪为长，为"攻下派"代表人物，朱丹溪讥其"唯务攻击"。然本案张氏以温补之灸法为治，方药亦以补益立论。由此可见，张从正之攻邪，也是在辨证的基础上运用的。张从正曾直言："不虚者强补，不实者强攻，此自是庸工不识虚实之罪也。岂有虚者不可补，实者不可泻之理哉！五实证，汗下吐三法俱行更快。五虚证，一补足矣。"可见虚者当补也是张从正倡导的治疗疾病的大法之一。张氏在具体运用时，特别注重培补先后天之气。

## 5. 虞抟灸治吐泻医案一则

**【原文】**

一人吐泻三日，垂死，为灸天枢、气海二穴，立止。

（《医学正传·卷之二·泄泻》）

**【释按】**

本案是虞抟灸治吐泻垂死的验案，此案也见录于《名医类案·卷四·泻》。虞抟，字恒德，其简要生平及著作参阅"虞抟灸药结合治伤寒后呃逆发作医案一则"之"释按"。

本案简练，患者吐泻三日，机体内大量脱失津液，阴欲竭而阳欲脱，为垂死之候。急灸天枢、气海二穴，吐泻立止。

《素问·六微旨大论》："天枢之上，天气主之；天枢之下，地气主之；气交之分，人气从之，万物由之，此之谓也。"张景岳注："枢，枢机也。居阴阳升降之中，是谓天枢。"将天枢解释为天地之气升降的枢机。王冰注："天枢者，当脐之两旁也，所谓身半矣。"乃天枢之穴。天枢为足阳明胃经经穴，阳明经脉气所发，候胃经气血盛衰，经言胃为水谷之海，气血生化之源，脏腑经络之根，即所谓"有胃气则生，无胃气则死"。吐泻三日，胃气大伤，急以天枢调畅中焦脾胃气机，冀望恢复胃气，以使胃能受纳腐熟水谷，脾能运化散布精气，以续气血生化之源。灸后吐泻止，亦提示胃气渐复之可能。此为生气回复的基础，颇合虞氏气血互生之"阴（物质性）"重要性的学术主张。

气海者，又被称之为"丹田"。丹田，原是道教修炼内丹中的精气神时用的术语，有上中下三丹田：两眉间为上丹田，两乳间为中丹田，脐下为下丹田。现丹田一般是指脐下丹田，脐下的阴交、气海、石门、关元四个穴位被称为"丹田"，意为"藏精之府也"，乃"性命之根本"。是处为人体真气、元气发生之地，呼吸之门，为全身脏腑、经络的根本。以该处为人之根元，下焦元阴元阳关藏出入之所，男子以藏精，女子主月事，以生养子息，合和阴阳之门户。气海主一身之气，灸之能培元固本，回阳救逆，所谓"气之所至，血之乃通"，元气复则能助全身百脉沟通。正如《会元针灸学》所言："气海者，化冲气之海，由气海贯两旁通气穴，交于胃气，上至胸膈，入肺管而出于喉间，为气街，散入胸中，与卫气相交而行于经。且导胃气入胞中。络阴血，至胞相交于肾。其上之阴交，下之丹田、关元，由气海而分天地，水火由是相交，导气以上，导血以下，故名气海。"

## 6. 俞震载黄子厚灸治泄泻医案一则

**【原文】**

《白云集》曰：黄子厚者，江西人也，精医术。邻郡一富翁，病泄泻弥年，礼致子厚诊疗，旬莫效。子厚曰：予未得其说，求归。一日读《易》，至乾卦天行健，朱子有曰：天之气运转不息，故阁得地在中间，如人弄椀珠，只运动不住，故在空中不坠，少有息则坠矣。因悟向者富翁之病，乃气不能举，为下脱也。又作字持水滴吸水，初以大指按滴上窍，则水满筒，放其按，则水下溜无余，乃豁悟曰：吾可治翁证矣。即治装往，以艾灸百会穴三四十壮，泄泻止矣。《医说会编》注曰：百会，属督脉，居顶巅，为天之中，是主一身之气者。元气下脱，脾胃无凭，所以泄泻，是谓阁不得地。经云：下者上之。所以灸百会愈者，使天之气复健行，而脾土得以凭之耳。《铜人经》谓百会灸脱肛，其义一也。

（《古今医案按·卷二·泄泻》）

**【释按】**

本案是俞震《古今医案按》中载录的黄子厚灸百会治疗泄泻的验案。

俞震（1709—1799），字东扶，号惺斋，浙江嘉善人，清代医家、诗人。俞氏性敏慧，自幼博览群书，擅长吟咏。后因体弱多病，从金钧习医，得其秘奥，遂为乾隆间著名医学家。金钧，字上陶，号沙南，祖籍云间（今上海松江），后迁于嘉善，以医术擅名。俞震与同邑沈尧封善，与兄弟等结同雅社。俞震医学著作有《古今医案按》《古今经验方按》。

《古今医案按》，书凡 10 卷。按证列目，选辑历代名医医案，上至仓公，下至叶天士，共 60 余家，1060 余案。"是编汇选名医成案，所选必择精当。如江氏类案入选颇多，亦不过十之三四，其余仅选十之一二而已。此外见诸史传及说部杂书，或有新意，或立奇法者，间采一二条。俾广见一，所选皆有议论有发明之案，庸浅及怪诞不经者概删去，其有病同而治同，虽出两人，止录一家，同之中必取前辈，或后辈之阐发胜于前辈，则取后舍前，亦无拘也。"俞氏通过加按形式分析各家医案。全书加按 530 余条，辨其真伪，别其是非，析其异同，褒贬分明，择善而从。并结合自己的临床经验，析疑解惑，明确指出辨证与施治的关键所在，诚补诸按之未逮，为研究前人医案难得的佳著。

本案所言黄子厚者，元代针灸医家，以善用灸法治病闻名。此案为黄氏以百会灸治泄泻的验案。案中记述了黄氏治疗的过程：患者病泄泻已满一年，黄氏开始诊治十余日而不效，后在读《易经》时悟得治此病之大道，即以百会灸治，以升提下陷之清气，泄泻遂止。百会者，诸脉之会，督脉经穴，为人体至高之地，通督阳气。泄泻经年，脾肾阳虚，虚则气陷，脾胃无凭，清气不升，泄泻更作。灸焫百会，流通阳气，升阳举陷，以使脾胃有凭，脾运得健，胃气得和，清气升而浊气降，升降有序而愈疾。此为诊治此类中气下陷疾病的不二之法。

## （二）临床述要

泄泻是以大便次数增多，便质稀溏或完谷不化，甚至如水样为主要特征的病证，也称"腹泻"。古代文献中的"飧泄""濡泄""洞泄""溏泄"等，多指泄泻而言。泄泻的发生常与饮食不节、感受外邪、情志失调、脾胃虚弱、年老体弱等因素有关。本病病位在肠，与脾、胃、肝、肾等脏腑密切相关，脾失健运是关键。基本病机是脾虚湿盛，肠道分清泌浊、传导功能失司。

泄泻多见于现代医学急慢性肠炎、肠易激综合征、胃肠功能紊乱、慢性非特异性溃疡性结肠炎、克罗恩病、肠结核等疾病中。

根据泄泻的临床表现证候，可分为寒湿内盛证、肠腑湿热证、食滞肠胃证、肝气乘脾证、脾胃虚弱证、肾阳虚衰证六型。针灸治疗泄泻的原则是"健脾利湿，调肠止泻"，取大肠的背俞穴、募穴及下合穴为主。主穴取大肠俞、天枢、上巨虚、三阴交、神阙。寒湿内盛，配阴陵泉、脾俞穴；肠腑湿热，配曲池、下巨虚穴；食滞肠胃，配下脘、梁门穴；肝气乘脾，配期门、太冲穴；脾胃虚弱，配脾俞、足三里穴；肾阳虚衰，配肾俞、命门穴。水样便，配关元、下巨虚穴。取大肠的募穴天枢、背俞穴大肠俞，属俞募配穴法，与大肠之下合穴上巨虚合用，可调理肠腑而止泻；三阴交健脾利湿，兼调理肝肾，各种泄泻皆可用之；神阙穴居于中腹，内连肠腑，无论急、慢性泄泻，用之皆宜。神阙用灸，余穴毫针常规刺。寒湿内盛、脾胃虚弱可用隔姜灸、温和灸或温针灸；肾阳虚衰可用隔附子饼灸。

## （三）文献辑录

《素问·藏气法时论》：脾病者……虚则腹满肠鸣，飧泄食不化，取其经，太阴、阳明、少阴血者。

《灵枢·四时气》：飧泄，补三阴之上，补阴陵泉，皆久留之，热行乃止。

《脉经》卷七：诸下利，皆可灸足大都五壮，商丘、阴陵泉皆三壮。

《针灸甲乙经》卷七：冬日重感于寒则泄，当脐而痛，肠胃间游气切痛……天枢主之。

《千金要方》卷三十：阴陵泉、隐白，主胸中热，暴泄。

《针灸资生经》第三：若灸溏泄，脐中第一，三阴交等穴，乃其次也。

《丹溪心法》：久病大肠气泄……用艾炷如麦粒，于百会穴灸三壮。

《卫生宝鉴》卷十六：水渍入胃，名为溢饮，滑泄，渴能饮水，水下复泄，泄而大渴，此无药证，当灸大椎。

# 二十三、痢疾

## （一）医案与释按

### 1. 窦材灸药结合治休息痢医案一则

**【原文】**

一人病休息痢已半年，元气将脱，六脉将绝，十分危笃。余为灸命关三百壮，关元三百壮，六脉已平，痢已止。两胁刺痛，再服草神丹、霹雳汤方愈，一月后大便二日一次矣。

（《扁鹊心书·卷中·休息痢》）

**【释按】**

本案是窦材以灸为主结合药物治疗休息痢的验案，此案又可见录于《续名医类案·卷八·痢》。

关于痢病，窦氏认为"痢因暑月食冷，及湿热太过，损伤脾胃而致"，若伤气则成白痢；若伤血则成赤痢。此类病证初起腹痛者，服如圣饼，下积血而可愈，此其轻者也。"若下五色鱼脑，延绵日久，饮食不进者，此休息痢也，最重，不早治，十日半月，害人性命。"休息痢在窦氏《扁鹊心书》中是相对于"暴注"而言的，一为病发急重，一为病发迁延。《诸病源候论》"休息痢候"中是这样描述的："休息痢者，胃脘有停饮，因痢积久，或冷气，或热气乘之，气动于饮，则饮动，而肠虚受之，故为痢也。冷热气调，其饮则静，而痢亦休也。肠胃虚弱，易为冷热，其邪气或动或静，故其痢乍发乍止，谓之休息痢也。"是为一语中的。

也正因为休息痢的反复迁延，多使人体阳气戕伐，尤其是脾肾之阳，故窦氏认为休息痢"过服寒凉下药必死"。注之曰："痢至休息无已者，非处治之瘥，即调理之误。或饮食之过，所以止作频仍，延绵不已，然欲使其竟止亦颇费手。有肺气虚陷者，有肾阴不足者，有脾肾两亏者，有经脉内陷者，有肝木乘脾者，有腐秽不清者，有固涩太早者，有三焦失运者，有湿热伤脾者，有生阳不足者，有孤阴注下者，有暑毒未清者，有阴积肠蛊者，有风邪陷入者，一一体察，得其病情，审治的当，自能应手取效。"

窦氏以扶阳为治病之先，常取用命关、关元大灸，一应其"灸关元以救肾气，灸命关以固脾气"之学术主张。此案元气将脱，六脉将绝，正是脾肾阳虚之危重证候，灸命关、关元，脾肾同治，调气回阳，元阳得固，脾阳得健，正复痢止。再以温补脾肾之方药善后，其病自愈。窦氏另有一相同案例，现录之如下："一人病休息痢，余令灸命关二百壮，病愈。二日，变注下，一时五七次。令服霹雳汤二服，立止。后四肢浮肿，乃脾虚欲成水肿也，又灸关元二百壮，服金液丹十两，一月而愈。"

## 2. 戴良载朱丹溪灸药结合治痢疾医案一则

**【原文】**

浦江郑义士病滞下，一夕忽昏仆，目上视，溲注而汗泄。翁诊之，脉大无伦，即告曰：此阴虚而阳暴绝也，盖得之病后酒且内，然吾能愈之。即命治人参膏，而且促灸其气海。顷之手动，又顷而唇动。及参膏成，三饮之苏矣。其后服参膏尽数斤，病已。

（《九灵山房集》）

**【释按】**

本案是戴良所录朱丹溪艾灸结合药物治疗泄泻的验案，此案又见录于《丹溪心法·附录·丹溪翁传》中。文中所见：①滞下：痢疾的古称。《严氏济生方》："今之所谓痢疾者，古所谓滞下是也。"②翁：指朱震亨。朱震亨人称丹溪先生，又称丹溪翁。③酒且内：指酒后且行房。

戴良（1317—1383），原名戴士良，字叔能，号九灵山人，浙江浦江人。元代著名学者，长于诗文，爱好医学，其兄为明代著名医家戴思恭之父戴士尧。《明史》"卷二百八十五·列传第一百七十三·文苑一"列有"戴良传"。曾任淮南、江北等处行中书省儒学提举，元亡后，隐居四明山。明洪武十五年（1382年），被召至南京，以年老体病辞官，太祖怒，羁留不释，次年四月卒于狱中。著有《九灵山房集》30卷，分山居稿、吴游稿、鄞游稿和越游稿四部分，其内容多颂扬与留恋元朝统治，"睠怀宗国，慷慨激烈，发为吟咏，多磊落抑塞之音"，也保存了一些医家资料。

此案患者病痢疾，酒后行房，忽见神志昏仆，目睛上视，小便失禁，大汗淋漓，一派阴欲竭阳欲脱之候。丹溪诊之，脉大无伦。大脉原主邪实，内热充斥，气盛血涌之象，然若久病气虚，或虚劳、失血、失泄等病症见大脉，则多属邪盛正衰的危候。此证见大脉，且脉来无序，实阴虚阳欲暴绝之重危阶段，邪盛病进。盖因痢之伤阴，酒之伤阴，房之伤阴，阳无以附，虚阳外越也。亟待回真阳救厥逆，以挽将竭之真阴，以敛浮越之虚阳，此亦"阴不可以无阳，非气无以生形；阳不可以无阴，非形无以载气"之法则也。治人参膏，促灸气海。灸行须臾而手动，顷而又唇动，元阳回复之征象。气海为气聚之所，元阳之外使，灸之回阳固脱，复下焦真阴真阳，气之有根而诸证有所平。参膏制成三服之，大补元气，阴阳逐渐各归其位而神情复苏，再以参膏善后，徐缓图之，病已。

## 3. 罗天益灸药结合治疟痢医案一则

【原文】

至元巳亥，廉台王千户年四十有五，领兵镇涟水。此地卑湿，因劳役过度，饮食失节，至秋深，疟痢并作，月余不愈，饮食全减，形容羸瘦，乘马轿以归。时已仲冬，求予治之，具陈其由。诊得脉弦细而微如蛛丝，身体沉重，手足寒逆，时复麻痹，皮肤痂疥如疠风之状，有时以致，心腹痞满，呕逆不止，此皆寒湿为病。久淹，真气衰弱，形气不足，病气亦不足，阴阳皆不足也。《针经》云：阴阳皆虚，针所不为，灸之所宜。《黄帝内经》曰：损者益之，劳者温之。《十剂》云：补可去弱。先以理中汤加附子，温养脾胃，散寒湿；涩可去泄，养脏汤加附子，固肠胃，止泻痢，仍灸诸穴以并除之。经云：府会太仓，即中脘也。先灸五七壮，以温养脾胃之气，进美饮食；次灸气海百壮，生发元气，滋荣百脉，充实肌肉；复灸足三里，胃之合也，三七壮，引阳气下交阴分，亦助胃气；后灸阳辅二七壮，接续阳气，令足胫温暖，散清湿之邪。迨月余，病气去，渐平复，今累迁侍卫统军都指挥使，精神不减壮年。

（《卫生宝鉴·卷十六·阴阳皆虚灸之所宜》）

【释按】

本案是罗天益灸药结合治疗疟痢并作的验案，此案又可见录于《名医类案·卷四·痢》《古今医案按·卷三·疟痢》及《医学纲目·卷二十三·脾胃部滞下》。

此案患者因劳役过度，饮食失节，加之外感湿邪，秋深之时，疟痢并作，月余不愈，正伤体虚，饮食全减，形容羸瘦，身体沉重，手足寒逆，心腹痞满，呕逆不止，诸证蜂起。盖因劳伤气耗，湿从寒化，阻遏阳气，寒湿内生，病久则真气衰弱，形气不足，病气亦不足，阴阳皆不足也。古时许多医家认为针浑是泻，补必用灸。即以理中汤加附子，温养脾胃，散寒祛湿。再以中脘、气海、足三里、阳辅等灸治，意在补脾胃，以使气血生化有源；温脾肾，坚固下元以使气血归附；益气血，以使百脉有所滋荣；通经脉，接续阳气以使湿去寒散。此案与"泄泻"章节"罗天益灸药结合治泄泻医案一则"同出一辙，两案仅有中脘和三阴交一穴有所不同，或因罗氏对此类疾病的证治方案，因其治效神验已形成定式，可互相参阅。

## 4. 杨继洲针灸治泻痢医案一则

【原文】

戊寅冬，张相公长孙患泻痢半载，诸药不效，相公命予治之。曰：昔翰林时患肚腹之疾，不能饮食，诸药不效，灸中脘、章门即饮食，其针灸之神如此。今长孙患泻痢，不能进食，可针灸乎？予对曰：泻痢日久，体貌已变，须元气稍复，择日针灸可也。华岑公子云：事已危笃矣，望即治之，不俟再择日期，即针灸中脘、章门，果能饮食。

（《针灸大成·卷九·医案》）

【释按】

痢之为病，因之于湿邪积滞肠道，壅滞气血，妨碍传导，肠道脂膜血络受伤，腐败化为脓血而成。痢久必伤正，热伤阴，寒伤阳，湿滞中，疫毒伤营血。本案患者病泻痢半年，虽经诸药诊治却不效。此时患者气血皆因泻痢而不足，湿滞肠腑，阻遏阳气，困顿脾运，脾失运化，痰湿又生，交互为患，竟至不能饮食，脾胃为之大伤，正气为之虚损。案中有言杨氏曾取中脘、章门灸治因肚腹之疾不能饮食者，其效如神，即以针灸此两穴治疗该患者的泻痢疾患，果如其愿，能饮食矣。

中脘为任脉经穴，既是胃募，又为腑会，与手太阳小肠经、手少阳三焦经、足阳明胃经等交会，具有健脾和胃、降逆利水的作用，脾胃健则气血和，气血和则气机畅，气机畅则阴阳调。故中脘一穴治症广泛，总以脾胃、肠道疾病为主，脘腹痞满，饮食不思，大便泻痢，均可以中脘针灸而取效。《循经考穴编》：中脘"一切脾胃之疾，无所不疗"。

章门为足厥阴肝经穴，与足少阳经交会，既是八会穴之脏会，又是脾之募穴，为五脏经气之募聚、出入之门道。五脏皆禀于脾，章门可主五脏之疾，用之以通痞塞之气。章门具有疏肝理气、健脾和胃、清利湿热的作用，以腹痛、腹胀、泄泻、胁痛、痞块为其治疗重点。《脉经》："关脉缓，其人不欲食，此胃气不调，脾胃不足，宜服平胃丸、补脾汤，针章门补之。"

中脘和章门相合而用，乃脾胃表里共治之法。中脘主治重在胃肠，从阴引阳；章门主治重在脾，从阳引阴，共奏健脾燥湿、和胃调中的功效。寒者温之，可灸；热者清之，单针；湿者化之，针灸并用，和胃气而进饮食令人不虚；补脾气而运水湿邪实乃去；疏肝气而行气血郁滞得畅。本案病程较久，冷暖当自知，不可图速效，徐缓以固其本。

## （二）临床述要

痢疾古称"肠澼""滞下""下利"，是以腹痛、里急后重、下痢赤白脓血为主症的病证，多发于夏秋季节。痢疾的发生常与外感时邪疫毒、饮食不节等因素有关，使得寒湿、湿热、积滞、疫毒等壅塞肠中，气血与之抟结凝滞，肠道传化失司，脉络受伤，腐败化为脓血而成。故本病病位在肠，与脾、胃关系密切。基本病机是气血壅滞，肠道传化失司。

本病可见于现代医学急性细菌性痢疾、阿米巴痢疾、中毒性菌痢等疾病中。

根据痢疾的临床证候表现，可分为寒湿痢、湿热痢、疫毒痢、噤口痢、休息痢5种证型。针灸对痢疾的治疗原则是"通肠导滞，调气和血"，取大肠的募穴、下合穴为主。主穴取天枢、上巨虚、合谷、三阴交。寒湿痢，配关元、阴陵泉穴；湿热痢，配曲池、内庭穴；疫毒痢，配大椎、十宣穴；噤口痢，配内关、中脘穴；休息痢，配脾俞、足三里穴；久痢脱肛，加气海、百会穴。本病病位在肠，故取大肠的募穴天枢、下合穴上巨虚、原穴合谷，三穴同用，可通调大肠腑气，行气和血，气行则后重自除，血和则便脓自愈；三阴交为肝脾肾三经交会穴，可健脾利湿。寒湿痢、休息痢可用温和灸、温针灸、隔姜灸或隔附子饼灸。需要注意的是，中毒性菌痢病情凶险，应采用综合性治疗方案。

## （三）文献辑录

《伤寒论·辨少阴病脉证并治》：少阴病，下利便脓血者，可刺（《神灸经纶》载：常器之云：可刺足少阴幽门、交信二处）。

《针灸甲乙经》卷十一：泄注肠澼便血，会阳主之……肠澼泄切痛，四满主之……溏瘕，腹中痛，脏痹，地机主之。

《千金要方》卷十四：小肠泄痢脓血，灸魂舍一百壮，小儿减之，穴在侠脐两边，相去各一寸，又灸小肠俞七壮。

《医学入门》内集卷一：痢疾合谷三里宜，甚者必须兼中膂。白痢针合谷，赤痢针小肠俞，赤白针三里中膂俞。

《医学纲目》卷二十三：泄痢不禁，小腹痛，后重，便脓血：丹田、复溜、小肠俞，不已，取：天枢、腹哀。

《针灸逢源》卷五：中气虚寒，腹痛泻痢，天枢、神阙。

# 二十四、腹痛

## （一）医案与释按

### 1. 王执中灸治腹痛医案二则

【原文】

案一：有老妪大肠中常若里急后重，甚苦之，自言人必无老新妇此奇疾也。为按其大肠俞疼甚，令归灸之而愈。

（《针灸资生经·第三·肠痛》）

案二：予旧苦脐中疼，则欲溏泻，常以手中指按之少止，或正泻下，亦按之，则不疼。它日灸脐中，遂不疼矣。后又尝溏利不已，灸之则止。凡脐疼者，宜灸神阙。

（《针灸资生经·第五·脐痛》）

【释按】

上二案为王执中灸治腹痛的验案，案二又见录于《普济方·针灸·卷十三·脐痛》。

案一老妪患腹痛、里急后重，乃脾肾渐弱，阳虚渐现，内寒自生之象，甚则可见五更泄泻。王氏为其寻找"受病处"，即在大肠俞处按之痛甚，按照王氏"按其穴酸疼处灸方效"的经验之谈，就让老妪回家灸治，后病愈。大肠俞为太阳膀胱经经穴，又为大肠的背俞穴，即大肠之气转输于后背的部位，其气通于大肠。大肠者，传导之腑，主津，参与调节体内水液代谢，与大便的形成与排出极为相关。六腑以通为用，以降为顺，尤以大肠为最。故大肠俞有疏调肠腑、理气止痛之功，通调大肠、疏通气血而主治大肠及下腰部疾患。《千金要方》："大肠俞、八髎主大小便不利。"《铜人腧穴针灸图经》："腰痛，肠鸣腹胀，绕脐切痛，大小便不利，洞泄食不化。"灸之更能发挥大肠俞温经散寒、补肾强脊的作用。

案二为王氏自己久苦脐中痛，痛则欲溏泻，亦属脾肾阳虚之候。正如《诸病源候论》"久腹痛"所说："久腹痛者，脏腑虚而有寒，客于腹内，连滞不歇，发作有时。"以神阙灸治，散寒温中，缓急止痛，寒散而痛止。此亦为王氏治疗泄泻之常用法，"王执中灸治泄泻医案"中已述及。

## 2. 罗天益艾葱熨法治腹痛医案一则

**【原文】**

真定一秀才，年三十有一，肌体本弱，左胁下有积气，不敢食冷物，得寒则痛。或呕吐清水，眩运欲倒，目不敢开，恶人烦冗，静卧一二日及服辛热之剂，则病退。延至甲戌初秋，因劳役及食冷物，其病大作，腹痛不止，冷汗自出，四肢厥冷，口鼻气亦冷，面色青黄不泽，全不得卧，扶几而坐，又兼咳嗽，咽膈不利。故《黄帝内经》云：寒气客于小肠膜原之间，络血之中，血涩不得注于六经，血气稽留不得行，故宿昔而成积矣。又寒气客于肠胃，厥逆上出，故痛而呕也。诸寒在内作痛，得炅则痛立止。予与药服之，药不得入，见药则吐，无如之何治之。遂以熟艾约半斤，白纸一张，铺于腹上，纸上摊艾令匀，又以憨葱数枝，批作两半，铺于熟艾上数重，再用白纸一张覆之，以慢火熨斗熨之，冷则易之。若觉腹中热，腹皮暖不禁，以绵三祖多缝带系之，待冷时方解。初熨时得暖则痛减，大暖则痛止，至夜得睡，翌日再与对证药服之，良愈。

（《卫生宝鉴·卷十六·葱熨法治验》）

**【释按】**

本案为罗天益以熟艾和憨葱熨治腹痛的验案，此案又见录于《名医类案·卷六·腹痛》及《医学纲目·卷二十二·脾胃部·腹痛》。熟艾：即将陈艾经过反复捣碎、筛选而得到的艾绒。憨葱：藜芦的别名。《本草纲目》"藜芦"："黑色曰黎，其芦有黑皮裹之，故名。根际似葱，俗名葱管藜芦是矣。北人谓之憨葱，南人谓之鹿葱。"主涌吐风痰，杀虫解毒。

此患者肌体本弱，左胁下有积气，得寒则痛，或呕吐清水，眩运欲倒，恶人烦冗，服辛热之疾则病退，皆阳虚阴寒内盛之象。《素问·举痛论》篇曰："寒气客于肠胃，厥逆上出，故痛而呕也。"后因劳役及饮食冷物，其病大作，腹痛不止、冷汗自出、四肢厥冷、面色青黄不泽等，阴寒极阳热微，正如《诸病源候论》"冷气候"所言："气常行腑脏，腑脏受寒冷，即气为寒冷所并，故为冷气。其状或腹胀，或腹痛，甚则气逆上而面青、手足冷。"又"腹痛候"言："腹痛者，由腑脏虚，寒冷之气，客于肠胃、募原之间，结聚不散，正气与邪气交争相击，故痛。其有阴气搏于阴经者，则腹痛而肠鸣，谓之寒中。是阳气不足，阴气有余者也。"一旦阳不续阴、阴不续阳而成阴阳离决，性命堪忧。即以熟艾和憨葱熨治，以慢火熨斗熨之，冷则易之，得暖则痛减，大暖则痛止，后以对证之药服之，恐理中之辈，缓慢而愈。此为热熨之法，较之艾火热势和缓，无阴伤动火之虞。熟艾性本温和，少佐憨葱，增熟艾通经之力而已。腹部乃肾间动气所发之处，如此则脾肾之阳得温，下元之气得复，阳回阴散则有病愈之机。

## 3. 薛己灸药结合治腹痛医案一则

**【原文】**

一妇人患前症（指产后虚极生风证），或用诸补剂，四肢逆冷，自汗泄泻，肠鸣腹痛。余以阳气虚寒，用六君子，姜、附各加至五钱，不应。以参、附各一两始应。良久不服，仍肠鸣腹痛，后灸关元百余壮，及服十全大补汤方效。

（《校注妇人良方·卷十九·产后虚极生风方论第五》）

**【释按】**

本案是薛己灸药结合治疗产后腹痛的验案，此案又见录于《续名医类案·卷二十五·类风》。

薛己（1487—1559），字新甫，号立斋，明代吴郡（今江苏苏州）人。薛氏家族以医为业，是吴中地区著名的世医代表。其父薛铠，字良武，精医术，治病多奇中，尤以儿科证治最为详尽，弘治年间征为太医院医士，治病屡有效验。出身于世医之家的薛己天资聪明，过目辄能成诵，自幼继承家学，因多次应考不第，转而专攻医学。薛己"性习观书"，"见识聪明，于医极精"，他遍览方书，于医术无所不通。最初攻读外科，亦为其最擅长者，以后又精于内、儿两科，并其他各科均有建树。

薛己继承历代医家之说，博采众长，在《黄帝内经》"邪之所凑，其气必虚"、藏象学说、五行生克制化理论、仲景重视脾肾理论，以及东垣脾胃理论等的指导与启发下，将补脾、补肾有机地结合起来，治病求本，形成了善用温补法治疗疾病的独到学术风格，成为中医温补学派的先驱，影响了后世无数医家，连后来赫赫有名的张景岳在其《景岳全书》中也大量引用了薛氏的论述和医案。

所谓一通百通，薛己靠着自己的勤奋和博学，精究内、外、妇、儿、骨伤诸科，通过长期的临床实践和自己对医理的探究，终成一位通晓各科的著名医学家。同时代的医学大家徐春甫在《古今医统大全》中这样评价薛己："性质敏颖，见识聪明，于医极精。故谓十三科要皆一理，因见外科之医，固执《局方》，不循表里虚实经络之宜，而误人者众。遂大发所蕴，皆以内外合一之道，对证处方，随手而愈。嘉靖初，征为太医院使。著有《外科心法》《发挥精义》等书，凡十余种，诚明时名医之冠，而有功于先哲后昆者也。"

薛己一生所著颇丰，为后人留下了大量有实用价值的医学文献。医著类有

《内科摘要》《外科发挥》《外科枢要》《外科心法》《外科经验方》《疠疡机要》《女科撮要》《保婴撮要》《口齿类要》《正体类要》《本草约言》等。校注类著作有：陈自明的《妇人大全良方》和《外科精要》、王纶的《明医杂著》、钱乙的《小儿药证直诀》、陈文中的《小儿痘疹方论》、倪维德的《原机启微》、胡元庆的《痈疽神妙灸经》、佚名氏的《保婴金镜录》，等等。薛己校注的书，不是一般的校勘注释，而是加以评注，在原著的每一节段后，加上自己的按语，多为自己临床上的心得体会和验案，也有自己不同的看法。

此案虽名之为"腹痛"，其本质在于产后虚极生风，"论曰：产后所下过多，虚极生风者何？答曰：妇人以荣血为主，因产血下太多，气无所主，唇青肉冷，汗出，目眩神昏，命在须臾，此但虚极生风也。如此则急服济危上丹，若以风药治之则误矣。"气者，阳气也，气虚则自汗；气血皆虚，阳气不能温煦四肢，故四肢逆冷；阳气内陷，中焦虚寒，故肠鸣、腹痛不解。《素问·举痛论》："寒气客于小肠，小肠不得成聚，故后泄腹痛矣。"薛己屡用温阳大剂施治，小效而依旧肠鸣腹痛，后以灸关元百余壮，及服十全大补汤方效。此乃薛氏以灸关元使内陷之阳气回升，温下元之寒，为"益火之源，以消阴翳"之治，阴得阳助而生，阳得阴承而有根，阴阳复而虚风自去，虚寒自解，腹痛自止。陈念祖在《医学实在易》中言："医者，若遇元气虚脱之证，或速灸关元、气海，或速投肉桂、附子，以为起死回生之计。"此言不虚。

## 4. 杨继洲针灸治腹痛医案一则

**【原文】**

甲戌夏，员外熊可山公患痢兼吐血不止，身热咳嗽，绕脐一块痛至死，脉气将危绝。众医云：不可治矣。工部正郎隗月潭公素善，迎余视其脉虽危绝，而胸尚暖，脐中一块高起如拳大，是日不宜针刺，不得已，急针气海，更灸至五十壮而苏，其块即散，痛即止。后治痢，痢愈，治嗽血，以次调理得痊。次年升职方，公问其故。予曰：病有标本，治有缓急，若拘于日忌，而不针气海，则块何由而散？块既消散，则气得以疏通，而痛止脉复矣。正所谓急则治标之意也。公体虽安，饮食后不可多怒气，以保和其本；否则正气乖而肝气盛，致脾土受克，可计日而复矣。

（《针灸大成·卷九·医案》）

**【释按】**

本案是杨继洲针灸并用治疗腹痛的验案。患者患痢兼吐血不止，气血皆伤，邪气不去，与正气相争，气不顺接，上下相攻，即现"绕脐一块痛至死"一症。脐中一块高起如拳大，痞块也，乃血虚生火化风，炼津为痰，与下陷之清阳搏于下焦，气结痰瘀交互，卒然而起。故以急针气海，更灸至五十壮，患者转危为安。气海者，元气所系，可针可灸，温补下元，散寒化结，调理气机，痞块即散，腹痛即止，生气渐复。经云百病皆生于气，在此案中，气结则痛，气下则痢，气逆则嗽血，于气海求气，得疾病之本矣。后又治痢、治嗽血，以次调理得痊愈。杨氏释之曰"正所谓急则治标之意也"，然标本亦有缓急，腹痛痞块为症见标之标，为急，当首先面对；痢兼吐血、身热咳嗽为症见标之本，可缓，标之标去而后治之。气结痰瘀为病见本之标，气血阴阳虚愈为病见本之本，症见标之标去，当以治病本之本为先。故本案以次调理而见效，逆之则危矣。

## 5. 虞抟灸药结合治腹痛医案一则

**【原文】**

一壮年男子，寒月入水网鱼，饥甚，遇凉粥食之，腹大痛，二昼夜不止。一医先与大黄丸，不通；又与大承气汤，下粪水而痛愈甚。召予治，诊其六脉皆沉伏而实，面青黑色。予曰：此大寒证，及下焦有燥屎作痛。先与丁附治中汤一帖，又与灸气海穴二十一壮，痛减半。继以江子加陈皮、木香作丸，如绿豆大，生姜汁送下五粒，下五七次，平安。

（《医学正传·卷之四·腹痛》）

**【释按】**

本案是虞抟（天民）灸药结合治疗腹痛的验案，此案又见录于《杂病广要·身体类·腹痛》及《古今医案按·卷七·腹痛》等。

壮年男子寒月入水劳作，饥甚又食凉粥，外感内伤皆以寒为邪。寒凝气滞，导致脏腑经脉气机阻滞，不通则痛；寒性收引，两寒相叠，痛亦倍之，故患者腹大痛，两昼夜不止。一如《素问·举痛论》所云："经脉流行不止，环周不休，寒气入经而稽迟。泣而不行，客于脉外，则血少，客于脉中则气不通，故卒然而痛。"此案为寒直中，留止肠腑，实证之候。腹痛的治疗以"通"为大法，予大黄丸不通，予大承气汤，肠腑通而腹痛愈甚，皆不得要领。治疗腹痛的通法，属广义的"通"，并非单指攻下通利，而是在辨明寒热虚实而辨证用药的基础上适当辅以理气、活血、通阳等疏导之法，标本兼治。正如《医学真传·腹痛》谓："夫通则不痛，理也。但通之之法，各有不同，调气以和血，调血以和气，通也；下逆者使之上行，中结者使之旁达，亦通也；虚者助之使通，寒者温之使通，无非通之之法也。若必以下泄为通，则妄矣。"虞氏辨之为大寒证，即以丁附治中汤温中祛寒，理气止痛。丁附治中汤由丁香、炙甘草、炒青皮、炒陈皮、人参各半两，炮附子、煨白术、煨干姜一两组方，主治胃冷停痰、呕吐不已。又灸气海穴二十一壮，痛即减半。灸气海意在急散下焦阴寒，寒得温即散，常理也。因下焦结有燥屎，又以巴豆（别称江子）加陈皮、木香作丸，下五七次，使邪有出路，腑气得通，腹痛自止。

丹波元坚在其著作《杂病广要·身体类·腹痛》记载有一类似医案，先录于下，供比照分析："辛亥夏，家仆社礼年二十四，中阴寒，少腹痛极几死，恨无地可入。为取丹田穴灸之，艾灼时则痛少止，火过复疼，至九壮身体回阳，十五壮热汗出乃愈。嗟乎！寒之中人深也，即用热药如姜、附，亦未见速效，艾火之功神矣哉。"

## （二）临床述要

腹痛是指胃脘以下、耻骨联合以上部位发生的以疼痛为主要表现的病证。因腹内有许多脏腑，且为诸多经脉所过之处，故腹痛可见于多种脏腑疾病。腹痛是临床上的常见症状，可见于内科、妇科、外科等多种疾病中。腹痛的发生常与感受外邪、饮食不节、情志不畅、劳倦体虚等因素有关。本病病位在腹，与肝、胆、脾、肾、膀胱、大小肠有关。若脏腑气机阻滞不通或行于腹部的足阳明、足少阳、足三阴经、冲任带脉功能失调均能导致腹痛。基本病机是腹部脏腑经脉气机不通，或脏腑经脉失养。

腹痛多见于现代医学急慢性肠炎、胃肠痉挛、肠易激综合征等疾病中。

根据腹痛的临床表现证候，若发病急骤，痛势剧烈、拒按，多为实证，以寒邪内阻证、饮食积滞证、肝郁气滞证、瘀血内停证4个证型为多见；病程较长，腹痛缠绵、喜按，多为虚证，多见中虚脏寒证。针灸治疗腹痛的原则是"通调腑气，缓急止痛"，取相应的募穴、下合穴为主。主穴取中脘、天枢、关元、足三里。寒邪内阻，配神阙穴；饮食积滞，配下脘、梁门穴；肝郁气滞，配期门、太冲穴；瘀血内停，配阿是穴、膈俞穴；中虚脏寒，配脾俞、神阙穴。脐周疼痛，配上巨虚穴；脐下疼痛，配下巨虚穴；少腹疼痛，配曲泉穴。中脘为胃之募、腑之会，位于脐上，天枢为大肠之募，位于脐旁，关元为小肠之募，位于脐下，三穴布于脐之四周，可运转腹部气机；足三里为胃之下合穴，"肚腹三里留"，可调腑止痛。需要注意的是腹痛需要弄清楚原因，尤其是对于一些急腹症患者，诊断清楚后，当采用综合方法治疗。

## （三）文献辑录

《灵枢·杂病》：腹痛，刺脐左右动脉，已刺按之，立已；不已，刺气街，已刺按之，立已。

《灵枢·邪气藏府病形》：大肠病者，肠中切痛而鸣濯濯，冬日重感于寒即泄，当脐而痛，不能久立，与胃同候，取巨虚上廉。

《脉经》卷五：阳明之脉洪大以浮，其来滑而跳，大前细后，状如科斗，动摇至三分已上，病眩头痛，腹满痛……刺脐上四寸，脐下三寸，各六分。

《针灸甲乙经》卷九：瘕疝引脐，腹痛，短气烦满，巨阙主之……肠鸣切痛，太白主之。

《千金要方》卷十五上：大小便不利，欲作腹痛，灸荣卫四穴百壮，穴在背脊四面各一寸。

《琼瑶神书》卷二：腹中疼痛泻内关，四补三提内庭间，三转七弹皆出血，左盘中脘右盘攀。

《标幽赋》：胸满腹痛，刺内关。

《济生拔粹》卷二：阴毒伤寒，体沉四肢俱重，腹痛脉微迟，当灸气海或关元。

《针灸聚英》卷二：腹痛……实痛宜刺泻之：太冲、三阴交、太白、太渊、大陵。邪客经络，药不能及者，宜灸气海、关元、中脘。

# 二十五、腹胀

## （一）医案与释按

### 1. 窦材灸药结合治腹胀医案三则

**【原文】**

案一：一人因饮冷酒、吃生菜成泄泻，服寒凉药，反伤脾气，致腹胀。命灸关元三百壮，当日小便长，有下气，又服保元丹半斤，十日即愈。再服全真丹，永不发矣。

（《扁鹊心书·卷中·臌胀》）

案二：一小儿食生杏致伤脾，胀闷欲死，灸左命关二十壮即愈，又服全真丹五十丸。

（《扁鹊心书·卷中·痞闷》）

案三：一人慵懒，饮食即卧，致宿食结于中焦，不能饮食，四肢倦怠，令灸中脘五十壮，服分气丸、丁香丸即愈。

（《扁鹊心书·卷中·痞闷》）

**【释按】**

以上三案是窦材灸药结合治疗腹胀的验案，案三又见录于《续名医类案·卷九·饮食伤》。案中所言①保元丹：书末"神方"未见载录。②全真丹：由炒高良姜、炒干姜各四两，炒吴茱萸三两，制大附子、陈皮、青皮各一两组

· 203 ·

方，为末，醋糊丸梧子大。窦氏认为此丹补脾肾虚损，和胃，健下元，进饮食，行湿气，用以治疗心腹刺痛，胸满气逆，胁下痛，心腹胀痛，小便频数，四肢厥冷，时发潮热，吐逆泄泻，暑月食冷物不消，气逆痞闷，男女小儿面目浮肿，小便赤涩淋沥，一切虚寒之证。③分气丸：由黑丑（半生半熟取头末）四两，青皮（炒）、陈皮（炒）、干姜（炮）、肉桂各一两组方，共为末，水法梧子大。治心腹痞闷疼痛，两胁气胀，痰涎上攻，咽嗌不利，能行气，化酒食。④丁香丸：由丁香、乌梅肉、青皮、肉桂、三棱（炮）各二两，巴豆（去油）一两组方。为末，米糊丸黍米大，白汤下。治宿食不消，时发头疼，腹痛。

案一患者的腹胀，得之于饮食生冷和服用寒凉药，寒邪戕伐，伤及脾阳，脾胃虚寒。脾虚及肾，肾阳亦损，脾肾阳虚。窦氏案前有言："此病之源，与水肿同，皆因脾气虚衰而致，或因他病攻损胃气致难运化，而肿大如鼓也。病本易治，皆由方书多用利药，病患又喜于速效，以致轻者变重，重者变危，甚致害人。"即以"黄帝灸法"，先灸命关百壮，固住脾气；再灸关元三百壮，以保肾气。此案烈灸关元三百壮，温散阴寒、固肾坚脾之意显矣，故能调畅气机、分清泌浊，泄泻止而胀满消。

案二、案三均为饮食伤脾案，窦氏在案前言："凡饮食冷物太过，脾胃被伤，则心下作痞，此为易治，宜全真丹一服全好，大抵伤胃则胸满，伤脾则腹胀。"案一为小儿食生杏伤脾案。杏肉味酸、性热，有小毒，多食易伤筋骨，动宿痰，生痰热，小儿多食易生膈热疮痈。此案以"胀闷欲死"为主症，乃脾伤后中焦壅滞所致，以灸命关（食窦）二十壮而愈，功在健脾和胃、理气调中。案三为食后即卧，宿食积于中焦，清阳不升，浊阴不降。慵懒之人本已气虚，宿食内停，阻遏脾胃升降气机，六腑以通为顺，胃气不降，腹胀作矣。以灸中脘五十壮合内服通腑导滞药物，即愈。

窦氏重视扶阳，凡病多从气（阳）入治。尤重脾肾调治，治脾以命关（食窦）、中脘、足三里，治肾以关元、肾俞、神阙。比较以上三案，虽同为灸脾法，窦氏在选穴、灸量、药物等方面各有不同，病证轻重、疾病状态、年龄大小等成为窦氏辨证施治的关键因素，此亦说明窦氏用法并无一定，法随病变，一应病机，应为我辈效法。

## 2. 罗天益灸药结合治胀医案一则

**【原文】**

范郎中夫人，中统五年八月二十日，先因劳役饮食失节，加之忧思气结，病心腹胀满，且食则呕，暮不能食，两胁刺痛。诊其脉弦而细，《黄帝针经·五乱》篇云：清气在阴，浊气在阳，乱于胸中，是以大悗。《黄帝内经》曰：清气在下，则生飧泄；浊气在上，则生䐜胀。此阴阳返作病之逆从也。至夜，浊阴之气，当降而不降，䐜胀尤甚。又云：脏寒生满病。大抵阳主运化，饮食倦劳损伤脾胃，阳气不能运化中焦，聚而不散，故为胀满。先灸中脘穴，乃胃之募，引胃中生发之气上行，次处木香顺气汤治之。

木香顺气汤：苍术、吴茱萸各五分（汤洗），木香、厚朴（姜制）、陈皮、姜屑各三分，当归、益智仁、白茯苓（去皮）、泽泻、柴胡、青皮、半夏（汤泡）、升麻、草豆蔻（各二分，面裹煨）。

上十五味，咬咀，作一服。水二盏。煎至一盏，去渣，稍热服，食前，忌生冷硬物及怒气，数日良愈。

（《卫生宝鉴·卷十八·䐜胀治验》）

**【释按】**

本案是罗天益灸药结合治疗腹胀的验案，此案也见载于《证治准绳·杂病·第二册·诸气门·胀满》及《名医类案·卷第四·痞满》。案中所言《黄帝针经》，即指《灵枢》。

患者先因劳役、饮食失节，损伤脾胃；加之情怀忧思，肝郁气滞，肝胃不和。由此肝脾两伤，以致中焦气机升降失序，清气不升，浊阴不降，出现心腹胀满，且食则呕，暮不能食等症。又见两胁刺痛、脉弦而细，乃至肝郁乘脾，气结成瘀，留于两胁。夜为阴所主，阳为之内敛，浊阴之邪更无以从阳而化，当降不降，故膜满腹胀诸疾尤甚。经云脏寒生满病，在此之寒，有虚实之分。实寒损阳，气为之虚；虚寒阴甚，阳为之少。阳气虚少，敷布无主，运化不及，则满病生矣。中焦为脾胃所主，脾土升清，胃土降浊，中焦不运，清浊难分，此亦"阴阳返作病之逆从也"。即先灸中脘穴，中脘为任脉经穴，腑之会，胃之募，穴居中腹部，健脾和胃，理气止痛，斡旋中焦气机，引脾胃生发之气上升，导脾胃降浊之气下行，脾气升清，胃气降浊，胀满则除。气行则络通，络通则不痛。人身之道，阴阳而已；阴阳之道，升降而已。其中枢纽，全在中焦，中焦得畅，上行下达，枢机顺矣。再助以木香顺气汤，吴茱萸、青皮、柴胡，疏肝理气解郁；木香、厚朴、豆蔻、姜屑、陈皮、半夏，和胃降气止逆；泽泻、茯苓、苍术健脾助运利湿，其病可愈。

## （二）临床述要

腹胀是以腹部胀大或胀满不适为主要临床表现的一类病证，常伴有腹泻、呕吐等相关症状。腹胀作为常见的临床症状，《黄帝内经》许多篇目中曾多次提及。如《素问·调经论》："志有余则腹胀飧泄，不足则厥。"《素问·腹中论》："夫阳入于阴，故病在头与腹，乃膜胀而头痛也。"

腹胀的发生常与情志内伤、饮食不节、思虑过度，以及气血不足、阳气虚弱等因素有关。基本病机是各种原因导致腹部气血不畅，或腹部脏腑失于气血的温煦濡养，不外寒、热、虚、实、气滞、血瘀等六个方面，或相因为病，或相兼为病。《诸病源候论》"腹胀候"："腹胀者，由阳气外虚，阴气内积故也。阳气外虚，受风冷邪气。风冷，阴气也。冷积于腑脏之间不散，与脾气相拥，虚则胀，故腹满而气微喘。""久腹胀候"："久腹胀者，此由风冷邪气在腹内不散，与脏腑相搏，脾虚故胀。其胀不已，连滞停积，时瘥时发，则成久胀也。"

本病对应于现代医学的胃部下垂、急性胃扩张、肠麻痹及肠梗阻、胃肠神经官能症等疾病。

腹胀的证型根据其临床兼证表现，常分为饮食内停证、肝胃不和证、脾胃虚弱证三种证型。针灸对腹胀治疗的原则为"调畅气机，补虚泻实"，取任脉、足阳明、手厥阴为主。主穴取中脘、天枢、气海、足三里、内关。饮食内停，配合谷、上巨虚穴，针用泻法；肝胃不和，配上巨虚、太冲、期门穴，针用泻法；脾胃虚弱，配关元、脾俞、胃俞穴，针用补法，可灸。中脘为胃之募、腑之会，位于脐上，天枢为大肠之募，位于脐旁，关元为小肠之募，位于脐下，三穴布于脐之四周，可运转腹部气机；足三里为胃之下合穴，"肚腹三里留"，可调腑止痛；内关为手厥阴络穴，理气止痛，和胃安中。

## (三) 文献辑录

《足臂十一脉灸经》：股内痛，腹痛腹胀……皆灸足泰阴脉。

《针灸甲乙经》卷九：腹满痛，不得息……并刺气冲，针上入三寸，气至泻之。

《千金要方》卷十七：心腹诸病，坚满烦痛，忧思结气……灸太仓百壮。卷十六：腹胀满，绕脐结痛，坚不能食，灸中守百壮，穴在脐上一寸，一名水分。

《济生拔粹》卷三：治脾胃虚弱，心腹胀满，不思饮食，肠鸣腹痛，食不化，刺足阳明经三里二穴，次针足太阴经三阴交二穴。

《针灸集书》卷上：心疼腹胀大便频……内关先刺后公孙。

《针灸大成》卷五：呕吐胃翻疼腹胀……太白、丰隆。

《医宗金鉴》卷七十九：脾经原络应刺病……腹满时痛吐或泻。

# 二十六、便血

## （一）医案与释按

### 1. 王执中灸治便血医案一则

【原文】

《陆氏续集验方》：治下血不止：量脐心与脊骨平，于脊骨上灸七壮即止。如再发，即再灸七壮，永除根本。目睹数人有效。予尝用此灸人肠风，皆除根本，神效无比。然亦须按其骨突处酸疼方灸之，不疼则不灸也。

（《针灸资生经·第三·便血》）

【释按】

本案是王执中灸治肠风的验案，此案另可见录于《续名医类案·卷十二·下血》及《普济方·针灸·便血》。

肠风是大便下血的一种，从文献记载来看，主要有以下三方面的原因：一是指大肠久积风冷所致的便血。如《太平圣惠方》："大肠中久积风冷，中焦有虚热……风冷热毒，搏于大肠，大肠既虚，时时下血，故名肠风也。"二是指因风邪而便纯血鲜红的病症。如《证治汇补》："或外风从肠胃经络而入害，或内风因肝木过旺而下乘，故曰肠风。"其证候特点是血清而色鲜，多突发而量较大，多在粪前。三是指以湿热为主因的下血。如《杂病源流犀烛·诸血源流》："肠风者，肠胃间湿热郁积，甚至胀满而下血也。"

王执中以灸与脐中相对的背部脊骨上治疗肠风，此法原出于《陆氏续集验方》，灸七壮可治愈，再灸七壮即能"永除根本"，可谓神效。《陆氏续集验方》是宋代著名文学家陆游仿其先人陆贽的《陆氏集验方》所为，陆游在《跋续集验方》中说："予家自唐丞相宣公在忠州时，著《陆氏集验方》，故家世喜方书。予宦游四方，所获亦以百计，择其尤可传者，号《陆氏续集验方》。"陆贽（754—805），字敬舆，苏州嘉兴（今浙江嘉兴）人，唐朝著名政治家、文学家，为溧阳县令陆侃第九子，人称"陆九"。陆贽在忠州十年，闭户读书，勤研医术，为人治病，著成《陆氏集验方》50 卷（现已散佚）。朝廷官员撰辑医书并非始于陆贽，在此之前，即有王焘辑录弘文馆所藏医书，成《外台秘要》40 卷。

与脐中平齐的背脊部大约为第二腰椎椎体，其下为命门穴（第 2 腰椎棘突下），其上为悬枢（第 1 腰椎棘突下）。命门为生命之门户，《难经·三十六难》谓："命门者，诸神精之所舍，原气之所系也，男子以藏精，女子以系胞。"命门穴治证较广，凡肾虚、元气不足等均可取用。《针灸甲乙经》卷七有言："头痛如破，身热如火，汗不出，瘛疭，寒热汗不出，恶寒里急，腰腹相引痛，命门主之。"悬枢为人身旋转枢要之处，内景为三焦之中焦，中焦乃三焦运上运下之枢纽，故名悬枢。《铜人腧穴针灸图经》言悬枢一穴："治积气上下行，水谷不化，下利，腰脊强不得屈伸，腹中留积。"此两穴主治均与"肾"有关，兼及"脾"，而肠风一疾与脾肾有关，故灸之有效。

灸平脐脊背治肠风法可认为是效穴疗疾，与方药中的单方、秘方等类似，张介宾《类经图翼》记载此法时，将其应用到一切血证等，"至于吐血衄血，一切血病，百治不效者，经灸永不再发。遗精不止者灸五壮立效。俗传此穴灸寒热，多效。"王执中取用时，又认为"亦须按其骨突处酸疼方灸之，不疼则不灸也"，此即王氏"按之酸痛是穴"学术思想的体现。王氏重视"受病处"，即疾病的反应点的查找，作为针刺或施灸穴位的依据，如《针灸资生经》"历节风"中选用曲池、合谷、绝骨、三里等穴，"予与人按此等穴皆酸疼故也"。又如"足杂病"中提到治膝及膝上下、踝上下病宜灸的十余个穴，"然须按其穴酸疼处灸方效"，等等，应该是王氏临床宝贵的经验总结。

## 2. 罗天益灸药结合治便血医案一则

**【原文】**

真定总管史侯男十哥，年四十有二，肢体本瘦弱，于至元辛巳，因收秋租，佃人致酒，味酸不欲饮，勉饮三两杯，少时腹痛，次传泄泻无度，日十余行，越十日，便后见血，红紫之类，肠鸣腹痛。求医治之，曰诸见血皆以为热。用芍药蘖皮丸治之，不愈。仍不欲食，食则呕酸，形体愈瘦，面色青黄不泽，心下痞，恶冷物，口干，时有烦躁，不得安卧。请予治之，具说其由。诊得脉弦细而微迟，手足稍冷。《黄帝内经》云：结阴者便血一升，再结二升，三结三升。经云：邪在五脏，则阴脉不和，阴脉不和，则血留之。血留之，则阴气内结，不得运行，无所通畅，渗入肠间，故便血也。宜以平胃地榆汤治之。

平胃地榆汤：苍术一钱，升麻一钱，黑附子（炮）一钱，地榆七分，陈皮、厚朴、白术、干姜、白茯苓、葛根各半钱，甘草（炙）、益智仁、人参、当归、神曲（炒）、白芍药各三分。上十六味，作一服，水二盏，生姜三片，枣子二个，煎至一盏，去渣，温服，食前。此药温中散寒，除湿和胃。服之数服，病减大半。仍灸中脘三七壮，乃胃募穴，引胃上升，滋荣百脉；次灸气海百余壮，生发元气，灸则强食生肉。又以还少丹服之，则喜饮食，添肌肉。至春再灸三里二七壮，壮脾温胃，生发元气，此穴乃胃之合穴也。改服芳香之剂，戒以慎言语，节饮食，良愈。

（《卫生宝鉴·卷十六·结阴便血治验》）

**【释按】**

本案是罗天益灸药结合治疗便血的验案，此案另可见录于《古今医案按·

卷四·下血》《古今医统大全·卷四十二·下血》《医学纲目·卷之十七·心小肠部·诸见血门·下血》《针灸聚英·卷二·玉机微义针灸证治》及《名医类案·卷八·下血》等。

便血一证有虚实之分，实者多为火热作祟，邪热或湿热损伤肠间脉络，则引起尿血、便血；虚者多为气不摄血或阴虚火旺，前者因血液外溢而形成衄血、吐血、便血、紫斑等各种血证，后者则因迫血妄行而致衄血、尿血、便血、紫斑等。《灵枢·百病始生》言："阳络伤则血外溢，血外溢则衄血，阴络伤则血内溢，血内溢则后血。"是为至理。

此案患者"肢体本瘦弱"在先，饮酒辛辣在后，即见腹痛，泄泻无度，日十余行，此酒热从虚而化，肠道失司之候。十余日后，便后见血，肠鸣腹痛，此虚热灼伤肠络，"脏伤则病起于阴也"，血瘀积于肠而见肠鸣腹痛，血出随便下而见便血。医以为热，予清泻湿热止痢之芍药柏皮丸治之，不愈。盖因此证本之阴虚而有火，虚热为患而以清实热之剂，阳愈伤矣，故不愈反见形体愈瘦，面色青黄无泽，心下痞，恶冷物，手足稍冷，脉弦细而微迟等阳虚而寒之象。罗氏即以平胃地榆汤温中散寒，除湿和胃，病减大半。又另灸中脘、气海、足三里以强健胃气，生发元气，以还少丹温肾补脾，助饮食，添肌肉。再后改服芳香之剂，化湿和胃，慎言语、节饮食、节气养正而愈。中脘、足三里为调理胃肠之效穴，功在健脾和胃、益气温阳、补虚泻实；气海为人身气聚之所，功在益元气、固根本、制阴火。三穴灸用有序，功效愈显。

关于血证之因，刘完素以为"诸血无寒"，张璐则认为"阳盛则阴衰，阴衰则火旺，火旺则血随之而上溢；阴盛则阳微，阳微则火衰，火衰则血失其统而下脱。"说虽不一，其揆一也，乃寒亦有虚实之分。故治血之法，随其因而已，难定执耳。

## 3. 虞抟灸药结合治便血医案一则

**【原文】**

一男子年四十余，素饮酒无度，得大便下血证，一日入厕二三次，每次便血一升许。予以四物汤加条芩、防风、荆芥、白芷、槐花等药，连日与服，不效。后用橡斗烧灰二钱七分，调入前药汁内服之。又与灸脊中对脐一穴，血遂止而平安，其病自此不发。

（《医学正传·卷之八·血证》）

**【释按】**

本案是虞抟灸药结合治疗便血的验案，此案又见录于《名医类案·卷八·下血》及《古今医案按·卷四·下血》。

《三因极一病证方论·失血叙论》说："夫血犹水也，水由地中行，百川皆理，则无壅决之虞。血之周流于人身荣、经、府、俞，外不为四气所伤，内不为七情所郁，自然顺适。万一微爽节宣，必致壅闭，故血不得循经流注，荣养百脉，或泣或散，或下而亡反，或逆而上溢，乃有吐、衄、便、利、汗、痰诸证生焉。"窦材则言："此由饮食失节，或大醉大饱，致肠胃横解，久之冷积于大肠之间，致血不流通，随大便而出，病虽寻常，然有终身不愈者。"各种原因导致脉络损伤或血液妄行时，就会引起血液溢出脉外而形成血证。患者素来饮酒无度，酒性湿热，湿热蕴结，一则伤阴耗气，一则伤脾碍胃，阻滞气机，蓄毒腐肠，积久而成大便下血。初以补气养血止血等剂而未愈，即以橡斗烧灰合之，又灸脊中对脐一穴，肠宁血止而安。

橡斗，落叶乔木柞树的果实，也称橡子或皂斗。《本草纲目·果二·橡实》"集解"引苏颂曰："橡实，栎木子也，所在山谷皆有。木高二三丈，三四月开花黄色，八九月结实，其实为皂斗。"李时珍认为其果实可用以治下痢、血痢、下痢脱肛、石痈；斗壳用以止肠风、崩中带下、冷热泻痢。橡斗烧灰存性，止血效果尤佳。灸脊中对脐治肠风便血，为灸法验案，上文已述。此案江瓘按曰："灸法妙，下血之症，切记，切记。"俞震亦言："橡斗烧灰未为巧，灸脊中对脐一穴殊巧。"可见此法之效。

## 4. 杨继洲针灸治便血（痔疮）医案一则

**【原文】**

辛未岁，浙抚郭黄崖公祖患大便下血，愈而复作，问其致疾之由？予对曰：心生血，而肝藏之，则脾为之统。《黄帝内经》云：饮食自倍，肠胃乃伤，肠澼而下血。是皆前圣之言而可考者。殊不知肠胃本无血，多是痔疾隐于肛门之内，或因饮食过伤，或因劳欲怒气，触动痔窍，血随大便而出。先贤虽有远血、近血之殊，而实无心、肺、大肠之分。又有所谓气虚肠薄，自荣卫渗入者，所感不同，须求其根。于长强穴针二分，灸七壮，内痔一消而血不出。但时值公冗，不暇于针灸，逾数载，升工部尚书，前疾大作，始知有痔隐于肛门之内，以法调之愈。至己卯复会于汶上云，不发矣。

（《针灸大成·卷九·医案》）

**【释按】**

《景岳全书·血证》言："血本阴精，不宜动也，而动则为病。血主荣气，不宜损也，而损则为病。盖动者多由于火，火盛则逼血妄行；损者多由于气，气伤则血无以存。"血证之虚实为患明矣。此案患者大便下血，愈而复作，杨继洲认为"肠胃本无血，多是痔疾隐于肛门之内"，或因饮食过伤，或因劳欲怒气，或因气虚肠薄，引动痔窍，血随大便而出，即痔疾出血，属今人所称"近血"之一。"于长强穴针二分，灸七壮，内痔一消而血不出。"

长强为督脉经穴，督脉为统督诸阳之经，"侠膂上项，散头上，下当肩胛左右，别走太阳，入贯膂"，自下而上，强劲端长，而长于阳，为全身之所寄托。长强为纯阳初始，又为督脉之络穴，其气强盛，故名长强。《会元》则言："长强者，长于阳而强于阴，其督脉与任脉之长共九尺，由会阴入胞中四寸而分任督，其生气通于天而化督脉，其质造形而通于地以化任脉。督脉为督辖诸阳之经络而长于阳。长强为纯阳初始，使脏中生春阳正气，舒缓各部器官，故名长强。"长强穴有通任督、调肠腑作用，通督宁神、通便消痔尤佳，常用于神志及肠道疾病。《针灸甲乙经》："癫疾发如狂走者，面皮厚敦敦，不治，虚则头重，洞泄，淋癃，大小便难，腰尻重，难起居，长强主之。"《铜人腧穴针灸图经》："治肠风下血，五种痔。"《扁鹊玉龙经》："五痔只好灸长强，肠风痔疾尤为良。"针灸治大便下血或痔疾出血，既反映了腧穴的局部作用，也是辨证取穴的体现。

## （二）临床述要

便血古代文献又称为"后血""肠风下血"等，是指血液随大便而下的一类病症。血量或多或少，血色鲜红或暗红，先便后血或先血后便，或血与便相混杂，或大便如柏油样，甚至单纯下血者，统称便血。便血的发生常与外感六淫、饮食不节、内伤七情、劳倦太过等因素有关。本病病位在大肠，与脾、胃关系密切。基本病机是湿热下注，灼伤血络，或脾不统血。

便血多见于现代医学痔裂下血、肠道炎症（阿米巴痢疾、肠结核、溃疡性结肠炎等）、肠道肿瘤、肠道息肉等疾病中。

根据便血的证候表现，可以分为大肠湿热证和脾不统血虚实证两个证型。针灸治疗便血的原则是"实则清热利湿、化瘀止血，虚则益气摄血"，取大肠的背俞穴、下合穴及督脉穴、足太阳经穴为主。

主穴取大肠俞、上巨虚、长强、承山。大肠湿热，配阴陵泉穴；脾不统血，配脾俞、血海穴。本病病位在大肠，故取大肠之背俞穴大肠俞、下合穴上巨虚，以调肠止血，不论寒热虚实皆可用之；督脉过后阴，长强属督脉，为局部取穴，是治疗肠风下血之经验效穴；承山是足太阳膀胱经穴，其经别入肛中，可疏导肠道气机，清热利湿，化瘀止血。

## （三）文献辑录

《脉经》卷三：关脉芤，大便去血数斗者，以膈俞伤故也……灸膈俞。若重下去血者，针关元。

《千金要方》卷三十：劳宫主大便血不止，尿赤。

《针灸资生经》第三：小肠俞治大便脓血出。下髎治大便下血。腹哀治大便脓血。

《神应经》：便血，承山、复溜、太冲、太白。

《针灸大成》卷九：患大便下血，愈而复作……于长强穴针二分，灸七壮，内痔一消而血不出。

# 二十七、痞疾

## （一）医案与释按

### 1. 张子和针药结合治痞疾医案一则

**【原文】**

修弓杜匠，其子妇年三十，有孕已岁半矣。每发痛则召侍姬待之，以为将产也，一二日复故，凡数次。乃问戴人，戴人诊其脉涩而小，断之曰：块病也，非孕也。《脉诀》所谓涩脉如刀刮竹形，主丈夫伤精，女人败血。治之之法，有病当泻之。先以舟车丸百余粒；后以调胃承气汤加当归、桃仁，用河水煎，乘热投之；三两日，又以舟车丸、桃仁承气汤泻，青黄脓血，杂然而下，每更衣，以手向下推之揉之则出；后三二日，又用舟车丸，以猪肾散佐之；一二日，又以舟车丸，通经如前，数服，病十去九；俟晴明，当未食时，以针泻三阴交穴。不再旬，块已没矣。此与隔腹视五脏者，复何异哉？

（《儒门事亲·卷八·内积形·沉积疑胎一百三十四》）

**【释按】**

本案是张子和针药结合治疗痞疾的验案，此案又见录于《续名医类案·卷十·痞》及《古今医案按·卷八·积块》。

痞，《说文解字》："痛也。"中医指胸腹间气机阻塞不舒的一种自觉症状，有的仅有胀满的感觉，称"痞满""痞块""痞积"，统称痞疾。《伤寒论·辨太阳病脉证并治》："病发于阳，而反下之，热入，因作结胸；病发于阴，而反下之，因作痞。"又："但满而不痛者，此为痞。"《古今医鉴·痞满》："因忧郁气结于中脘，腹中微痛，心下痞塞膜满，不思饮食。"《杂病源流犀烛·肿胀源流》："痞满，脾病也。本由脾气虚，及气郁不能运行，心下痞塞满，故有中气不足，不能运化而成者，有食积而成者，有痰结而成者，有湿热太甚而成者。"

此案源之孕之误，张子和断之曰：块病也，非孕也。即以舟车丸、桃仁承气汤等行气破泄，通利二便。又因其虚，以猪肾散相佐，病十去九。又取三阴交，针以泻法，未及十日，块去痞消。此亦辨证施治之典范，毋得其原，何敢用下？三阴交为脾经经穴，与厥阴肝经、少阴肾经交会，健脾利湿、活血祛风，治症广泛，多关经血胎产及子宫精室各症。《铜人腧穴针灸图经》："治痃癖，腹中寒，膝股内痛，气逆，小便不利，脾病身重，四肢不举，腹胀肠鸣溏泄，食不化，女子漏下不止。"

查阅古代文献，三阴交与合谷相伍，常用于下胎。《南史》卷三十二"张邵传"有载："宋后废帝出乐游苑门，逢一妇人有娠，帝亦善诊之，曰：此腹是女也。问文伯，曰：腹有两子，一男一女，男左边，青黑，形小于女。帝性急，便欲使剖。文伯恻然，曰：若刀斧恐其变异，请针之立落。便泻足太阴，补手阳明，胎便应针而落。两儿相续出，如其言。"此言"泻足太阴，补手阳明"，即泻三阴交，补合谷，故《针经指南》言："文伯泻死胎于阴交，应针而陨。"本案以三阴交治痞，取其"下"气理血的作用，与下胎其理一也。

案中"隔腹视五脏"，典出《史记·扁鹊仓公列传》，扁鹊得长桑君禁方后，以上池之水饮之，便能隔墙见人，以此视病，尽见五脏六腑症结。有诊赵简子之疾而愈的验案，又有齐桓侯讳疾忌医的警示，此谓"望而知之者谓之神"。后世称赞医家诊疗水平之高，皆以其能"洞视五脏，尽见其疾"誉之，在此也是赞誉张子和医术的高明。

## 2. 张从正针刺治疝气医案一则

**【原文】**

王亭村，一童子入门，状如鞠恭而行。戴人曰：疝气也。令解衣揣之，二道如臂。其家求疗于戴人，先刺其左，如刺重纸，剥然有声而断，令按摩之，立软。其右亦然。观者感嗟异之。或问，曰：石关穴也。

（《儒门事亲·卷八·内积形·气一百二十六》）

**【释按】**

本案是张子和针刺治疗疝气的验案，此案又见录于《续名医类案·卷十·疝》。

疝，《玉篇》："癖也。"《广韵》："癖病。"中医病名，脐旁时有筋脉攻撑急痛的病症，泛指生于腹腔内弦索状的痞块。后世以疝病为脐旁两侧像条索状的块状物，也有以两胁弦急、心肋胀痛为疝气者，也称之疝癖。《太平圣惠方》卷四十九："夫疝癖者，本因邪冷之气积聚而生也。疝者，在腹内近脐左右，各有一条筋脉急痛，大者如臂，次者如指，因气而成，如弦之状，名曰疝气也；癖者，侧在两肋间，有时而僻，故曰癖。夫疝之与癖，名号虽殊，针石汤丸主疗无别。此皆阴阳不和，经络否隔，饮食停滞，不得宣疏，邪冷之气，抟结不散，故曰疝癖也。"详而备矣。

疝癖一证又与五脏之积的肥气、伏梁、积聚、息贲、贲豚等类似。《诸病源候论》"积聚候"："肝之积，名曰肥气。在左胁下，如覆杯，有头足，久不愈，令人发痎疟，连岁月不已。""心之积，名曰伏梁。起脐上，大如臂，上至心下，久不愈，令人病烦心。""脾之积，名曰痞气。在胃脘，覆大如盘，久不愈，令人四肢不收，发黄疸，饮食不为肌肤。""肺之积，名曰息贲。在右胁下，覆大如杯，久不愈，令人洒淅寒热，喘嗽发肺痈。""肾之积，名曰贲豚。发于少腹，上至心下，若豚奔走之状，上下无时。久不愈，令人喘逆，骨痿少气。"源自《难经》，可细细辨析。

此案即痞疾，乃气聚有形而可征，正如患者解衣后揣摸，可得二道条索状物如臂一样粗细，即为气结肠道出现的症状。盖因气血不和，经络阻滞，食积寒凝所致。石关为肾经之穴，也为肾经和冲脉的交会穴，穴居中腹，与关门、建里等穴齐平。此处正当胃之幽门，为水谷下入肠道的关隘，关隘不通，呕吐、噎膈、便秘、石水诸疾并起，故以石喻其坚，名之石关。《千金要方》卷三十：石关"主大便闭，寒气结，心坚满。"开郁散结，理气祛瘀，其所应症，多为坚满充实之症，故此案针刺石关而有效。

## 3. 杨继洲针灸治痞块医案二则

【原文】

案一：戊辰岁，吏部观政李邃麓公，胃旁一痞块如覆杯，形体羸瘦，药勿愈。予视之曰：既有形于内，岂药力所能除，必针灸可消。详取块中，用以盘针之法，更灸食仓、中脘穴而愈。邃麓公问曰：人之生痞，与痃癖、积聚、癥瘕是如何？曰：痞者否也，如《易》所谓天地不交之否，内柔外刚，万物不通之义也。物不可以终否，故痞久则成胀满，而莫能疗焉。痃癖者悬绝隐僻，又玄妙莫测之名也。积者迹也，夹痰血以成形迹，亦郁积至久之谓尔。聚者绪也，依元气为端绪，亦聚散不常之意云。癥者，征也，又精也，以其有所征验，及久而成精萃也。瘕者假也，又遐也，以其假借气血成形，及历年遐远之谓也。大抵痞与痃癖乃胸膈之候，积与聚为腹内之疾，其为上、中二焦之病，故多见于男子。其癥与瘕，独见于脐下，是为下焦之候，故常见于妇人，大凡腹中有块，不问男妇，积聚、癥瘕，俱为恶症，切勿视为寻常。初起而不求早治，若待痞疾胀满，已成胸腹鼓急，虽扁鹊复生，亦莫能救其万一，有斯疾者，可不惧乎！李公深以为然。

案二：己卯岁，因磁州一同乡欠俸资往取，道经临洺关，会旧知宋宪副公，云昨得一梦，有一真人至舍相谈而别，今辱故人相顾，举家甚喜。昨年长子得一痞疾，近因下第抑郁，疾转加增，诸药不效，如之奈何？予答曰：即刻可愈。公愕然曰：非唯吾子得安，而老母亦安矣。此公至孝，自奉至薄，神明感召。予即针章门等穴，饮食渐进，形体清爽，而腹块即消矣。欢洽数日，偕亲友送至吕洞宾度卢生祠，不忍分袂而别。

（以上均《针灸大成·卷九·医案》）

**【释按】**

《诸病源候论》"癖病诸候·癖候"有言："夫五脏调和，则荣卫气理，荣卫气理，则津液通流，虽复多饮水浆，不能为病。若摄养乖方，则三焦痞隔。三焦痞隔，则肠胃不能宣行，因饮水浆过多，便令停滞不散，更遇寒气，积聚而成癖。"癖疾之因，或因气虚，或因气滞，皆以三焦痞塞，气机失畅，邪气踞之，逐渐发展而成。

案一为虚证，"虚劳损伤，血气皆虚，复为寒邪所乘，腑脏之气不宣发于外，停积在里，故令心腹痞满。"理应补虚为主，盖气之聚而成形，邪结在里，当散结为先。故杨氏即以"盘针之法"对痞急之处行针，取其局部阿是之穴，以散其结。盘针之法是《金针赋》中下针十四法之一，明代医家汪机释之曰："其盘法如循环之状，每次盘时，各须运转五次，左盘按针为补，右盘提针为泻。"再以灸食仓、中脘而愈。食仓，一为经外奇穴名，出《医经小学》，位于中脘旁开3寸，与血门同位，功在调气理血，主治脾胃病，如饮食不化、噎膈反胃等。一为膀胱经胃仓之异名，在背部，当第12胸椎棘突下，旁开3寸，足太阳脉气所发。此穴与胃俞平齐，居胃俞之外，是胃气所注之处，为胃俞之附属，主胃疾，胃仓穴有调胃和中、祛湿消滞的作用。中脘为任脉经穴，胃之募，腑之会，主症亦以中焦脾胃之疾为主。所用两穴意在调畅中焦气机，健脾和胃，下积消痞，灸之更能益气活血，补中气，散气结，疏瘀滞，故效显。

案二病程经年，实属病久，久病必虚，故此证属本虚，却因抑郁，所愿不遂，疾转加增，诸药不效。《济生方·积聚论治》所说："忧、思、喜、怒之气，人之所不能无者，过则伤乎五脏……留结而为五积。"情志致病，首先病及气分，使肝气不舒，脾气郁结，导致肝脾气机阻滞。继则由气及血，使血行不畅，经隧不利，脉络瘀阻。若偏重于影响气机的运行，则为聚；气血瘀滞，日积月累，凝结成块则为积。此疾仍在气分，杨氏即以针刺章门等穴，饮食渐进，形体清爽，而腹块即消矣。章门乃肝经经穴，脾之募，脏之会，调肝健脾，消积散痞。治痞之疾，不外"气""血"二字，章门治痞，实属此类病症首选腧穴。

## 4. 张介宾灸药结合治胀满医案一则

**【原文】**

余尝治一姻家子，年力正壮，素日饮酒，亦多失饥伤饱。一日偶因饭后胁肋大痛，自服行气化滞等药，复用吐法，尽出饮食，吐后逆气上升，胁痛虽止，而上壅胸膈，胀痛更甚，且加呕吐。余用行滞破气等药，呕痛渐止，而左乳胸肋之下，结聚一块，胀实拒按，脐腹隔闭，不能下达，每于戌亥子丑之时，则胀不可当。因其呕吐既止，已可用下，凡大黄、芒硝、棱、莪、巴豆等药，及萝卜子、朴硝、大蒜、橘叶捣罨等法，无所不尽，毫不能效，而愈攻愈胀，因疑为脾气受伤，用补尤觉不便，汤水不入者凡二十余日，无计可施，窘剧待毙，只得用手揉按其处。彼云肋下一点，按着则痛连胸腹，及细为揣摸，则正在章门穴也。章门为脾之募，为脏之会，且乳下肋间，正属虚里大络，乃胃气所出之道路，而气实通于章门，余因悟其日轻夜重，本非有形之积，而按此连彼，则病在气分无疑也。但用汤药，以治气病，本非不善，然经火则气散，而力有不及矣。乃制神香散，使日服三四次，兼用艾火灸章门十四壮，以逐散其结滞之胃气，不三日胀果渐平，食乃渐进，始得保全，此其证治俱奇，诚所难测。本年春间，一邻人陡患痛胀隔食，全与此同，群医极尽攻击，竟以致毙，是真不得其法耳，故录此以为后人之式。

（《景岳全书·卷二十二·肿胀》）

**【释按】**

本案是张介宾艾灸结合药物治疗饮食后胀满的验案，此案又见录于《古今医案按·卷五·痞满》及《杂病广要·内因类·胀满》等。

张介宾（1563—1640），字会卿，号景岳，别号通一子，明代医学家，祖籍四川省绵竹县，其先世以军功授以绍兴卫指挥，遂定居会稽（今浙江绍兴）。景岳自幼聪颖，才思敏捷，素性端静，凡天文、音律、兵法、象数等无不通晓，对医学领悟尤多。景岳幼时即从父学医，十三岁随父至京师，后在京师从名医金英（梦石）学医，尽得其传。中年时代，又曾从戎幕府，游于北方。至五十余岁，张氏才返回乡里，全力研究岐黄之术，成为明代一大医家。余姚大文学家黄宗羲于《南雷文定前集》卷十为之作传曾说："是以为人治病，沉思病原。单方重剂，莫不应手霍然。一时谒病者，辐辏其门，沿边大帅，皆遣金币致之。其所著《类经》，综核百家，剖析微义，凡数十万言，历四十年而后成。西安叶秉敬，谓之海内奇书。"

《类经》为医经类著作，"凡历岁者三旬，易稿者数四"而著成，又为增补不足，再撰《类经图翼》《类经附翼》。《类经》是继隋代杨上善《黄帝内经太素》之后，对《黄帝内经》进行全面分类研究的又一部巨制。全书共 32 卷，分为摄生、阴阳、藏象、脉色、经络、标本、气味、论治、疾病、针刺、运气、会通等 12 大类，每类又分若干小类，共 364 节，对《黄帝内经》原文做了极为详尽的注释，内容以类相从，故名《类经》。全书多从易理、五运六气、脏腑阴阳气血的理论来阐发经文蕴义，颇多发明，能启迪后人，深为后世所推崇，成为学习和研究《黄帝内经》的重要参考书。

除《类经》系列外，张景岳晚年著述《景岳全书》，精研医理，精准剖析，明审操术，在广收博采诸家之论的基础上，结合个人的学术见解及临床经验而成，是书最能代表张氏学术思想及临床诊疗水平。全书 64 卷 16 种，传忠录 3 卷，脉神章 3 卷，伤寒典 2 卷，杂证谟 29 卷，妇人规 2 卷，小儿则 2 卷，麻疹诠 3 卷, 外科钤 2 卷, 本草正 2 卷, 新方八阵 2 卷, 古方八阵 9 卷, 妇人规古方 1 卷, 小儿则古方 1 卷, 痘疹诠古方 1 卷, 外科钤古方 1 卷。张氏学说的产生出于时代纠偏补弊的需要, 金元以来, 刘守真、朱丹溪分列火热论、相火论, 后人拘执其说, 不辨虚实, 滥用寒凉, 成为医学界的时弊, 贻患不小。张氏私淑温补学派前辈人物薛己, 特别针对朱丹溪的 "阳有余阴常不足" 创立 "阳非有余, 真阴不足" 的学说, 以阳为主, 创制了许多著名的补肾方剂, 以温补为宗旨, 并自成一家。清代李冠仙在《知医必辨》中评价是书曰: "张景岳先生, 博览岐黄, 定为《全书》, 分门别类, 可谓周详, 文笔亦极畅达, 可谓医中之通人, 非吴又可辈浅率粗疏, 所能望见于万一也。"

《质疑录》是张景岳晚年所著的一部医学论文集, 专就金、元诸家论医的偏执处 "辨论之, 以正其失", 故题曰 "质疑录"。张氏认为医为一家之言, 岂能毫无错误, 如一言之谬每遗祸于后人, 因此将前贤所论之可疑者, 逐一搜剔, 依据《黄帝内经》《伤寒论》等经典论述, 详加辩论考订。共收医论 45 篇, 重点论述多种病症的治则, 并对作者本人早年的立言未当之处做了辨析和改正, 在其重阳气学术思想指引下, 进一步发挥了温补学说。每论虽仅数百字, 但所论精当, 颇多卓见, 对于指正谬误、辩论是非、阐发经义、指导运用临床均有很大裨益。

本案患者虽年值壮年, 然素日饮酒, 积湿生热, 蕴于中焦; 多失饥饱, 损伤脾胃, 脾失健运, 致湿浊内停。偶因饭后胁肋大痛, 即自服行气化滞等药, 又用吐法, 虽尽出饮食, 但吐后逆气上升, 胁痛虽止, 食气交阻, 胀痛更甚, 且加呕吐。此中焦脾胃愈伤、胃气上逆之证。张氏以行滞破气等药治之, 呕痛渐止, 而左乳胸胁之下结聚一块, 胀实拒按, 脐腹隔闭, 不能下达。此气机不畅, 气聚而成形也, 乃中焦气滞、痰结、瘀滞互结所致。正如《诸病源候论》"诸痞候" 言: "诸痞者, 荣卫不和, 阴阳隔绝, 腑脏痞塞而不宣通, 故谓之痞。" 亦如王清任在《医林改错》中所言: "无论何处, 皆有气血……气无形不能结块，结块者必有形之血也。血受寒则凝结成块，血受热则煎熬成块。"又服大黄、芒硝等导滞之剂，外敷莱菔子、朴硝等消食通利之剂，毫无收效。正"无计可施，窘剧待毙"之际，偶及章门穴处，按着则痛连胸腹，乃知此病气所结之处，正属虚里大络之所，此疾仍在气分无疑。气经火则散，故需用灸。灸章门十四壮，壮火食气，逐散其结滞之胃气，通塞开郁，温散之外亦蕴补虚之意。章门穴为五脏之精汇聚之所，五脏之气出入之门，亦为胃气所出之道路，灸之颇合本病病机。制神香散，温中散寒，"不三日胀果渐平，食乃渐进，始得保全"。神香散，《景岳全书》载："丁香、白豆蔻（或砂仁亦可）二味等分，上为末，每服五七分，甚者一钱，清汤调下；若寒气作痛者，生姜汤送下，日数服，不拘时候。"灸药结合而收全功。

## 5. 韩贻丰针治痞疾医案一则

### 【原文】

韩贻丰治昝中翰如颖，病数日，二旬不食矣，已治木。韩视之，病色如灰，声低喉涩，瞳神黯然无光。私语其子曰：此甚难治。病者觉之，乃哀恳曰：我今年六十七矣，即死不为夭，但遇神针而不一用而死，死且不瞑目。我生平好酒，而不好色，幸为我下一针。于是乃勉为用针，令卧床坦腹，扪其脐下有一痞，周围径七寸，坚硬如石。乃以梅花针法，重重针之。又针其三脘，又针其百劳、百会，皆二十一针。针毕，令饮醇酒一杯，乃摇手曰：恶闻酒气已两月矣。强之，初攒眉，既而满饮如初。

（《续名医类案·卷十·痞》）

### 【释按】

韩贻丰工诗文，善书法，清初针灸医家。韩氏认为去病神速，无过于针灸，艾火灼皮，审穴不慎，必伤筋节元气，即创"太乙神针"针法。名为"针"法，实乃以药物施灸，韩氏自述其法乃康熙四十七年（1708年）得武林吴山道院紫霞洞天一无名道人所传。此案是魏之琇载录的韩贻丰针刺治疗痞疾验案，可见韩氏灸法之外并不排斥针刺。

此案患者二旬不食，病色如灰，声低喉涩，瞳神黯然无光，失神之象已显，行将就木。患者自述平日好酒，酒性温热，易伤脾胃之阴，又能积湿生热，脾胃更伤。痰湿、食气交阻于中焦，中焦气机不利，脾之清阳不升，胃之浊阴不降，成滞成瘀，积于脐下，故可扪及痞块。因其患疾日久，虚实夹杂，瘀滞不去，坚硬如石，病由气及血，行将成积聚癥瘕矣。正如《景岳全书》"积聚"所说："凡脾肾不足及虚弱失调之人，多有积聚之病。"即正虚感邪，正邪斗争而正不胜邪，病危重之候。韩氏取痞块之上以梅花针法，为多刺之法，以散局部瘀滞。又以上中下三脘穴、百劳、百会针之，皆采用一针多刺之法，每穴二十一针。上脘位于上腹部，内应胃之上口，治症以胃气上逆为侧重点；中脘位于中腹部，内应胃之体部，健脾和胃、畅通中焦为其治症之要；下脘位于中腹偏下部，内应胃之下口，治症以通降腑气为主。三脘合用，理气调中，健脾和胃，升清降浊，以化痞消积。百劳一为经外奇穴，出《针灸资生经》："妇人产后浑身疼，针百劳穴，遇痛处即针，避筋骨及禁穴。"所述位置不详，或是王执中"按之酸痛是穴"，即"受病处"（诊察压痛点）。百劳另一为大椎之别名，《针灸集成》云："百劳，在大椎向发际二寸点记，将其二寸中折墨记，横布于先点上，左右两端尽处是。主治瘰疬，灸七壮，神效。"大椎位于背部极上，背为阳，本穴为阳中之阳，为督脉诸穴之在横膈以上者，调益阳气之总纲。又为督脉与手足三阳经之会，故凡阴阳交争，一方偏胜不得其平者，多取本穴以调之。百会居巅顶之位，通督诸阳，回阳醒神。百劳、百会同为通阳补虚，斡旋生气，合以三脘，脾肾兼治，气血同调，升清降浊，化痞消积。又针后予少量醇酒引之，协助温通脾胃，理气和中之功。初时皱眉恶之，既而满饮如初，乃知谷气至矣，病复有望。

## 6. 蒋示吉针药结合治痞疾医案一则

【原文】

蒋仲芳治陈氏妇，年二十六，生痞块已十年，在脐上，月事先期，夜则五心发热，火嘈膨闷，忽一日痞作声，上行至心下，则闷痛欲绝，为针上脘，癖下而痛定。然脐旁动气不息，复针天枢穴，动气少止。遂用当归五钱，白芍、白术、延胡、丹皮、川芎、条芩各一钱，枳实、官桂、槟榔、木香各三分，醋炙鳖甲二钱，水煎，空心服，至十二剂而愈。

（《续名医类案·卷十·痞》）

【释按】

本案为魏之琇录蒋示吉针刺结合药物治疗痞疾的验案。

蒋示吉（1642—1713），字仲芳，号自了汉，清初吴中著名医家。世居娄江（现江苏太仓），明亡后，奉母迁往金阊（现江苏苏州），造竹屋隐居。不久母丧（蒋氏时年 12 岁），寄居舅家，自学方术，乃通医理。清初避战事于山乡，遇邻里有疾，即按方加减予之，每多有效，求治者众。蒋氏有感方多论杂，难窥医学之奥，因而醉心《灵枢》《素问》等医经名著，摭摘精华，撰成《山居述》4 卷，未刊行。康熙二年（1663 年）夏，择原著中主要内容，及方药加减、附论变通法等，编成《医宗说约》6 卷。并据《灵枢·五色》，释文绘图，结合自己研习心得，著成《望色启微》3 卷。

《医宗说约》，综合性医书，6 卷（含卷首 1 卷）。是书卷首为证治总论，概述四诊、药性、治则；卷一、卷二专述内科杂病；卷三述伤寒；卷四至卷六述儿科、妇科、疡科。本书上究《灵》《素》，下采百家，勾精摘要，编成是诀。先言病之源、病之状，次述病之主方，再随症加减，以尽寒热虚实之变，有论有方，流传颇广。《续修四库全书提要》评价说："言浅意深，词简法备，非剿袭陈言者比。"

《望色启微》，基础理论性著作，3 卷，82 论。书首"凡例"言："是集也，采《灵》《素》之经文，参百家之奥说，始于甲申，成于辛亥，其间考订正确，斟酌尽善，稿经七易。盖五千余年未明之法因此复行，承前启后，干系匪轻，诚非易易也。"此书成稿前后28年，稿凡七易，从多个角度去注解、强调望诊的重要性，是第一部关于中医望诊的专著，其后虽有汪宏的《望诊遵经》，但晚200余年。是书国内无传，日本国独立行政法人国立公文书馆内阁文库有藏，2002年收于"海外回归中医善本古籍丛书"，人民卫生出版社排印出版。

本案患者女性，痞疾十年，在脐之上，月事先期，夜则五心发热，火嘈膨闷，一派阴虚火旺之象。盖因女性多肝郁，郁则气滞，久而化火，灼伤阴液，炼液为痰，壅阻气机，积而成块。《济生方·积聚论治》云："忧思喜怒之气，人之所不能无者，过则伤乎五脏……留结而为五积。"痞者，塞也，言腑脏痞塞不宣通也。"气壅塞为痞，言其气痞塞不宣畅也。"故痞疾发作之时，上行至心下，即闷痛欲绝，气血瘀而不通也。即针刺上脘，和胃降逆，理气止痛，逆气遂由心下降至脐周，故见脐旁动气不息。又针天枢，通腑降气，运通中下焦，则气动有歇止之象。再以理气化瘀滞、滋阴清虚热之剂，善后而愈。此案总在治急，亦不离"气""血"二字。

## （二）临床述要

痞疾是指以痞满为主要症状的一类病症，主要包括心下痞和腹中痞闷两类。《伤寒论》云："但满不痛者，此为痞。"又云："按之自濡，但气痞耳。"心下痞是指患者心下胃脘部满闷不舒的症状，症见胸膈胀满，触之无形，按之柔软，压之无痛等。腹中痞闷是指脐腹部痞闷胀满的症状，是一种自觉症状，按之软而无形迹。痞证常见于现代医学的慢性胃炎、功能性消化不良、胃下垂等病症。

腹中痞满需要注意与腹中痞块即腹内肿块的鉴别。腹中痞块属于癥瘕积聚病症范围。根据肿块发生的部位及其活动与否，在《黄帝内经》中有不同的称谓。发生在腹部如心下（上脘）、脐腹、少腹的称之为"伏梁"（《腹中论》《邪气脏腑病形》）；发于胁下，则称之为"息积""肥气"（《奇病论》《邪气藏府病形》）。这类积块往往比较明显，"上下左右皆有根"，或"若覆杯"，且推之不移，称为积或癥。发生于少腹，称为"虚（伏）瘕""肠覃"（《气厥论》《水胀》）。这类肿块临床多不明显，且推之可以活动，间或也有异常肿大者，称之为瘕或聚。历代医家对腹中肿块称谓不一，《诸病源候论》中称"坚癥积聚"，《外台秘要》中称"痃癖"，《丹溪心法》与《士材三书》称"积聚痞块"。

中医理论以中焦气机不利，脾胃升降失职为痞证病机，主要可由外邪、饮食、情志等因素诱发。临床治疗总以"补益脾胃，斡旋气机"为治则，取中脘、天枢、足三里、气海为主穴。饮食内停者，配内庭、上巨虚穴；痰湿中阻者，配阴陵泉、丰隆穴；湿热阻胃者，配内庭、阴陵泉、三阴交穴；肝胃不和者，配合谷、太冲、期门穴；脾胃虚弱者，配关元、脾俞、胃俞穴；胃阴不足者，配三阴交、脾俞、胃俞穴。实者针用泻法，虚者针用补法或平补平泻，可加灸法。

# （三）文献辑录

《素问·至真要大论》篇："太阳之复，厥气上行……心胃生寒，胸膈不利，心痛痞满。"

《素问·长刺节论》：病在少腹有积，刺皮髓以下，至少腹而止，刺侠脊两傍四椎间，刺两髂髎季胁肋间，导腹中气热下已。

《脉经》卷二：左手关前寸口阳绝者，无小肠脉也，苦脐痹，小腹中有疝瘕。王月（"王"字一本作"五"）即冷上抢心，刺手心主经，治阴，心主在掌后横理中。

《针灸甲乙经》卷九：胁下（一本作"腹中"）积气结痛，梁门主之。

《肘后备急方》卷一：五尸者，其状皆腹痛胀急，不得气息，上冲心胸，旁攻两胁……灸乳后三寸，十四壮，男左，女右。

《千金翼方》卷二十七：奔豚冷气，心间伏梁，状如覆杯，冷结诸气，针中管……须灸。

《神应经》：腹中气块：块头上一穴，针二寸半，灸二七壮；块中一穴，针一二寸，灸三七壮；块尾一穴，针三寸半，灸七壮。

《医学入门》卷一：痞根穴：专治痞块，十三椎下各开三寸半，多灸左边。如左右俱有，左右俱灸。又法：用秆心量患人足大指齐，量至足后跟中住，将此秆从尾骨尖量至秆尽处，两旁各开一韭叶许，在左灸右，在右灸左，针三分，灸七壮，神效。又法：于足第二指歧叉处，灸五七壮，左患灸右，右患灸左，后灸一晚夕，觉腹中响动是验。

《针灸集书》卷上：冲门、阴谷、上脘、悬枢、脾募（在章门季肋端）、脾俞、商曲，以上穴治积聚坚满，或疼痛，或喘逆，卧不安。

# 二十八、痰疾

## （一）医案与释按

### 1. 杨继洲针灸结合治痰结医案三则

**【原文】**

案一：壬申岁，四川陈相公长孙，患胸前突起，此异疾也。人皆曰：此非药力所能愈。钱诚翁堂尊，推予治之，予曰：此乃痰结肺经，而不能疏散，久而愈高，必早针俞府、膻中，后择日针，行六阴之数，更灸五壮，令贴膏，痰出而平。乃翁编修公甚悦之。

案二：戊午春，鸿胪吕小山患结核在臂，大如柿，不红不痛。医云是肿毒。予曰：此是痰核结于皮里膜外，非药可愈。后针手曲池，行六阴数，更灸二七壮，以通其经气，不数日即平妥矣。若作肿毒，用以托里之剂，岂不伤脾胃清纯之气耶。

案三：己巳岁，尚书王西翁乃爱颈项患核肿痛，药不愈，召余问其故？曰：项颈之疾，自有各经原络井俞会合之处，取其原穴以刺之。后果刺，随针而愈，更灸数壮，永不见发。大抵颈项乃横肉之地，经脉会聚之所，凡有核肿，非吉兆也。若不究其根，以灸刺之，则流串之势，理所必致矣，患者慎之。

（以上均《针灸大成·卷九·医案》）

## 【释按】

以上三案皆为杨继洲针灸治痰疾的验案，因三案症情表现中各有痰结，故一并阐述。

案一患者胸前突起，异于常人，故称之为异疾，为极少见之疾。杨继洲认为此疾为痰结于肺经，久而不散，将愈结愈高，必尽早针刺俞府、膻中两穴，并行六阴数泻法，泄其痰浊，更可灸之，温散化痰，高起处贴膏，消散局部瘀结，痰出而平。痰结一证，体虚之人必因之于气血匮乏或元气亏虚，体实之人必因之于阴寒甚或痰湿甚，聚痰遏阳。今痰聚胸前，胸内应肺心，心乃不受邪之脏，受之必有神志改变，故此疾纯在肺。肺经"上膈属肺，从肺系横出腋下"，痰结于肺，津液凝滞，不能输布，疏散不及，久而愈高。俞府为足少阴经穴，俞，通腧、输，孔穴之谓，指气血之转输、流布；府，府藏、府第等之谓。此穴居胸之最上，平齐于璇玑、气户、云门等穴。胸为心肺之府，肾经之脉借血气之灵运，由足至胸，此处即肾经之脉气传输聚合之处，由此下输内府，上输咽喉，宣肺理气，疏解通达内郁之气。《针灸甲乙经》：俞府主"咳逆上气，喘不得息，呕吐，胸满不得饮食"。有道是"肺朝百脉"，本穴在肺之上，全身以"俞"命名的各穴皆在其下，犹如诸俞之首府，足见此穴之重。膻中位于胸中，为气之会，理胸中肺膈之气，宣通上焦气机，气行则痰消。痰结为有形之邪，属实，故针以泻法，先泻其实，再用灸法，温散阴寒，消肿散结，合以外治贴膏，症能平矣。

案二、案三皆为痰邪结于肢体经络的病证，成痰核矣，与外证之瘰疬、瘿瘤同理。朱丹溪曾言："凡人身上中下有块者，多是痰。"案二痰邪结于臂，不红不痛，为痰核结于皮里膜外，而非肿毒为患。曲池为手阳明合穴，阳明之经多气血，易聚湿成腐而成诸痰核。取曲池行六阴数之泻法，行阳明经气血而已，既为局部用穴以取其气，又蕴辨证用穴治其本之意。用灸法，加强其温通作用也。人身之气，在于畅达，气机通畅，水无壅遏，何以成痰？正如庞安常所云："人身无倒上之痰，天下无逆流之水。故善治痰者，不治痰而治气，气顺则一身之津液，亦随气而顺矣。"案三痰邪结于颈项，不复有他症，药治不愈。杨氏以为颈项为经脉会聚之所，所生核肿因其部位各有所联系经脉，自有各经原络井俞会合之处与其相关，取相关经脉的原穴治疗，针灸分次第而施，即能绝病之根本。盖因原穴为脏腑原气经过和留止的腧穴，《灵枢·九针十二原》："五脏有疾也，应出十二原。十二原各有所出，明知其原，睹其应，而知五脏之害矣。"原穴既能反映相应脏腑的病证，更是治疗这些疾病的效穴。只是颈部经络纵横，多互有影响，病疾亦易流窜，治之当慎之又慎。

## 2. 杨继洲针灸治痰火医案二则

**【原文】**

案一：己巳岁，蔡都尉长子碧川公患痰火，药饵不愈，辱钱诚斋堂翁荐予治之。予针肺俞等穴，愈。

案二：壬申夏，户部尚书王疏翁，患痰火炽盛，手臂难伸，予见形体强壮，多是湿痰流注经络之中，针肩髃，疏通手太阴经与手阳明经之湿痰，复灸肺俞穴，以理其本，则痰气可清，而手臂能举矣。至吏部尚书，形体益壮。

（以上均《针灸大成·卷九·医案》）

**【释按】**

以上是杨继洲针灸治疗痰火的二则验案，均取肺俞治疗，或针或灸，各主其效。语曰："脾为生痰之源，肺为贮痰之器"，治痰之法责之脾肾，治脾以绝痰之生，治肺以化痰之实。肺俞为太阴肺经气血转输于太阳膀胱经背部的腧穴，宣肺化痰、和营补虚，为治疗肺脏疾病的重要腧穴。《针灸甲乙经》："肺气热，呼吸不得卧，上气呕沫，喘气相追逐，胸满胁膺急，息难……肺俞主之。"《铜人腧穴针灸图经》：肺俞"治骨蒸劳，肺痿咳嗽"。故痰火一证常取用肺俞。脏腑之疾以背俞治之，源自《黄帝内经》。《素问·长刺节论》："迫脏刺背，背俞也。刺之迫脏，脏会，腹中寒热去而止。"《灵枢·卫气》："气在腹者，止之背俞。"

案一患者罹患痰火，未记其他症状，虽药饵不愈，其证未必有显著的寒热偏颇。火者，气也，痰火抑或痰气。痰火（气）上渍于肺，影响肺的宣肃功能，失于肃降，发为本病。杨氏仅以刺肺俞等穴即愈，清肺化痰，调气血而已。案二痰火炽盛，影响手臂伸展功能，盖因痰气（无形之痰）流注肢体经络，痹阻气血而成。肩髃为手阳明大肠经位于肩关节处的重要腧穴，具有活血散风、通利关节的作用。手阳明经与手太阴肺经互为表里，其气相通，针刺肩髃，可疏通手阳明、手太阴气血，气血行而痰气消。又灸以肺俞，温通肺气，补虚化痰，助肺输布津液也。针刺次第，不可逆之。

## 3. 杨继洲针灸结合治痰气医案一则

**【原文】**

辛未夏，刑部王念颐公患咽嗌之疾，似有核上下于其间，此疾在肺膈，岂药饵所能愈。东皋徐公推予针之，取膻中、气海，下取三里二穴，更灸数十壮，徐徐调之而痊。东皋，名医也，且才高识博，非不能疗，即东垣治妇人伤寒，热入血室，非针莫愈，必俟夫善刺者，刺期门而愈。东皋之心，即东垣心也，而其德可并称焉。视今之嫉贤妒能者，为何如哉？然妒匪斯今，畴昔然矣。余曾往磁州，道经汤阴伏道路旁，有先师扁鹊墓焉，下马拜之。问其故。曰：鹊乃河间人也，针术擅天下，被秦医令李醯刺死于道路之旁，故名曰伏道，实可叹也。有传可考。

（《针灸大成·卷九·医案》）

**【释按】**

案中：

（1）东皋徐公：即徐春甫（1520—1596），字汝元，号思鹤，又号东皋，祁门（今属安徽）人，明代著名医家。徐氏家世业儒，从师于名医汪宦，不几年就尽得汪氏之学，且青出于蓝而胜于蓝，通内、妇、儿等科，曾在太医院任职。徐氏推崇李杲的脾胃学说，临床治疗以培补脾胃元气为主，用药偏于温补，用参芪，而以苦寒、行气药反佐。在治疗手段上，主张良医应当兼通针药，他的医论和著述对后世有一定影响。著有《古今医统》100卷，《内经要旨》2卷，《妇科心镜》3卷，《螽斯广育》1卷，《幼科汇集》3卷，《痘疹泄秘》1卷，《医学入门捷径六书》6卷等，其中以《古今医统》影响最大。《古今医统》又名《古今医统大全》，是一部综合性医著，系搜录明代以前医书及经史诸家有关医药资料汇编而成。卷1有"历世圣贤名医姓氏"；卷2～5为《内经要旨》《翼医通考》《内经脉候》《运气易览》等；卷6～7为经穴针灸；卷8～92为临床各科证治；卷93～98为经验秘方、本草、通用诸方等，卷99～100为养生余录。

（2）东垣治妇人伤寒……刺期门而愈：此处有误，热入血室刺期门案非李东垣所创，而是张仲景《伤寒论》中验案，共两条，分别是第143条和第216条。"妇人中风，发热恶寒，经水适来，得之七八日，热除而脉迟身凉，胸胁下满，如结胸状，谵语者，此为热入血室也。当刺期门，随其实而取之。"（143）"阳明病，下血，谵语者，此为热入血室。但头汗出者，刺期门，随其实而泻之，濈然汗出则愈。"（216）

（3）李醯：秦太医令，令人刺杀扁鹊。典出《史记·扁鹊仓公列传》："秦太医令李醯自知伎不如扁鹊也，使人刺杀之。"参阅"痿证"杨继洲"瘫痪"医案释按。

本案男性，患者病咽噎之疾，似有核上下于咽嗌，属郁证之梅核气，非多见于妇人的脏躁证。郁证之病机不出情志不舒、气滞痰阻。朱丹溪认为："气血冲和，万病不生，一有怫郁，诸病生焉。故人身诸病，多生于郁。"气、血、湿、火、痰、食皆能致郁，即"六郁"之说。"凡郁皆在中焦"即指郁生于痰，痰阻而气滞，气滞亦痰阻，互为影响。此案痰气阻于胸膈，上焦之气不得敷布，肺主气，咽喉为肺所主，肺气不宣则咽喉为之闭，症出矣。故杨继洲断"此疾在肺膈"。膻中、气海两穴专注于治气，上下相配，廓宗气、固元气而畅通气机，自能理胸中肺膈之气，气行则痰气去。足三里为阳明胃经合穴，健脾和胃，化痰祛浊，以去痰生之源，灸之更效。此案为徐春甫请荐于杨继洲所治，人各有所长，杨氏膺服徐氏识病之能力与荐善针者而治的美德，故有"东皋之心，即东垣心也"的感叹，惺惺相惜也。

## 4. 凌云针治痰证医案一则

【原文】

里人病嗽，绝食五日，众投以补剂，益甚。云曰：寒湿积也，穴在顶，针之必晕厥，逾时始苏。命四人分牵其发，使勿倾侧，乃针，果晕绝。家人皆哭，云言笑自若。顷之，气渐苏，复加补，始出针，呕积痰斗许，病即除。

（《明史·卷二百九十九·列传第一百八十七·方伎·凌云传》）

【释按】

本案是凌云针刺百会治疗痰湿咳嗽的验案，又见录于《续名医类案·卷十五·咳嗽》。病证虽以"嗽"为主，却以"寒湿"内聚为因，故列入痰证论述。

《活法机要》"咳嗽"言："咳谓无痰而有声，肺气伤而不清也。嗽谓无声而有痰，脾湿动而为痰也。咳嗽是有痰而有声，盖因伤于肺气而咳，动于脾湿因咳而为嗽也。"辨之详矣。凌云深谙辨证之理，尝谓后辈云："针灸必通内科，内科当知针灸，治病才能得心应手。"又言："针而不灸，灸而不针，非良医也；针灸而不药，药而不针灸，亦非良医也；知针知药，方是良医。而经络脏腑必当熟谙，否则动手便错。"是为至理之言。

病人患嗽，绝食五日，他医投以补剂，不愈益甚，盖知嗽为内蕴痰湿所致，而并非体虚而嗽。虽绝食五日，脾胃受伤，痰湿愈甚，"脾为生痰之源"，痰湿阻遏，亦不受补也。此时当以祛痰为主，痰出而嗽始能平。凌氏既辨之为"寒湿"，自当通阳而散寒化湿，即取百会。百会居巅顶，乃诸阳之会，穴性属阳，通督脉阳气，升阳通气而有效。阳气随针升举，痰随气动，上达巅顶，痰蒙清窍，凌氏谓之"必晕厥"；又因升举之阳通百脉而行气血，痰气亦随之而化，清窍复廓，故"逾时始苏"。针之果然，可谓神哉！经气流畅，寒散痰动，此时方补，助气推动，加强津液输布，即见"呕积痰斗许"，详其证而立其法，立其法而得其时，得其时而治其证，治其证而用其针，病愈矣。足见凌氏辨证之详精，施法之机要，用针之巧妙。

## （二）临床述要

痰证是指水液凝结，质地稠厚，停聚于脏腑、经络组织之间而引起的一类病证。常由外感六淫、内伤七情，导致脏腑功能失调而产生。本证临床表现多端，所以古人有"百病多因痰作祟""诸般怪证皆属于痰"之说。正如《诸病源候论》"诸痰候"所言："诸痰者，此由血脉壅塞，饮水积聚而不消散，故成痰也。或冷，或热，或结实，或食不消，或胸腹痞满，或短气好眠，诸候非一，故云诸痰。"《古今医鉴》"痰饮"更是明确云："痰属湿，乃津液所化。或因风寒湿热之感，或七情饮食所伤，以致气逆液浊，变为痰饮。或吐咯上出，或凝滞胸膈，或留聚肠胃，或流注经络四肢，随气升降，遍身无处不到。其为病也，为喘为咳，为恶心呕吐，为痞隔壅塞关格异病，为泄利，为眩晕，为嘈杂，为怔忡惊悸，为癫狂，为寒热，为痛，为胸膈辘辘有声，或背脊一点常如冰冷，或四肢麻痹不仁，皆痰所致。百病中多有兼痰者，世无不知也。"

痰证因痰所阻部位不同而见症各异，皆因痰阻脏腑气机、肢体经络所致，广泛存在于体内，无处不在，既可为疾病，也可为中医证型之一，如寒痰、热痰、湿痰、燥痰以及风痰、瘀痰等等。现代医学中并无与之相对应的疾病，只可理解疾病的本质表现符合中医痰病的内涵，即可参照痰证诊治。

痰证的诱因众多，外感寒湿、湿热郁久、饮食不当、劳欲体虚均可导致痰证的发生，总以"痰阻"为其病机表现之关键。故针灸治疗痰证，也应视痰证的具体表现情况，以"化痰祛瘀通络"为治疗痰证的基本原则，实则泻之，虚则补之，取背俞穴、手足阳明经穴为主，中脘、丰隆、足三里、脾俞、胃俞、合谷等是治疗痰证的常用腧穴。

## （三）文献辑录

《医宗金鉴·刺灸心法要诀》：痰火胸疼刺劳宫，小儿口疮针自轻，兼刺鹅掌风证候，先补后泻效分明。

《行针指要歌》：或针痰，先针中脘三里间。

《杂病穴法歌》：一切内伤内关穴，痰火积块退烦潮。

《普济方·针灸》卷十四：治胸中痰饮，蛊毒，霍乱，惊悸，腹胀暴痛，恍惚不止，吐逆不食，刺巨阙，用毫针针入六分即止，此穴化气除涎大妙。次针足阳明经三里二穴，应时立愈。

# 二十九、膈气

## （一）医案与释按

### 1. 杨继洲针灸治膈气医案一则

**【原文】**

壬申岁，行人虞绍东翁，患膈气之疾，形体羸瘦，药饵难愈。召予视之，六脉沉涩，须取膻中，以调和其膈，再取气海，以保养其源，而元气充实，脉息自盛矣。后择时针上穴，行六阴之数，下穴行九阳之数，各灸七壮，遂全愈。今任扬州府太守。庚辰过扬，复睹形体丰厚。

（《针灸大成·卷九·医案》）

**【释按】**

膈气在《黄帝内经》中就有记载。《素问·阴阳别论》篇曰："三阳结谓之膈。"并认为本病的发生与津液及情志失调有关。《素问·通评虚实论》篇："膈塞闭绝，上下不通，则暴忧之病也。"《圣济总录》卷六十："人之胸膈，升降出入，无所滞碍，命曰平人。若寒温失节，忧恚不时，饮食乖宜，思虑不已，则阴阳拒隔，胸脘痞塞，故名膈气。"《景岳全书·噎膈》曰："噎膈一证，必以忧愁思虑，积劳积郁，或酒色过度，损伤而成。"《肘后备急方·卷四》指出："膈气有五，忧膈、恚膈、气膈、寒膈、热膈。"

《金匮翼》"膈噎"有言："噎膈之病，有虚有实。实者，或痰或血，附着

· 238 ·

胃脘，与气相搏，翳膜外裹，或复吐出，膈气暂宽，旋复如初。虚者，津枯不泽，气少不充，胃脘干瘪，食涩不下，虚者荣养，实者疏瀹，不可不辨也。"本案患者患膈气之疾，形体羸瘦，意为病久伤正，气虚血少，筋肉失养。又六脉沉涩，沉者主内，涩者主瘀，患者或气结，或痰阻，或血瘀，正气不支，痰瘀互结，阻于食管。杨氏即取膻中，以调和其膈，再取气海，以保养其源。膻中者，上丹田也，乃气会之穴，主心肺胸膈之气；气海者，下丹田也，乃元气所聚，主下元真阴真阳之气。针刺之巧，在于手法，针膻中，行六阴之数以泻胸中之寒气，行气导闭；针气海，行九阳之数以补下元之阳气，益气培元。又灸两穴各七壮，温阳祛寒，化瘀散结，使阴阳升降有序，元气充实，阴平阳秘，则脉息自盛矣。膻中、气海两穴同用，一上一下，专注于气，补虚泻实，补而不滞，泻而无虚，切中肯綮，假以时日，病无不愈。

## （二）临床述要

膈气，又名离气，即噎膈，是由于食管干涩，食管、贲门狭窄所致的以咽下食物梗塞不顺，甚则食物不能下咽到胃，食入即吐为主要临床表现的一类病证。噎即梗塞，指吞咽食物时梗塞不顺；膈即格拒，指食管阻塞，食物不能下咽到胃，食入即吐。噎属噎膈之轻证，可以单独为病，亦可为膈的前驱表现，故临床统称为噎膈。

膈气的病因主要为七情内伤、饮食所伤、年老肾虚、脾胃肝肾功能失调等，各因之间常相互影响，互为因果，共同致病，形成本虚标实的病理变化。初起以邪实为主，随着病情发展，气结、痰阻、血瘀愈显，食管、贲门狭窄更甚，邪实有加；又因胃津亏耗，进而损及肾阴，以致精血虚衰，虚者愈虚，两种因素相合，而成噎膈重证。噎膈的病位在食管，属胃气所主，与肝脾肾也有密切关系。基本病机是脾胃肝肾等脏腑功能失调。《诸病源候论》"噎候"："夫阴阳不和，则三焦隔绝，三焦隔绝，则津液不利，故令气塞不调理也，是以成噎。"

本病相当于现代医学中的贲门痉挛、食道憩室、食道贲门失迟缓症、食道狭窄、食道炎、食道癌、贲门癌、胃神经官能症等。

膈气发病年龄段较高，多发于中老年男性，目前尚属难治之证。实证多属痰气交阻证、瘀血内结证，虚证多属津亏热结证、气虚阳微证，临床多以虚实夹杂为其表现。

针灸治疗膈气的基本原则为"理气开郁，化痰消瘀"，以任脉、阳明胃经经穴为主。主穴取膻中、天枢、气海、关元。痰气交阻，配足三里、丰隆、太冲、日月穴；瘀血内结，配膈俞、血海、内关穴；津亏热结，配太溪、中脘、天枢、大椎穴；气虚阳微，配足三里、脾俞、肾俞、百会穴。膈气不外乎气结，故以膻中理气解郁，畅胸散结；《灵枢·四时气》曰："食饮不下，膈塞不通，邪在胃脘。"以天枢和胃通腑，降逆止呕；气海、关元乃主下元之气的要穴，意在补气生阴，保养其源。实则泻之，虚则补之，可针灸并用。

# （三）文献辑录

《灵枢·四时气》：饮食不下，膈塞不通，邪在胃脘。在上脘，则刺抑而下之，在下脘，则散而去之。

《灵枢·邪气藏府病形》：胃病者……膈咽不通，食饮不下，取之三里也。

《脉经》卷二：寸口脉伏，胸中逆气，噎塞不通，是胃中冷气上冲心胸，宜服前胡汤，大三建圆，针巨阙、上管，灸膻中。

《针灸甲乙经》卷九：胸胁榰满，鬲塞，饮食不下，呕吐，食入腹还出，中庭主之。

《千金要方》卷二十：胸中膈气，聚痛好吐，灸厥阴俞随年壮。

《琼瑶神书》卷二：男子心头痛相煎，噎食难进气束束，上脘下盘摄七七，内关升阳气上喘，三里气上按上脘，即取下法痛安痊，次日再针太冲穴，连用出血妙中立。

《济生拔粹》卷三：治五膈气，喘息不止，刺任脉中脘一穴……次针足厥阴经期门二穴。

《针灸聚英·百证赋》卷四上：胸满更加噎塞，中府意舍所行。

《普济方·针灸》卷十三：疗胸中膈气，气聚痛好吐，穴厥阴俞，灸随年壮。

《采艾编翼》卷二：久病膈食：膏肓、膻中、气海、肩井、足三里。

# 三十、疝气

## （一）医案与释按

### 1. 淳于意灸药结合治疝气医案一则

【原文】

齐北宫司空命妇出于病，众医皆以为风入中，病主在肺，刺其足少阳脉。臣意诊其脉，曰：病气疝，客于膀胱，难于前后溲而溺赤。病见寒气而遗溺，使人腹肿。出于病，得之欲溺不得，因以接内。所以知出于病者，切其脉大而实，其来难，是厥阴之动也。脉来难者，疝气之客于膀胱也。腹之所以肿者，言厥阴之络结小腹也。厥阴有过则脉结动，动则腹肿。臣意即灸其足厥阴之脉，左右各一所，即不遗溺而溲清，小腹痛止。即更为火齐汤以饮之，三日而疝气散，即愈。

（《史记·卷百零五·扁鹊仓公列传第四十五》）

【释按】

本案是淳于意灸药结合治疗气疝的验案，此案另可见录于《医说·卷十·疝瘅痹·气疝》《名医类案·卷第六·疝癫》及《华佗神方·卷二十二·九·气疝》等医籍中。

《素问·长刺节论》云："病在少腹，腹痛不得大小便，病名曰疝，得之寒。刺少腹两股间，刺腰髁骨间，刺而多之，尽炅病已。"张志聪注曰："此厥阴寒疝之为病也。肝主疏泄，肝气逆，故不得大小便也。此为寒疝，故少腹痛而上连于腹也。少腹两股及腰踝骨间，为厥阴肝脉之所循，刺而多留之，俟其尽热而病自已。"本案病证与《素问》所言类似，患妇出于（人名）得病，起因于"欲溺不得，因以接内（指房事）"，即见"难于前后溲而溺赤"、腹肿，此寒气内舍，客于膀胱及厥阴之脉也，"溺赤"乃寒郁化热之象。寒为阴邪，其性收引，故脉实而来难；膀胱为太阳经所主，气多血少，故脉大。肝足厥阴之脉，"循股阴，入毛中，过阴器，抵小腹"，是动则病"丈夫㿉疝，妇人少腹肿"，寒气所过，络结小腹，故见腹肿。正因为患妇"难于前后溲而溺赤"，他医即以肺为水之上源，主治节，又风为百病之长，于是判断为风邪入中于肺，即刺足少阳脉（足窍阴、风池之类），以冀疏风通利，却忽视了"脉来难"的主要体征。淳于意诊其脉而知此疾乃寒湿结聚于厥阴脉所致，可见淳于意诊脉之细，辨证之精。

辨证明确后，淳于意即灸足厥阴之脉，使小便得以正常，小腹痛也立止。"足厥阴之脉"，应该是肝经之始穴大敦，理由如下：一是大敦为肝经井穴，"井主心下满"，井穴为主治本脏疾病的有效腧穴；二是阴经井穴五行属木，肝之本体亦属木，木性升发，五行生火，大敦更能体现肝木的升发和通经活血的作用。故《素问·缪刺论》言："邪客于足厥阴之络，令人卒疝暴痛。刺足大趾爪甲上与肉交者，各一痏，男子立已，女子有顷已，左取右，右取左。"事实上，后世医家常将大敦作为治疗疝气的效穴或经验穴。《针灸大成》：大敦"主五淋，卒疝七疝，小便数遗不禁，阴头中痛，汗出，阴上入小腹，阴偏大，腹脐中痛，悒悒不乐，病左取右，病右取左。腹胀肿病，小腹痛，中热喜寐，尸厥状如死人，妇人血崩不止，阴挺出，阴中痛。"《玉龙歌》："肾强疝气发甚频，气上攻心似死人，关元兼刺大敦穴，此法亲传始得真。"

疝病并非男性专有，古时疝的含义更广，从上述《素问》的引文就可略知一二。就是在当下，疝气也并非专指男性睾丸偏坠胀痛，凡人体组织或器官一部分离开了原来的部位，通过人体间隙、组织缺损或薄弱部位进入另一部位，均可视之为疝，如主要发生在肚脐周边部位的腹壁疝，妇女亦较为常见。案中患妇所见"溺赤"，又有淋证之嫌。

此案灸治大敦后，以火齐汤内服，不数日病愈。关于火齐汤，尤怡在《医学读书记》中云："仓公治病，恒用火齐汤，而其方不传。刘宗厚云即古方黄连解毒汤是，未知何据？按仓公用治齐郎中令之涌疝中热，不得前溲；齐王太后之风瘅热客脬，难于大小便，溺赤。则亦清寒彻热之剂也夫！"《石室秘录》卷六中载有火齐汤，"石膏一两，玄参三两，人参三两，知母一钱，黄连三钱，茯神一两，白芥子三钱，水煎服。"可作为参考。对火齐汤在本案中的作用，华佗弟子樊阿在注解此案时有这样的阐述："意治病，纯用火齐汤，所谓得意佳作也。不知此病之愈，得力在灸，以厥阴病，灸厥阴脉，一灸而络舒。吾之攻灸，有鉴于斯。"

## 2. 王执中灸药治疝气医案二则

【原文】

案一：治小肠气方甚多，未必皆效，《域方》夺命散，《良方》苍猝散，皆已试之效者。有一兵患小肠气，依此方灸足第二指下纹五壮，略效而再发，恐壮数未多也。予以镇灵丹十粒与之，令早晚服五粒而愈。灸固捷于药，若灸不得穴，又不如药相当者见效之速。且灸且药，方为当尔。

（《针灸资生经·第三·肾虚》）

案二：舍弟少戏举重，得偏坠之疾，有道人为当关元两旁相去各三寸青脉上灸七壮，即愈。王彦宾患小肠气，亦如此灸之愈。

（《针灸资生经·第三·癫疝》）

【释按】

上两案为王执中艾灸奇穴治疗疝气的二则三例验案，案一又见录于《普济方·针灸·卷十三·肾虚》，案二又见录于《普济方·针灸·卷十四·疝》及

《续名医类案·卷二十·疝》。案中所言：①《域方》夺命散：《域方》即明代朱权所著《寿域神方》。朱权为明太祖朱元璋第十六子，封为宁献王，晚年学道，自号臞仙，通诗文、经史及医药。夺命散：宋代王璆《是斋百一选方》卷之十五载："治小肠气夺命散，前峡州教授王执中既效方。玄胡索不以多少，盐炒过，干蝎半之，二味为细末，每服半钱或一钱，温酒调下。"②《良方》苍猝散：《良方》即《苏沈良方》，卷八载有"治小肠气仓猝散方"，苍猝散即仓猝散："山栀子（四十九枚烧半过），附子（一枚炮）。上每服二钱，酒一小盏，煎至七分，入盐一捻，温服，脾肾气挛急，极痛不可屈伸，腹中冷，重如石，痛不可忍，自汗如泻。手足冰冷，久不瘥，卧欲死者，服此药一剂，忽如失去，甚者两服瘥，予自得效。亦屡以治人，皆验。"③镇灵丹：《普济方》卷一一七载有此丹组方，以太阴玄精石、硫黄、盆消各1两，研细末。主治"中暍。冰雪不能解者，阴阳交错，中脘痞塞，头疼恶心"。

案中3例医案，为一兵、舍弟和王彦宾，均患偏坠之疾，小肠突入阴囊。案一以灸"足第二指下纹"五壮，合以内服镇灵丹而愈疝疾；案二两例单灸"关元两旁相去各三寸青脉上"七壮，亦愈疝疾。

"足第二指下纹"即经外奇穴独阴穴，在足底，第2趾的跖侧远端趾间关节的中点。此穴首见于《太平圣惠方》："张文仲灸法，疗卒心痛不可忍，吐冷酸绿水，及无五脏气，灸足大指次指内横纹中各一壮。炷如小麦大，下火立愈。"有部位却无名称，《奇效良方》列作奇穴，名独阴。独阴穴有调理冲任的作用，主治胸胁痛，呕吐，吐冷酸水，吐血，死胎，胞衣不下，月经不调，小肠疝气，卒心痛等。《神应经》："小腹急痛不可忍及小肠气外肾吊疝气，诸气痛，心痛，灸足大指次指下中节横纹当中，灸五壮，男左女右，极妙。二足皆灸亦可。"《针灸大成》："独阴二穴……治小肠疝气，又治死胎，胎衣不下，灸五壮。""关元两旁相去各三寸青脉上"，即经外奇穴气门穴，出《千金要方》。气门穴位于腹部，正中线脐下3寸旁开3寸处，有调理冲任，升提中气，清利下焦的作用，主治崩漏、产后恶露不止、阴挺、妇人不孕、癃闭、淋证、睾丸炎、少腹疼痛、小肠疝气等。

独阴、气门皆为治疗疝气的效穴和经验穴，盖因独阴穴位于足部第二趾，与足阳明经联系，而足阳明胃经"下侠脐，入气街中"，正是疝气好发部位；气门穴涉及下腹部多条经脉，任脉、肾经、胃经、脾经等。一是远道取穴，一是近部（局部）取穴，总在行气破血，散寒除结。

## 3. 王璆载他医灸治疝气案一则

**【原文】**

郭察院名德麟传与葛丞相云：十余年前尝苦疝气，灸之而愈，其法于左右足第二指下中节横纹中，各灸七壮至三七壮止，艾丸不须大，如麦粒而紧实为上，太大恐疮难将息，旬日半月间不可多步履，仍不妨自服他药。渠灸后至今不发。葛甥子纲尝依此灸之，亦验！

（《是斋百一选方·卷之十五·第二十三门·治小肠气》）

**【释按】**

此案是王璆在其所著《是斋百一选方》中载录的他医艾灸治疗疝气的验方。

王璆，字孟玉，号是斋，山阴（今属浙江绍兴）人，生卒年不详，南宋医家。曾为淮南幕官、汉阳太守，公余之暇留心医药，庆元二年（1196年）辑成《是斋百一选方》20卷，仅有抄本。是书章序言"是斋王史君，博雅君子也。生长名家，蓄良方甚富，皆其耳目所闻见，已试而必验者"。后经刘承父校正，重新刊刻，内容有增补，名为《新刊续添是斋百一选方》，"此集已盛行于世，近得是斋全本，其为方也一千有余，分门析类，列之于目，井井可观，皆系经验不传之秘。凡丈夫、妇人、小儿诸证纤悉委曲，靡所不备，鼎新刻梓，三复校正，并无讹舛，凡我尊生君子伏幸详鉴。岁在癸未端阳前一日，建安刘承父谨咨。"

日本宽政十一年（1799 年）时，日人千田恭（子敬）以其所藏钞本与荻子元所藏元刻本互校，并补入《医方类聚》中王璆选方，编成现在所见的《是斋百一选方》。本书是宋代较有影响的方书之一，与《太平圣惠方》《太平惠民和剂局方》《济生方》《三因方》《杨氏家藏方》《普济本事方》等书共同形成了宋代方书之林。其流传较广，当时影响超过《博济方》《济生方》。全书共 20 卷，31 门，载方 1142 首，遍涉内、外、妇、儿、五官等临床各科，凡汗、吐、下、和、温、清、消、补诸法兼备。全书以病证分类为主，条理井然。所载之方，精巧得体，简明实用，除出处、证治、组成以外，对药物的炮制、方剂用法、禁忌等内容均有详细的说明，而且不少方剂附有验案，对医方医术的流布、传播与验证极为有益，是中医药教学、研究及临床工作者不可多得的参考资料。现国内首都图书馆存有抄本。

此案其实也涉及两案，郭察院与葛丞相外甥，患疝气，皆以灸"左右足第二指下中节横纹中"而愈，即独阴穴。《奇效良方》："独阴二穴，在足第二指下横纹中，是穴治小肠疝气……可灸五壮。"所用方法与王执中《针灸资生经》中所载一致，可参阅上文。案中所言"艾丸不须大，如麦粒而紧实为上，太大恐疮难将息，旬日半月间不可多步履，仍不妨自服他药"，为此法灸治的注意事项，乃至诚之言。

## 4. 张从正针治疝气医案一则

【原文】

又项关一男子，病卒疝暴痛不任，倒于街衢，人莫能动，呼予救之。余引经证之，邪气客于足厥阴之络，令人卒疝，故病阴丸痛也。余急泻大敦二穴，大痛立已。夫大敦穴者，乃是厥阴之二穴也。

（《儒门事亲·卷二·疝气肝经宜通勿塞状十九》）

【释按】

本案是张从正针刺大敦治疗"卒疝暴痛"的验案，又见录于《续名医类案·卷二十·疝》及《杂病广要·内因类·寒疝》等医著。

疝，《说文解字》言："腹痛也。从广，山声。"疝之为名，首见于《黄帝内经》，却有诸多称谓，横痃、膀胱小肠气、贼风入腹、小肠气、膀胱气、奔豚气、蟠肠气、肾系阴肿、控睾而痛等皆是。疝之分类，各家有诸多学说。有寒热阴阳之分，也有气血虚实之别。《素问·骨空论》："任脉为病，男子内结七疝，女子带下瘕聚。"督脉生病，"从少腹上冲心而痛，不得前后，为冲疝。"《素问·大奇论》："肾脉大急沉，肝脉大急沉，皆为疝。心脉搏滑急为心疝，肺脉沉搏为肺疝。三阳急为瘕，三阴急为疝。"《素问·阴阳别论》："三阳为病发寒热，下为痈肿，及为痿厥、腨㾓；其传为索泽，其传为𤸷疝。"《诸病源候论》将疝气分为"五疝""七疝"："一曰石疝，二曰血疝，三曰阴疝，四曰妒疝，五曰气疝，是为五疝也。""七疝者，厥疝、癥疝、寒疝、气疝、盘疝、胕疝、狼疝，此名七疝也。"疝病之因，有寒证，亦有热证，然必因先受寒湿，或犯生冷，以致邪聚阴分。此其肇端之始，故未有不因寒湿而致然者。《诸病源候论》："五疝之状，寻此皆由腑脏虚弱，饮食不节，血气不和，寒温不调之所生也。"

本案患者突然出现疝气疼痛，痛极，"倒于街衢，人莫能动"，属于"卒疝暴痛"，亦属阴疝之病发者。《素问·缪刺论》："邪客于足厥阴之络，令人卒疝暴痛。"《宣明论方》："阴疝牵引小腹痛，诸厥疝，即阴疝也。嘻欲劳痛，不可忍之。"《医林绳墨》："或遇忧怒所感，郁而不发，反将房劳触动，结为阴疝者有之。"此证多因寒邪郁结肝脉，气血凝滞所致，可见睾丸部骤然肿大，暴痛，或足厥阴经循行处之暴痛引少腹者。疝之暴痛或痛甚者，必以气逆。其病所治，《素问·缪刺论》："刺足大指爪甲上，与肉交者。"《灵枢·经脉》："足厥阴之别……其别者，径胫，上睾，结于茎。其病气逆则睾肿卒疝，实则挺长，虚则暴痒，取之所别也。"皆肝脉之大敦穴，盖因本病多属寒邪郁结肝脉，气血凝滞或气逆而上冲所致。取大敦疏肝利胆、通经止痛，可选择针刺泻法、点刺放血，艾灸则以温经散寒、理气止痛见长。

## 5. 滑寿灸药结合治寒疝医案一则

**【原文】**

一妇人病寒疝，自脐下上至心，皆胀满攻痛，而胁痛尤甚，呕吐烦满，不进饮食。伯仁诊之，其脉两手沉结不调，乃曰：此寒在下焦，宜亟攻其下，无攻其上。为灸章门、气海、中脘，内服延胡、桂、椒，佐以茴木诸香、茯苓、青皮等，十日一服，温利丸药，果得桴鼓效。此岂非所谓聚而散之者耶？

（《十四经发挥·卷中·寒疝》）

**【释按】**

本案是滑寿灸药结合治疗寒疝的验案，又见录于《古今医案按·卷三·疝》《古今医统大全·卷六十·疝气门·治法·治案》《名医类案·卷第六·疝癪》及《医学入门·卷首·历代医学姓氏》等。

滑寿（1304—1386），字伯仁，晚号撄宁生，元末明初著名医家，祖籍许州襄城（今河南许昌），出生在仪真（今江苏仪征），大多数时间居住在浙江余姚。滑寿一生淡泊名利，以行医济世为乐。本姓刘，因从医而改名易姓，在淮南叫滑寿，在吴中（今江苏苏州）叫伯仁氏，在鄞城（今浙江宁波）叫撄宁生。撄宁者，道家所追求的修养境界，所谓心神宁静，不为外界所扰，可见达到这种境界是其人生的追求。滑氏医理、医术高明，活人无数。《明史·方伎传》中云"江浙间无不知有撄宁生者"，近代针灸学家承淡安言："针灸得盛于元代，此滑寿之功也。"

滑寿由儒而及医，曾从京口（今江苏镇江）名医王居中习经典医籍，又学针法于东平高洞阳，精研《黄帝内经》《难经》，临证"参会张仲景、刘守真、李明之三家而会通之，所治疾无不中"（《明史·滑寿传》），尤精于伤寒与妇科。著有《难经本义》《十四经发挥》《读素问钞》《诊家枢要》《麻疹全书》等，其针灸学术内容见于《十四经发挥》和《难经本义》。

《十四经发挥》全书 3 卷，上卷"手足阴阳流注篇"与中卷"十四经脉气所发篇"正文录自元代忽泰必烈的《金兰循经》（现已失传），滑氏补注、改编；下卷为"奇经八脉篇"，录自《圣济总录·奇经八脉》。其中附图 16 幅，即十四经加正背面骨度分寸图各 1 幅。再加上经穴歌及每穴所在部位的说明，图文并茂，一目了然。

《十四经发挥》的主要特点是以十二经脉的流注先后为序注明有关穴位，因任、督二经也有专穴，故附入，总称为十四经。这是针灸史上首次提到"十四经"的概念，指出督脉为阳脉之纲，任脉为阴脉之海，两者同起于会阴，共终于龈交，一背一腹，一阳一阴，周流不息，如环无端，起阴阳相济之功。把督任二脉提高到与十二正经同等的地位，是滑寿对经络学说的发展。

《十四经发挥》叙述了十四经的循行路线及病候，循经考穴，注明每个腧穴的部位，全书载穴 657 个（其中双穴 303 个，单穴 51 个）。腧穴主要依据《圣济总录》，而对于腧穴的排列顺序及部分腧穴的定位，滑氏提出了自己的见解。《十四经发挥》依据经脉体表的循行径路将腧穴的排列做了转折性的、划时代的改动，将各经之腧穴排列次序及起、止穴完全按照经脉循行的方向、次序重新加以排列，其中变动较大的有足阳明经在头面部及足太阳经在腰背部的某些穴位，这些变动使同一经腧穴连线出现了逆向折返点，加强了腧穴与经络的密切联系。《十四经发挥》的经穴排列，对以后的经络、腧穴专书有直接影响。《针灸聚英》将经穴排列全按十四经的顺序，《针灸大成》和严振的《循经考穴编》均以《十四经发挥》为主要依据，这一腧穴排列方式以至于影响到现代。

本案所载为妇人寒疝作痛，兼有呕吐烦满、不进饮食等症。《外台秘要·卷三十九》言："寒疝，阴挺出，偏大，肿，脐腹痛，腹中悒悒不乐。"《诸病源候论·寒疝候》："寒疝者，阴气积于内，则卫气不行，卫气不行，则寒气盛也。故令恶寒不欲食，手足厥冷，绕脐痛，白汗出，遇寒即发，故云寒疝也。"

寒疝作痛，《诸病源候论》中亦有辨析："寒疝心痛，阴气积结所生也。阴气不散，则寒气盛；寒气盛，则痛上下无常，言冷气上冲于心，故令心痛也。""此由阴气积于内，寒气结搏而不散，腑脏虚弱，故风邪冷气与正气相击，则腹痛里急，故云寒疝腹痛也。""此由腑脏虚弱，风邪客于其间，与真气相击，故痛。其痛随气上下，或上冲于心，或在于腹，皆由寒气所作，所以谓之寒疝心腹痛也。"总因寒邪作祟，寒属阴邪，主收引，令人作痛。此病寒在下焦，滑氏认为"宜亟攻其下，无攻其上"，灸章门、气海、中脘，兼服温经散寒、行气止痛等药物，"果得桴鼓效"。

《灵枢·骨空论》言："任脉者，起于中极之下，以上毛际，循腹里，上关元，至咽喉，上颐，循面入目。"故取任脉之气海，灸之有温通经脉、益肾固精、补气升阳之功，祛下焦之寒气，助阳气之升提。《扁鹊心书》云："疝气，灸气海穴自愈。"此之谓也。章门为肝经腧穴，又为脾之募穴；中脘为任脉经穴，属腑会及胃募。此两穴所属经脉均有关于疝气的形成，灸之则疏肝理气、散寒和胃、化瘀止痛，取效甚捷。

## 6. 朱丹溪艾灸热敷结合治疝气医案一则

**【原文】**

予尝治一人，病后饮水，患左丸痛甚。灸大敦穴，适有摩腰膏，内用乌附、丁香、麝香，将与摩其囊上横骨端，火温帛覆之，痛即止。一宿，肿亦消。

（《丹溪心法·卷四·疝痛七十四》）

**【释按】**

此案各类著作载录颇多，《证治准绳·杂病·第六册·大小肠门·疝》《推求师意·卷之下·疝》《丹溪治法心要·卷五·疝》《名医类案·卷六·疝癫》《续名医类案·卷二十·疝》《古今医案按·卷三·疝》等均录有此案。

朱丹溪认为："疝痛，湿热痰积流下作病，大概因寒郁而作，即是痰饮食积并死血。专主肝经，与相干，大不宜下。"此患者病后饮水、体虚，寒湿为患，积聚于下，肝脉等为之拘急，故见左睾丸疼痛剧烈等症，丹溪谓"沉寒痼冷凝滞其间，胀大作痛，顽痹结硬，势所必至矣"。以灸大敦、热敷摩腰膏，痛止肿消，盖因"邪气内消，荣卫流转，宛如寒谷回春，盖有不疾而速，不行而至者矣"（朱丹溪语）。

《丹溪心法》卷四载摩腰膏："治老人、虚人腰痛，并妇人白带。附子尖、乌头尖、南星（各二钱半），雄黄（一钱），樟脑、丁香、干姜、吴茱萸（各一钱半），朱砂（一钱），麝香（五粒，大者）。上为末，蜜丸如龙眼大。每用一丸，姜汁化开如粥厚，火上炖热，置掌中，摩腰上，候药尽粘腰上，烘绵衣包缚定，随即觉热如火，日易一次。"原为治疗肾虚腰痛所用，在此则以其温散之力，散局部寒凝，更助疾病之愈。

## 7. 罗天益灸药结合治疝医案一则

**【原文】**

赵运使夫人，年五十八岁，于至元甲戌三月中，病脐腹冷痛，相引胁下而痛不可忍，反复闷乱，不得安卧。予以当归四逆汤主之，先灸中庭穴。

（《卫生宝鉴·卷十八·妇人门·疝气治验》）

**【释按】**

本案为罗天益艾灸结合药物治疗疝气的验案，又见录于《古今医案按·卷三·疝》。

患者脐腹冷痛，寒邪入内至脐腹也；相引胁下而痛不可忍，寒凝络绌，气血痹阻也；反复闷乱，不得安卧，邪气上攻扰乱心神也。先灸中庭，温气血，通经络也。俞震在此案下按之曰："首案虽云任脉为病，然脐腹痛引胁下，实兼厥阴，其灸中庭穴以治任脉，当归四逆汤则治肝病也。"可谓得案之真机，切中肯綮。

中庭一穴，《针灸甲乙经》谓："在膻中下一寸六分陷者中。"在胸骨正中线平第五肋间胸骨上之凹陷处，其下为心包络。包络者，心之宫城也。两旁各二寸为少阴肾经之步廊穴，犹如主室之旁，房廊相对，构成一空廊院落。心为人身之君主，任脉行此中庭，则为朝君之初步，再进，则升堂入室矣，故喻以为穴名。《采艾编》言："中庭：中央之前庭也。"《会元》言："中庭者，在心上肺下陷中，不出心之宫廷，在上膈如月当天之中，故名中庭。"中庭为任脉经脉气所发，主理胸中之气，有理气宽胸、降逆止呕的作用，主要用于治疗心胸和脾胃等疾患。《千金要方》："中庭、中府主膈寒，食不下，呕吐还出。"《针灸聚英》："主胸胁支满，噎塞，食饮不下，吐食出，小儿吐奶。"灸中庭，气血得温而行，脉络通矣；气血行而胸廓清，气机畅矣；脉络通而肝脉调，病证愈矣。再以当归四逆汤，养血温经，散寒通脉，功愈显矣。

此案所治，正如罗氏在案下所论："《难经》云：任之为病，内结七疝，此寒积所致也。《黄帝内经》云：寒淫于内，治以辛热，佐以苦温。以附子、官桂甘辛大热，助阳退阴，用以为君。玄胡、茴香辛温，除下焦虚寒。当归辛温，和血止痛，故以为臣。芍药之酸寒，补中焦之气，又防热药损其肝温。泽泻咸平，茯苓甘平，去膀胱中留垢。川楝子苦寒，酒煮之止痛，又为引用，乃在下者引而竭之之意也。柴胡苦平，行其本经，故以为使也。中庭一穴，在膻中下一寸六分陷者中，任脉气所发。可灸五壮，针入三分，或灸二七壮、三七壮，效。"

## 8. 龚廷贤灸治疝气医案一则

**【原文】**

赵雪山，患因房劳后，五更起早，忽感其寒，作疝气肿痛不可忍，憎寒战栗。予诊六脉微而无力，以五积散加吴茱萸、小茴香，又以蟠葱散，俱不效。后以艾灸之，将患人两脚掌相对，以带子绑住，两中指合缝处以艾炷麦粒大，灸七壮完痛止，神效。

（《万病回春·卷之五·疝》）

**【释按】**

本案是龚廷贤《万病回春》中记载的艾灸治疗疝气验案，又见录于《续名医类案·卷二十·疝》。

龚廷贤（1538—1635），字子才，号云林，别号悟真子，江西金溪（今江西省金溪县）人，明代医学家。父亲龚信（字瑞芝，号西园），精医术，曾供职于太医院，其弟廷器，子侄懋坠、懋官，均做过医官。龚廷贤出身于世医之家，自幼随父习医，勤研内难及金元诸家学说，久之贯通医理，遂以医鸣，兼内外妇儿各科，尤擅长于儿科。曾任太医院吏目，谓："良医济世，功同良相。"龚氏一生著述颇多，有《济世全书》8卷、《寿世保元》10卷、《万病回春》8卷、《小儿推拿秘旨》3卷、《云林神毂》4卷、《种杏仙方》4卷、《鲁府禁方》4卷、《复明眼方外科神验全书》6卷、《医学入门万病衡要》6卷及《药性歌括四百味》《药性歌》等，并为其父续编成《古今医鉴》。龚氏著作内容包括诊断、内、外、妇、儿、五官、本草等，虽无针灸专著，但针灸系列疗法贯穿于其每一部医学著作中。龚氏著作以《万病回春》和《寿世保元》两书流传最为广泛。

《万病回春》，8卷，中医综合性著作，撰于万历十五年（1587年），刊本甚多。现存最早者是万历三十年（1602年）金陵周氏重刊本，其他有万历四十三年（1615年）经纶堂重刊本，明活字印本，阊门书林叶龙溪刻本，清代康熙、道光、同治年间各种刻本等共30多种。龚氏"祖轩、岐，宗仓、越，法刘、张、朱、李及历代各家，茹其英华，参以己见，详审精密，集成此书"。卷一为总论，包括"万金一统述"以及药性歌、诸病主药、形体、脏腑、经脉等内容；卷二至卷八分述内外妇儿五官等各科病证证治，列病证186种，每病均阐述病因、病机、治法、方药等内容，辨证详明，治法方剂选辑颇精，后附医案。末附"云林暇笔"12条及"龚氏家训"32条。

龚氏认为"一切疝气者，多因热郁于中而寒束于外也""疝本肝经，宜通勿塞，绝与肾经无干。或无形有声，或有形如瓜，有声似蛙，是疝气病也。始初湿热在经郁久，后感寒气外束，不得疏散，所以作痛"。本案患者劳役后早起受寒，疝气发作，痛不可忍，且有憎寒战栗之象，诊脉见六脉微而无力，寒邪外感，入内阻脉，阳气不振，寒凝脉绌，引疝而发。初以五积散加吴茱萸、小茴香，又与蟠葱散，皆不效。后以艾灸之，其灸法颇似"秦承祖灸鬼法"："以病者两手大拇指用细麻绳扎缚定，以大艾炷置于其中两介甲及两指角肉，四处着火。一处不着即无效。灸七壮，神效。"将"两手大拇指"移为"两脚掌"，以"中指（趾）合缝处"着灸。"秦承祖灸鬼法"用以治疗神志疾患，此处用以治疗疝气之疾。两中趾合缝处，与经外奇穴"气端"的中趾部位相近或就相当于此穴，穴出《千金要方》，"其足十指端，名曰气端"，左右各五，共10穴。孙思邈用此穴主治"脚气初得脚弱"，《外台秘要》用以治疗"卒腹痛"。"张仲文疗卒腹痛方，灸两足指头各十四壮，使火俱下，良。"气端，各经之气之发端也。灸气端，具有通络、开窍、止痛等功效，经气通而寒气散，寒气散而疼痛止，以此治疝气之寒者，效穴之验，又为医理所然也。

案中所见五积散和蟠葱散，均出自《太平惠民和剂局方》。五积散由白芷、川芎、甘草、茯苓、当归、肉桂、白芍、半夏各三两，橘皮、枳壳、麻黄各六两，苍术二十四两，干姜四两，桔梗十二两，厚朴四两组方，散寒解表，温中消积，用以治疗外感风寒、内伤生冷证。蟠葱散由延胡索三两，苍术、甘草各半斤，茯苓、蓬莪术、三棱、青皮各六两，丁皮、缩砂、槟榔各四两，肉桂、干姜各二两组方，主治脾胃虚冷，攻筑心腹，连胁肋刺痛，胸膈痞闷，癥瘕块硬，脐腹疼痛，背膊连项拘急疼痛，小肠及外肾肿痛等。此两方药亦为治疗疝气之常用方药。

## 9. 魏之绣载他医灸治疝气医案一则

【原文】

郑亨老病疝，灸之得效。其法以净草一条，茅及麦秆尤妙，度病患两口角为一则折断，如此三折，则折成三角如厶字样，以一角安脐中心，两角在脐之下，两傍尖尽处是穴。若患在左即灸右，在右则灸左，两边俱患，即两穴皆灸。艾炷如麦粒大，灸十四壮或二十一壮则安也（《医说续编》）。

（《续名医类案·卷二十·疝》）

**【释按】**

本案是魏之琇《续名医类案》中录《医说续编》中以"三角灸"方法治疗疝气的验案。

《医说续编》18卷，明代周恭撰。周恭，字寅之，自号梅花主人，昆山人，生卒年不详。幼攻儒学，喜作诗，尤好方书。《医说续编》是周恭续补宋代张杲《医说》而撰，成于明弘治六年（1493年）。张杲之书内容多采自医书之外各种典籍，载辑罕见之证，以广异闻。周恭续补则多采通行医书，与张氏原作配合互补。此书内容依次为：医书、针灸、脉法、论医、用药、药戒、养生调摄、食忌、杂忌，以及诸证、治法、诸方等。书中所载证治多附医案，选案精详，其中有不少案例为疑难之证，但不注出处。

案中取穴法分为"三角灸"法。此法首见于元代危亦林的《世医得效方》："治疝气偏坠，量患人口角，两角为一折断，如此则三折，成三角如△样，以一角安脐心，两角在脐之下，两旁尽处是穴。左偏灸右，右偏灸左，二七壮；若灸两边亦无害。"《神应经》《医宗金鉴》《针灸集成》等均全文载录此法。即以两口角间长度为一边作一等边三角形，顶角置脐心，底边呈水平，下两角是穴。《医宗金鉴》首将此穴定名疝气穴，《针灸集成》定为脐旁穴，均作经外穴。近代《针灸学》（江苏省中医学校编写）等又改称三角灸。此穴左右各一，与任脉、少阴肾经、阳明胃经、厥阴肝经关系密切，灸治可起到温里散寒、调理气机、行气止痛等作用，主治绕脐痛、腹痛、冷心痛、疝气、肠炎泄泻、胃痉挛、疝气偏坠、奔豚气绕脐上冲、妇人不孕、两丸蹇塞、狐疝等。亦属灸治疝气的效穴、秘法。

## 10. 俞震载卢复服药并刮委中治疝气医案一则

**【原文】**

卢不远治陈孟枵之父，六月自山东邸中受寒起，尚淹淹未王也。至次年二月，忽小腹与腰急痛，即令人紧挽外肾，稍松便欲死。卢曰：此小肠府病也。经云：小肠病者，腰脊控睾而痛。乃以羌活入太阳小肠，佐黄柏、茯苓、肉桂等，并刮委中穴，痛立止，但足软。卢曰：病因六月伤寒，太阳有所未尽，故入府而痛作。原以寒邪郁火，仍需夏时，则火力全而血脉通，邪始去也。果至五月天热，身发紫斑，有汗至足而始健。

（《古今医案按·卷三·疝》）

**【释按】**

《素问·宝命全形论》有言："人以天地之气生，四时之法成……能经天地阴阳之化者，不失四时。""若夫法天则地，随应而动，和之者若响，随之者若影，道无鬼神，独来独往。"是言人之顺逆，皆在顺四时变化，顺之则昌，逆之则乱。故《素问·四气调神大论》断言：春三月"逆之则伤肝，夏为寒变，奉长者少"，夏三月"逆之则伤心，秋为痎疟，奉收者少"，秋三月"逆之则伤肺，冬为飧泄，奉藏者少"，冬三月"逆之则伤肾，春为痿厥，奉生者少"。

夏日受寒，为不时之邪入侵，此因体虚，暑热、暑湿与寒邪交互，发于阳则热，发于阴则寒，令人缠绵，故本案患者病起后迁延不愈。此亦应《素问·四气调神大论》"逆夏气则太阳不长，心气内洞"之至论。夏三月为心所主，手少阴心与手太阳小肠两经互为表里，邪气累及此两者，"邪气者，常随四时之气血而入客也，至其变化不可为度，然必从其经气，辟除其邪，除其邪则乱气不生"（《素问·四时刺逆从论》），故有此论。至次年二月，寒之未去，阳之未复，遇肝木升发，寒邪之气内舍太阳小肠及厥阴肝脉。病小肠者，"小腹控睾，引腰脊，上冲心"（《灵枢·四时气》）；病肝脉者，"是动则病腰痛不可以俯仰，丈夫痰疝，妇人少腹肿"（《灵枢·经脉》）。由此，患者小腹与腰急痛，令人紧挽外肾（阴囊与睾丸）。紧挽外肾稍松便欲死者，肝脉因寒而拘急也。即以方药内服，兼以刮委中穴。委中者，足太阳之合穴，人身四总穴之一，穴居腘窝，乃足太阳脉气所聚，功在疏经通络，泄热清暑，凉血解毒。《灵枢·邪气藏府病形》："膀胱病者，小腹偏肿而痛，以手按之，即欲小便而不得，肩上热，若脉陷，及足小指外廉及胫踝后皆热，若脉陷，取委中。"《针灸甲乙经》："热病侠脊痛，委中主之。"又小肠膀胱同为太阳经脉，一手一足，同气相求，针刺或刮拭委中，足太阳脉气疏通，手太阳脉气亦为之顺畅，如此则痛止。只因患者六月伤寒，寒邪郁火深入，故仍有足软未去，仍需夏时，火力全而血脉通，以应天时。果如其言，至五月天热，身发紫斑，有汗至，邪气外泄也，足始健而病痊愈。俞震对此案按曰："此案引经以证病，并不牵强，其用药及刮法俱佳，至因足软而溯病情之源流，真大有心会处。"此言不虚。

## （二）临床述要

疝气是以少腹、睾丸、阴囊等部位肿大、疼痛为主症的一种病证，又称"小肠气""偏坠"等。疝气的发生常与感受寒湿、劳累过度、年老体弱等因素有关。本病病位在少腹及前阴，前阴在任脉循行线上，足厥阴肝经过阴器、抵少腹，故本病与任脉、足厥阴肝经密切相关。基本病机是寒湿、湿热阻络或脉失所养。

疝气多见于现代医学的腹股沟疝、股疝、肠套叠、肠嵌顿、精索扭转、睾丸鞘膜积液等疾病中。

根据辨证疝气主要分寒疝、湿热疝、狐疝。寒疝：阴囊冷痛，睾丸坚硬拘急，形寒肢冷，面色苍白；湿热疝：阴囊肿热，肢体困重，尿黄，便秘；狐疝：阴囊时大时小，立时睾丸下坠，阴囊肿大，卧则睾丸入腹，阴囊肿胀自消，重症需以手推托方能复原回腹。

针灸治疗疝气的原则为"散结通络止痛"，取任脉、足厥阴经穴为主。主穴取关元、大敦、太冲、三阴交。寒疝，配神阙、气海穴；湿热疝，配中极、阴陵泉穴；狐疝，配下巨虚、三角灸穴。

任脉为病，内结七疝。足厥阴肝经绕阴器、抵少腹，故取任脉关元、足厥阴经大敦、太冲，配足三阴经的交会穴三阴交，可疏调任脉、疏肝理气、消肿散结、行气止痛，不论何种疝气皆可用之。寒疝、狐疝可用灸。需要注意的是针灸治疗本病有一定的疗效，但对发作频繁，回纳困难者，可考虑手术根治。

## （三）文献辑录

《素问·长刺节论》篇：病在少腹，腹痛不得大小便，病名曰疝，得之寒，刺少腹两股间，刺腰髁骨间。

《素问·缪刺论》篇：邪客于足厥阴之络，令人卒疝暴痛，刺足大指爪甲上与肉交者……左取右，右取左。

《针灸甲乙经》卷八：脐疝绕脐而痛，时上冲心，天枢主之。

《千金要方》卷三十：合阳、中郄，主癫疝崩中，腹上下痛。

《琼瑶神书》卷二：七疝偏疼搓大敦，提按出血在指中，不使浮沉并气上，曲骨盘盘显妙功。

《世医得效方》卷三：诸疝上冲气欲结，灸独阴神效……诸疝取关元，灸七壮，大敦七壮。

《济生拔粹》卷三：治小肠气，以毫针刺足厥阴经行间二穴，足阳明经三里二穴。

《席弘赋》：小肠气撮痛连脐，速泻阴交莫待（一本作"得"）迟，良久涌泉针取气，此中玄妙少人知。

《针灸大成》卷九：若卒患小肠疝气，一切冷气，连脐腹结痛，小便遗溺，灸大敦三壮。

《寿世保元》卷十：诸疝大法，取大敦、行间、太冲、中封、蠡沟、关门、关元、水道、三阴交、足三里。

# 三十一、黄疸

## （一）医案与释按

### 1. 窦材灸药结合治黄疸医案四则

**【原文】**

案一：一人伤寒，至八日，脉大而紧，发黄，生紫斑，噫气，足指冷至脚面，此太阴证也，最重难治。为灸命关五十壮、关元二百壮，服金液丹、钟乳粉，四日，汗出而愈。

案二：一人患伤寒至六日，脉弦紧，身发黄，自汗，亦太阴证也。先服金液丹，点命关穴。病人不肯灸，伤寒惟太阴、少阴二证死人最速，若不早灸，虽服药无效。不信，至九日，泻血而死。

案三：一人病伤寒，至六日，微发黄，一医与茵陈汤，次日，更深黄色，遍身如栀子。此太阴证误服凉药而致肝木侮脾。余为灸命关五十壮，服金液丹而愈。

（以上皆出《扁鹊心书·卷中·汗后发噫》）

案四：一人遍身皆黄，小便赤色而涩，灸食窦穴五十壮，服姜附汤、全真丹而愈。

（《扁鹊心书·卷中·黄疸》）

**【释按】**

上 4 案为窦材艾灸结合丹药治疗黄疸的验案，前 3 案为列在伤寒病"汗后发噫"中，第 4 案又见录于《续名医类案·卷九·黄疸》。4 案中涉及多种丹药：①金液丹、全真丹：分别在前文"窦材灸治泄泻医案"和"窦材灸药结合治腹胀医案"中记述；②钟乳粉：由石钟乳研极细而成，窦氏认为此药是润肺生水之剂，"治劳咳咯血，老人上气不得卧，或膈气腹胀，久咳不止，及喉风、喉肿，两目昏障，童男女骨蒸劳热，小儿惊风，胎前产后发昏不省人事。"③茵陈汤：窦氏未录，出《外台秘要》卷四引《近效方》。由茵陈、黄芩、栀子、升麻、大黄、龙胆草、枳实（炙）、柴胡组方，主治发黄，身面眼悉黄如金色，小便浓如煮黄柏汁者。④姜附汤：窦氏未录，方出《千金要方》卷十八，由生姜、附子（生用，四破）组方，主治痰冷癖气，胸满短气，呕沫头痛，饮食不消化，亦主卒风。

窦氏认为伤寒"汗后发噫"是"由于脾肾虚弱，冷气上奔也"，其下也有注曰："伤寒发黄，虽有阴阳之异，然脾家阴湿而为阴黄者多，不可不知。"《伤寒论》也言："伤寒发汗已，身目为黄，所以然者，以寒湿在里不解故也。以为不可下也，于寒湿中求之。"此 4 案皆以阴黄为主要表现，中阳不足，湿从寒化。正如《诸病源候论》"伤寒哕候"所言"伤寒大吐下之后，极虚，复极汗出者，其水郁以发其汗者，因得哕。所以然者，胃中寒冷故也"。此证当责之于脾肾，窦氏即以灸命关（食窦）、关元"固脾气，救肾气"。

太阴伤寒为伤寒三阴病的开始，意味着邪气从腑入脏，三阳均无力抵御邪气的侵袭，病情转重。伤寒太阴证，"身凉足冷过节，六脉弦紧，发黄紫斑，多吐涎沫，发燥热，噫气"（《扁鹊心书·窦材灸法》）。若至少阴证，将见"脉微细，但欲寐"等极危重证候。"伤寒少阴证，六脉缓大，昏睡自语，身重如山，或生黑靥，噫气、吐痰、腹胀、足指冷过节"（《扁鹊心书·窦材灸法》）。故窦氏言："伤寒惟太阴、少阴二证死人最速。"

前 3 案虽都属伤寒太阴证，其证也有轻重之分。案一为病情的自然转化，症见"脉大而紧，发黄，生紫斑，噫气，足指冷至脚面"，阴甚之象显矣，灸命关五十壮，关元二百壮，从症状表现和灸量上也可知此证脾虚及肾，肾阳虚衰已极。此案也是四案中惟一灸关元穴者，急以温肾固元，使人生气有根，不至于厥逆而再生变证、坏证。案二患者症情并不及案一患者严重，却因惧灸，终使阳脱血出而阴阳皆竭，死候！果然其言，也佐证了案一患者烈灸关元的重要性。案三患者是由于误服凉药所致的肝木侮脾证，所幸灸命关可使脾胃得健，脾胃健而水湿运，寒湿去而身黄退，此乃灸命关温中化湿，急复脾肾阳气的善候。

案四之黄疸，窦氏认为是"暑月饮食冷物，损伤脾肾。脾主土，故见黄色。又脾气虚脱，浊气停于中焦，不得升降，故眼目遍身皆黄，六脉沉紧"。此类证候，除服用金液丹、全真丹之类外，"重者灸食窦穴百壮，大忌寒凉"，盖因案二前车之鉴。

脾主土，其色黄。黄疸在中医理论中被归为脾病，其病机在于脾气耗伤，水湿泛滥。饮食所伤、饥饱失常或嗜酒过度，皆能损伤脾胃，以致运化功能失职，湿浊内生，随脾胃阴阳盛衰或从热化或从寒化，熏蒸或阻滞于脾胃肝胆，致肝失疏泄，胆液不循常道，随血泛溢，浸淫肌肤而发黄。素体脾胃虚弱，或劳倦过度、脾伤失运、气血亏虚，久之肝失所养，疏泄失职，而致胆液不循常道，随血泛溢，浸淫肌肤，发为黄疸。脾虚湿盛为黄疸发病的枢机，尤以阴黄者更是如此。命关穴为窦氏用以"固脾气"的要穴，"能接脾脏真气，治三十六种脾病。凡诸病困重，尚有一毫真气，灸此穴二三百壮，能保固不死。一切大病属脾者并皆治之。盖脾为五脏之母，后天之本，属土，生长万物者也。若脾气在，虽病甚不至死，此法试之极验。"窦氏也常用于灸治黄疸一证，大补脾气，速救元气，治本之法也。

## 2. 葛可久针治黄疸医案一则

**【原文】**

沈以潜、葛可久俱神医也。一日，有老妪患黄疸，诣沈求治。曰：吾固未之能。荐于葛。葛延沈饮，以针针其左右乳下，而与沈饮者倾刻时，出启左针，而左半身肉色莹然，启右针，而右半身肉如左（《漱石闲谈》）。

（《续名医类案·卷九·黄疸》）

**【释按】**

此案为魏之琇《续名医类案》录之王元桢《漱石闲谈》中的一段沈以潜和葛可久交往的趣事。

沈以潜，名元，以字行，元末明初苏州人，通医，宋代医官沈良惠之后。《苏州府志》："其先由汴徙吴，高宗书良惠二字以赐。潜少孤刻励，宣德初以医徵。会院判蒋用文病，上遣中使问曰：卿若死，谁可代用？文以潜名进，即擢御医，进对称旨。潜为人平易质重，工诗好琴，有集行世。子寅、孙熙，能继其学。"沈氏为元时名医沈绛（字成章）之侄，其父日章亦有医名。葛可久（1305—1353），名乾孙，元代著名医家，长洲（今江苏苏州）人。葛氏"生而负奇气，仪状伟特，膂力绝伦"，世医出身，父葛应雷为名医。承家学，其术益精，他医不能治者，往求治，多奇验，因而名重大江南北。明代刘绩《霏雪录》誉其"治方脉术与丹溪彦修齐名"。其学熟谙刘河间、张从正之说，治劳损吐血诸证尤富经验，著有《医学启蒙》《十二经络论》和《十药神书》3 种，前两种已佚，现行于世者仅《十药神书》1 卷。《十药神书》成书于元代至正八年（1348 年），是我国第一部完整、系统地论述治疗肺痨病吐血（肺结核）的专书。书中立方十首，以天干次序排列，专治虚劳吐血之疾。明代徐春甫《古今医统》最早对该书作了记载，《补元史·艺文志》亦加著录。该书在起初以抄本形式流传，清代初期始有刻本。首先是吴门名医周扬俊进行注解，刊于

《金匮玉函经二注》（康熙二十六年刻本）之末。后来刊刻者有苏州程永培《六礼斋医书十种》（乾隆五十九年修敬堂刻本），吴中名医叶桂亦有家藏旧本。再后刊刻、注解者有清代中叶福建名医陈修园《注解十药神书》，流传较广。陈修园谓此书："奇以取胜也，然奇而不离于正，故可取焉。"

黄疸一证，无外乎外感、内伤，皆以湿蒸热郁、胆失疏泄为病机。案中未言患者黄疸具体病候，葛氏以"左右乳下"针之，退黄于顷刻之时。乳下一穴，从其病证表现来分析，应该是日月穴。日月为足少阳胆经腧穴，位于人体上腹部，当乳头直下，第7肋间隙，前正中线旁开4寸。又为胆之募穴。《脉经》言"肝之余气泄之于胆，聚而成精"，是为胆汁。胆为中精之府，中正之官，决断所出，而十一脏皆取决于胆，决断务求其明，以明察秋毫。明者，日月之光耀也，故以日月借喻胆募之穴，中精之汁，精气所藏，如日月之明，故名日月。《素问·奇病论》："此人者，数谋虑不决，故胆虚，气上溢而口为之苦，治之以胆募、俞。"《针灸甲乙经》："太息善悲，少腹有热，欲走，日月主之。"针刺日月穴，疏肝利胆，可调理肝胆之经气，又助脾胃运化水谷，降上逆之气，气机得顺，湿邪即去，故有效焉。

本案记述于闲谈笔记类著作中，多有浮夸之词，黄疸一证本属虚实夹杂，祛邪补虚岂能在顷刻之间？作者借以赞叹葛氏之高明医术而已。《明史》中也有类似神奇之效的记载："富家女病四支痿痹，目瞪不能食，众医治罔效。乾孙命悉去房中香奁、流苏之属，掘地坎，置女其中。久之，女手足动，能出声，投药一丸，明日女自坎中出矣。盖此女嗜香，脾为香气所蚀，故得是症。"读者自当辨之。

## （二）临床述要

黄疸是因胆汁外溢所致，以目黄、身黄、小便黄为主症的病证。其中，目睛黄染为本病的主要特征。《素问·平人气象论》篇："溺黄赤，安卧者，黄疸……目黄者曰黄疸。"

黄疸的发生常与感受外邪、饮食不节、脾胃虚弱等因素有关。从病邪来说，主要是湿浊之邪，故《金匮要略·黄疸病脉证并治》有"黄家所得，从湿得之"的论断；从脏腑病位来看，不外脾胃肝胆，而且多是由脾胃累及肝胆。基本病机是湿浊阻滞，胆汁不循常道而上泛于目，外溢肌肤，下渗膀胱。黄疸分为阳黄和阴黄两大类，其中阳黄以湿热为主，阴黄以寒湿为主。

黄疸多见于现代医学肝细胞性黄疸、阻塞性黄疸、溶血性黄疸，也可见于急慢性肝炎、肝硬化、胆囊炎、胆结石、钩端螺旋体病、蚕豆病、某些消化系统肿瘤等疾病中。

针灸治疗黄疸的原则是"化湿利胆退黄"，取胆的背俞穴、下合穴为主。主穴取胆俞、阳陵泉、阴陵泉、至阳。阳黄，配内庭、太冲穴；阴黄，配脾俞、三阴交穴。热甚，配大椎穴；恶心呕吐，配内关、中脘穴；便秘，配天枢、支沟穴；黄疸甚，配腕骨穴。

黄疸是由湿邪熏蒸、胆汁外溢而成，故取胆的背俞穴胆俞及其下合穴阳陵泉以疏调胆腑，胆腑功能正常则胆汁自循常道；阴陵泉健脾利湿，令湿邪从小便而出；至阳为治疗黄疸的经验穴，可宣通阳气以化湿退黄。

# （三）文献辑录

《针灸甲乙经》卷十一：黄疸善欠，胁下满欲吐，脾俞主之……黄疸，热中善渴，太冲主之。

《千金翼方》卷十八：灸黄法：第十一椎下，夹脊一边各一寸半，灸脾俞百壮；两手小指端灸手少阴随年壮；手心中灸七壮……脊中椎上七壮，屈手大指节里各七壮，中管、大陵、劳宫、三里、然谷、太溪，上八穴皆主黄疸。

《琼瑶神书》卷二：脾家之证有多般，反胃吐食两证看，黄疸亦须腕骨灸，金针中脘用盘盘。

《扁鹊神应针灸玉龙经·磐石金直刺秘传》：浑身发黄，至阳灸，委中出血。

《针灸聚英·百证赋》卷四上：治疸消黄，谐后溪、劳宫而看。

《针灸大成》卷九：黄疸发虚浮，取腕骨、百劳、三里、涌泉、中脘、膏肓、丹田、阴陵泉。

《针灸逢源》卷五：胆疸，口苦病：胆俞、日月、阳陵泉。

# 三十二、消渴

## （一）医案与释按

### 1. 窦材灸药结合治消渴医案一则

【原文】

一人频饮水而渴不止。余曰：君病是消渴也，乃脾肺气虚，非内热也。其人曰：前服凉药六剂，热虽退而渴不止，觉胸胁气痞而喘。余曰：前证止伤脾肺，因凉药复损元气，故不能健运而水停心下也。急灸关元、气海各三百壮，服四神丹，六十日津液复生。方书皆作三焦猛热，下以凉药，杀人甚于刀剑，慎之。

（《扁鹊心书·卷中·消渴》）

【释按】

本案是窦材艾灸结合药物治疗消渴的验案，此案又见录于《续名医类案·卷九·消》。

消渴为病，《素问·奇病论》："肥者令人内热，甘者令人中满，故其气上溢，转为消渴。治之以兰，除陈气也。"消渴虽有上中下之分，总由于损耗津液所致。盖肾为津液之原，脾为津液之本，本原亏而消渴之证从此致矣。上消者，《素问》谓之鬲消，渴而多饮，小便频数；中消者《素问》谓之消中，消谷善饥，身体消瘦；下消者，《素问》谓之肺消，渴而便数有膏，饮一溲二，后人又谓之肾消，肾消之证则已重矣。

窦氏在此案案前有论："此病由心肺气虚，多食生冷，冰脱肺气，或色欲过度，重伤于肾，致津不得上荣而成消渴。盖肾脉贯咽喉，系舌本，若肾水枯涸，不能上荣于口，令人多饮而小便反少，方书作热治之，损其肾元，误人甚多。正书：春灸气海三百壮，秋灸关元二百壮，日服延寿丹十丸，二月之后，肾气复生。若服降火药，临时有效，日久肺气渐损，肾气渐衰，变成虚劳而死矣。此证大忌酒色、生冷硬物。若脾气有余，肾气不足，则成消中病。脾实有火，故善食而消；肾气不足，故下部少力，或小便如瘠。孙思邈作三焦积热而用凉药，损人不少。盖脾虽有热，而凉药泻之，热未去而脾先伤败。正法先灸关元二百壮，服金液丹一斤而愈。"

此论一如既往地反映了窦氏扶阳的学术思想。此案患者频频饮水，窦氏识之为脾肺气虚，而非内热。故患者以凉药服之，热虽退但不减渴症，且出现胸胁胀满而喘的症状。窦氏以为凉药伤及脾肺之气，脾气虚则脾失健运，水湿内停而气机愈滞；肺气虚则肺失宣散，津液敷布无力而成痰湿。如此则津液失去正常的运行，水湿之气停于心下，脾肺之虚及肾矣。急需灸关元、气海以益气助阳，祛湿化痰，复元固本。气海、关元皆为任脉经穴，穴居下焦丹田之处，乃元气生发之所，灸之各三百壮，大补元气，如此脾肺之气得助矣。又以四神丹内服，四神丹即窦氏"神方"所载三黄丹（雄黄、雌黄、硫黄各等分）外加辰砂而成，"此丹治病，功力与延寿丹同，治虚证更多，能止怔忡、惊悸诸般大病。"津液复生，消病焉有不去之理！此案获效，在于窦氏辨证之精，倘若阴虚火旺，生疮发痈，此法当慎之又慎矣。《医学心悟·三消》说："治上消者，宜润其肺，兼清其胃""治中消者，宜清其胃，兼滋其肾""治下消者，宜滋其肾，兼补其肺"，可谓深得治疗消渴之要旨。

## 2. 罗天益载他医灸治消渴之误医案一则

**【原文】**

古廉韩子玉父，年逾六旬有三，病消渴，至冬添躁热，须裸袒，以冰水喷胸胁乃快，日食肉面数回，顷时即饥。如此月余，命予治疗。诊得脉沉细而疾，予以死决之。子玉及弟泣跪予前曰：病固危笃，君尽心救治，则死而无悔。予答曰：夫消之为病，其名不一，曰食亦，曰消中，曰宣疾，此膏粱之所致也。阳明化燥火，津液不能停，自汗小便数，故饮一溲二；胃热则消谷善饥，能食而瘦。王叔和云：多食亦饥虚是也。此病仲景所谓春夏剧，秋冬瘥，时制故也。令尊今当瘥之时反剧，乃肾水干涸不能制其心火，而独旺于不胜之时。经曰：当所胜之时而不能制，名曰真强，乃孤阳绝阴者也。且人之身为主，天令为客，此天令大寒，尚不能制其热，何药能及？《黄帝内经》曰：主胜逆，客胜从。正以此也。设从君治疗，徒劳而已。固辞而归。遂易医与灸，不数日而卒。其后子玉感予之诚，相好愈厚。

（《卫生宝鉴·卷二·主胜客则逆》）

**【释按】**

此案为消渴病后灸误案，又见录于《名医类案·卷第六·消中》《古今医案按·卷四·发热》及《医述》等著作中。

案中罗天益详细论述了患者何为不治之原因，论述的重点在于主客胜逆的关系。人身为主，天令为客，主当不能胜客，胜则为逆，所谓顺天者生，逆天者死，其实就是中医"天人相应"整体观理论的具体体现。对病情的辨证与判断，也需要关注到自然对人体的影响。此案患者在至冷的冬日，躁热无比，"须裸袒，以冰水喷胸胁乃快"，且多食多饥。案中所言"食亦"，乃古病名，又名食㑊，是指以善食而瘦为主要表现的疾病，故又为消渴的别称。《脾胃论》卷上："又有善食而瘦者，胃伏火邪于气分则能食，脾虚则肌肉削，即食㑊也。"《宣明论方》卷一："胃中结热，消谷善食，不生肌肉，此名食㑊。"罗氏识其病在"当瘥之时反剧，乃肾水干涸不能制其心火，而独旺于不胜之时。""天令大寒，尚不能制其热，何药能及？"此为不治之症，固辞而归。易他医而灸之，数日而卒。此虽非灸之误，病之所使也。然医者不识病证，不究其本，何以为灸？徒促人亡焉。此案之例，当发人深省。

类似因为辨证不精而妄施证治的医案多之又多，今录一则原出于《史记·扁鹊仓公列传》，后被录载于《名医类案·卷第三·消瘅》医案于下，引以为戒：

齐章武里曹山跗病，淳于意诊其脉，曰：肺消瘅也。加以寒热，即告其人曰：死，不治。适其共养，此不当医治。法曰：后三日而当狂，妄起行欲走，后五日死。即如期死。山跗病得之盛怒而以接内，所以知山跗之病者，意切其脉，肺气热也。《脉法》曰：不平不鼓，形弊，此五脏高之远数以经病也（琇按：肺为华盖，脏位最高），故切之时不平而代。不平者，血不居其处（琇按：盛怒接内，则肝伤而不能藏血）；代者，时参击并至，乍躁乍大也，此两络脉绝（琇按：肝肾无气，故脉代），故死不治。所以加寒热者，言其人尸夺。尸夺者形弊，形弊者，不当关灸砭石及饮毒药也。意未往诊时，齐太医先诊山跗病，灸其足少阳脉口，而饮之半夏丸（琇按：误以寒热属少阳），病者即泄注，腹中虚。又灸其少阴脉（琇按：损肝之腑，损肝之母），是坏肝刚绝深。如是重损病者气，以故加寒热。所以后三日而当狂者，肝一络连属结绝乳下阳明，故络绝开阳明脉，阳明脉伤，即当狂走（琇按：热入阳明则发狂，状如伤寒，又血并于阴，阴气并于阳，故为惊狂）。后五日死者，肝与心相去五分，故五日尽，尽则死矣。

## （二）临床述要

消渴是以多饮、多食、多尿、形体消瘦，或尿浊、尿有甜味为主症的病证。消渴的发生常与禀赋不足、饮食不节、情志失调、劳欲过度等因素有关。本病病变脏腑主要在肺、胃、肾，又以肾为关键。基本病机是阴虚燥热。消渴相当于现代医学的糖尿病等疾病。

临床上根据患者的症状，消渴可分为上、中、下三消。《证治准绳·消瘅》："渴而多饮为上消（经谓膈消），消谷善饥为中消（经谓消中），渴而便数有膏为下消（经谓肾消）。"其中，上消属肺燥，中消属胃热，下消属肾虚。肺燥、胃热、肾虚亦可同时存在。

针灸治疗消渴的原则是"清热润燥，养阴生津"，取相应的背俞穴为主。主穴取肺俞、胃俞、肾俞、胃脘下俞、三阴交、太溪。肺俞、胃俞、胃脘下俞不可深刺，以免伤及内脏。上消证，配太渊、少府穴；中消证，配内庭、地机穴；下消证，配复溜、太冲穴。视物模糊，配太冲、光明穴；肌肤瘙痒，配膈俞、血海穴；上肢疼痛，配肩髃、曲池穴；上肢麻木，配少海、手三里穴；下肢疼痛或麻木，配阳陵泉、八风穴。

消渴因肺燥、胃热、肾虚等所致，故取肺俞以清热润肺、生津止渴；取胃俞、三阴交清胃泻火、和中养阴；取肾俞、太溪以益肾滋阴、增液润燥；胃脘下俞为治疗消渴的经验穴。

## （三）文献辑录

《针灸甲乙经》卷十一：消瘅，善噫，气走喉咽而不能言，手足清，溺黄，大便难，嗌中肿痛，唾血，口中热，唾如胶，太溪主之。

《千金要方》卷二十一：消渴，咽喉干，灸胃管下输三穴各百壮，穴在背第八椎下横三寸间寸，灸之。

《扁鹊心书》卷中：消渴：春灸气海三百壮，秋灸关元二百壮。

《针灸大成》卷八：消渴，水沟、承浆、金津、玉液、曲池、劳宫、太冲、行间、商丘、然谷、隐白（百日以上者，切不可灸）。

《百症赋》：行间涌泉，主消渴之肾渴。

《神灸经纶》卷之三：消渴，承浆、太溪、支正、阳池、照海、肾俞、小肠俞、手足小指尖。

# 三十三、水肿

## (一) 医案与释按

### 1. 庄绰灸治肿胀医案一则

【原文】

余自许昌遭金狄之难，忧劳艰危，冲冒寒暑，避地东下。丁未八月，抵泗滨，感痎疟。既至琴川，为医妄治，荣卫衰耗，明年春末，尚苦胕肿腹胀，气促不能食，而大便利。身重足痿，杖而后起。得陈了翁家传为灸膏肓俞，自丁亥至癸巳，积三百壮。灸之次日，即胸中气平，肿胀俱损，利止而食进。甲午已能肩舆出谒，后再报之，仍得百壮，自是疾证浸减，以至康宁。时亲旧间见此殊功，灸者数人，宿疴皆除。孙真人谓：若能用心，方便求得其穴而灸之，无疾不愈。信不虚也。

(《灸膏肓腧穴法·跋》)

【释按】

此案为庄绰灸治疟疾后肿胀的验案，另见录于《普济方·针灸·卷八·灸法补养法第十》及《古今医案按·卷五·肿胀》。

庄氏因"忧劳艰危，冲冒寒暑"而患疟"为医妄治，荣卫衰耗"，证情渐重，以致胕肿腹胀，气促不能食，身重足痿，杖而后起，正气戕伐，不能营运也。"得陈了翁家传为灸膏肓俞"，病起而愈，这也是庄绰撰著《灸膏肓腧穴法》的缘由。膏肓在中医学中有部位之意,膏乃指心尖的脂肪,肓指心下膈上的部位,两者合称即指药力达不到的地方,指代难治或无法医治之疾。膏肓作为腧穴,太阳膀胱经经穴,居背部,位于第4胸椎棘突下,旁开3寸,正是在背部对应"膏肓"部位之处,其治专攻膏肓之疾,膏肓穴亦成为治疗一些虚损疾病的要穴。杨继洲《针灸大成》认为膏肓:"主无所不疗。羸瘦,虚损,传尸骨蒸,梦中失精,上气咳逆,发狂,健忘,痰病。"明末清初医家岳含珍《经穴解》则言:"虚损之证,莫不以灸此穴而愈。"

正是膏肓一穴的"无所不疗",庄氏以此灸疗自己的疟病后妄治的荣卫衰耗、胕肿腹胀,前后仅数日,灸治三百壮,即"能肩舆出谒",再灸百壮,"以至康宁",转危为安。分析其病证,以胕肿、腹胀、气促、不能食、大便利、身重、足痿等为主症,乃脾肾阳虚、寒湿内伏之证,灸治膏肓,自能暖土健脾、温肾助阳,寒湿得除,疾病遂愈。

案中所言"痎疟",乃疟疾的统称。《素问·阴阳应象大论》有言:"夏伤于暑,秋必痎疟。"《素问·四气调神大论》也云:"夏三月,此为蕃秀。天地气交,万物华实,夜卧早起,无厌于日,使志勿怒,使华英成秀,使气得泄,若所爱在外,此夏气之应,养长之道也。逆之则伤心,秋为痎疟,奉收者少,冬至重病。"庄氏所患,正应《黄帝内经》之言。

俞震在《古今医案按》中载录此案时,加按语言:"古人治病多用针灸,今则针灸有专家。凡诊脉处方者,反以卑术视之,不知处方易而针灸难。盖切脉与取穴同一难,而取穴之难,尤难于切脉也。孙真人之言,诚为格言。"言之凿凿,针灸却江河日下,不及方药矣,当深思之!

## 2. 窦材灸药结合治水肿医案一则

**【原文】**

尝因路过衢州野店,见一妇人遍身浮肿,露地而坐。余曰:何不在门内坐。妇曰:昨日蒙土地告我,明日有扁鹊过此,可求治病,我故于此候之。余曰：汝若听我，我当救汝。妇曰：汝非医人，安能治病？余曰：我虽非医，然得扁鹊真传，有奇方，故神预告汝。遂与保命延寿丹十粒服之，夜间小便约去二升，五更觉饥。二次又服十五粒，点左命关穴，灸二百壮。五日后，大便下白脓五七块，半月全安。妇曰：真扁鹊再生也。

（《扁鹊心书·卷上·三世扁鹊》）

**【释按】**

本案是窦材药物结合艾灸治疗浮肿的验案，又见录于《续名医类案·卷十三·肿胀》。

水肿在《黄帝内经》中称为"水"，并根据不同症状分为风水、石水、涌水。如《素问·水热穴论》："勇而劳甚则肾汗出，肾汗出逢于风，内不得入于藏府，外不得越于皮肤，客于玄府，行于皮里，传为胕肿，本之于肾，名曰风水。"其发病原因，《素问·水热穴论》指出："其本在肾，其末在肺。"因脾主运化，化水湿，后世医家又以脾立论。《丹溪心法·水肿》："水肿因脾虚不能制水，水渍妄行，当以参术补脾，使脾气得实，则自健运，自能升降，运动其枢机，则水自行。"故喻嘉言曰："水病，脾肺肾三纲矣。"

窦材在《扁鹊心书》"水肿"中认为："此证由脾胃素弱，为饮食冷物所伤，或因病服攻克凉药，损伤脾气，致不能通行水道，故流入四肢百骸，令人遍身浮肿，小便反涩，大便反泄。此病最重，世医皆用利水消肿之药，乃速其毙也。"在"小儿·面目浮肿"中也说道："此证由于冷物伤脾，脾虚不能化水谷，致寒饮停于中焦，轻者面目浮肿，重者连阴囊皆肿。"窦氏以脾虚为本病的关键，盖因水唯畏土，其制在脾，在肺脾肾三脏中，脾乃水液分消之枢纽。故窦氏认为水肿之病，重在治脾，以取脾经命关（食窦）穴灸之，此为固脾（温补脾阳）之要穴，灸之即效。

保命延寿丹，附录"神方"中录载，由硫黄、明雄黄、辰砂、赤石脂、紫石英、阳起石组方，"每味各二两，研作粗末，同入阳城罐，盖顶，铁丝扎定，盐泥封固厚一寸，阴干。掘地作坑，下埋一半，上露一半，烈火煅一日夜，寒炉取出。研细，醋丸梧子大。每服十粒，空心送下，童男女五粒，小儿二三粒，俱见成效。"此丹亦为壮阳温补之剂，窦氏以此丹"治痈疽，虚劳，中风，水肿，臌胀，脾泄，久痢，久疟，尸厥，两胁连心痛，梦泄，遗精，女人血崩、白带，童子骨蒸劳热，一切虚羸，黄黑疸，急慢惊风百余种欲死大病，皆能治之。一粒胜金液丹十粒，久服延年益寿。"此案中，窦氏以此丹壮阳固本，利湿消肿，着力在肾，夜间即小便约二升，肿渐退矣。后合以灸治命关，脾肾同治，效愈显矣。

## 3. 王执中灸治水肿医案一则

**【原文】**

有里医为李生治水肿，以药饮之，久之不效。以受其延待之勤，一日忽为灸水分与气海穴，翌早观面如削矣，信乎水分之能治水肿也。明堂固云若是水病、灸大良，盖以此穴能分水，不使妄行云焉耳。

（《针灸资生经·第四·水肿》）

**【释按】**

本案是王执中艾灸治疗水肿的验案，又见录于《普济方·针灸·卷十二·水肿》及《古今医案按·卷五·肿胀》等。

水肿之病与肺、脾、肾三脏最为密切，肺主通调水道，脾主运化水湿，肾气温煦而主水。《素问·经脉别论》篇云："饮入于胃，游溢精气上输于脾，脾气散精，上归于肺，通调水道，下输膀胱，水精四布，五经并行。"水本至阴，其根在肾，温煦则水行；水化于气，其标在肺，水道通则水可得肺之宣发、肃降而化；脾主运化，运化正常则水不停留凝滞。标实在水湿，本虚在肺脾肾的不足，尤以脾肾阳虚无力化水为重中之重。故以水分分化水湿，气海益气温阳，灸治更效。

水分，任脉经穴，脐上1寸是穴，任脉气所发，上接下脘地部之水，下承神阙任脉之阴，由此别分，以分利水湿、利水消肿。此穴为小肠尽处，小肠之分清泌浊，清者上输于脾，浊者下入于大肠，水者别入于膀胱，故名水分。《针灸聚英》："穴当小肠下口，至是而泌别清浊，水液入膀胱，渣滓入大肠，故曰水分。"若清浊不分，则泄利。此穴以治水病而效。《玉龙经》："水病之疾最难熬，腹满虚胀不肯消，先灸水分并水道，后针三里及阴交。"《医宗金鉴》："水分胀满脐突硬，水道不利灸之良。"气海也为任脉经穴，位居脐下 1.5 寸，善于治疗气虚之证，灸之能益气固本、畅通气血，气血调和则膀胱气化功能正常，津液贮藏和排泄有序，水肿自消。

《针灸资生经》"第六·面肿"另有一类似案例，亦为灸水分和气海而愈的验案。录之如下："有人因入水得水肿，四支皆肿，面亦肿，人为灸水分并气海，翌朝视其面如削矣。恐面肿亦可灸水分云。"

## 4. 俞弁载他医贴脐治水肿医案一则

**【原文】**

象山县村民有患水肿者，咸以为祟，讯之卜者，卜者授以此方，良效。用田螺、大蒜、车钱草和研为膏，作大饼，覆于脐上，水从便旋而出，数日顿愈。

（《续医说·卷八·水肿》）

**【释按】**

本案出自《续医说》，另见录于《名医类案·卷四·肿胀》，乃药物贴脐治疗水肿的验案。

《续医说》乃明代俞弁所著。俞弁，字子谷，号守约居士，一说守约道人，生卒年不详，长洲（今江苏苏州）人。尝谓：不明医术者，不得称为孝子，事亲者不可不知医。故癖于论医，闻师友讲谈，或披阅诸史百家之文，辄手抄以备忘，积久成《续医说》10 卷。本书仿《医说》的体例，作为《医说》的续集，分为原医、医书、古今名医等 27 类，各类更列小标题，补充引录历代文献中的医学掌故。卷一原医，载述古今良医、医书等，卷二论古今名医，卷三论医理等，卷四阐释名词术语，卷五谈养生之道，卷六至卷九论临床证治，卷十为药性药味及功用等。意在增广《医说》之未备，多录医学之奇闻趣谈，有些注明出处，有些则未注。

本案以药物贴脐，选用田螺、大蒜、车钱草三味药物，和研为膏，制成大饼。田螺性寒，寒则渗下，利于小便排出；车前草性味甘微寒，能利尿通淋、渗湿消肿；大蒜性辛，刺激性较强，有利尿通淋、通经消肿的功用。此法类似于隔物灸，不同的是隔物灸是通过艾火的热力促使药物经皮吸收，而本法多通过大蒜的刺激作用增强药物的吸收作用。脐乃神阙穴，其上为水分、下脘，其下为阴交、气海，其左右为肓俞、天枢，涉及到任脉、少阴肾经、阳明胃经等诸多经脉，与人体的水液代谢极为密切。药物结合经络腧穴的作用，相得益彰，效果更显，故本案患者"水从便旋而出，数日顿愈"，功在通利，使邪有所出路。近年来贴脐法作为脐疗的一种，应用证越来越广泛。

## 5.魏之琇载他医灸药结合治水肿医案三则

【原文】

案一：朱震亨灸药结合治水肿医案一则

一人秋冬患肿，午前上甚，午后下甚，口渴乏力，脉涩弱，食减。此气怯汗不能自出，郁而为瘘。（朱丹溪）遂灸肺俞、大椎、合谷、分水，用葛根、苏叶、白术、木通、海金砂、大腹皮、茯苓皮、厚朴、陈皮、黄芩、甘草，渐愈。

案二：卢不远灸药结合治水肿医案一则

卢不远治瞿、娄、周、马，皆少年水肿，肢体洪盛，胪腹膨胀，水道不通，饮食绝口。有以为疸者，为鼓者，为气者。诊之，以药不克济，乃针足上出水，皆石余。次日胀小减，三日大减，足尚肿。又针之，服以八味丸，以温其肾，期年皆孕。娄调护善，子母两全。马失调护，子母俱毙。此盖肾中阳气不足，阴气有余，遂聚水而病作。饮食汤药用水，而不能导之，转助长，乃致于此。非针去水，则菀陈之瘀何从而泄？水去肾衰，非温补之，则浊凝之阴必致复聚，肾中之火气复然，周身之阳气有蒂，天癸自行，生育可必。如流离之后，所宜爱养，得之则生聚，否则待毙耳。

案三：叶天士针药并用治水肿医案一则

叶天士治陈某肿胀，进神芎导水丸二日，所下皆黏腻黄浊形色。前议腑气窒塞，水湿黏滞，浊攻犯肺为痰嗽，水渍脉隧为浮肿。大凡经脉六腑之病，总以宣通为是。《黄帝内经》云：六腑以通为补。今医不分脏腑经络，必曰参、术是补，岂为明理？然肢节足跗之湿，出路无由，必针刺以决其流，内外冀可皆安。戊己丸三钱，用二日后，再进前药一服。

（以上均《续名医类案·卷十三·肿胀》）

**【释按】**

肿之形成，总关乎肺脾肾，肺为水之上源，肾为水之本源，脾为水之转输，三脏功能协调，方能使人体的水液代谢正常，而不至于聚水湿成肿。故《素问·水热穴论》言："水病下为胕肿、大腹，上为喘呼、不得卧者，标本俱病，故肺为喘呼，肾为水肿，肺为逆不得卧，分为相输俱受者，水气之所留也。"又言："肾者，胃之关也。关门不利，故聚水而从其类也。上下溢于皮肤，故为胕肿。胕肿者，聚水而生病。"朱丹溪在《丹溪心法》中则从先后天的角度论肿，言："夫人之所以得全其性命者，水与谷而已。水则肾主之，土谷则脾主之，惟肾虚不能行水，惟脾虚不能制水，胃与脾合气，胃为水谷之海，又因虚而不能传化焉。故肾水泛溢，反得以浸渍脾土，于是三焦停滞，经络壅塞，水渗于肤，注于肌肉而发肿矣。"案一患者肿胀午前上甚，午后下甚者，丹溪识得此案乃气虚而水不运所致也，急以补气为治。亦合凡治肿者，必先治水，治水者，必先治气之训。肺主气，取其背俞穴肺俞灸治，补肺气而利水之宣肃，盖因肺为水之上源。又肺气无阳则不生，而大椎穴属督脉，为督脉和手足三阳经之交会，通督调经，回阳最速。二穴合用，正所谓温阳益气，蠲水化湿，治其本也。水分者，通利水道，以治其标也。合谷为大肠阳明经合穴，大肠与肺互为表里，其气相通，有解表宣肺、行气通络的作用，为汗不能出而设。所用药物以健脾行气、利水消肿为主，兼以通利，标本同治，渐愈。以下一段张景岳的文字，有助于对本病治法的理解："凡治此证者，不在气分，则在水分，能辨此二者而知其虚实，无余蕴矣。病在气分，则当以治气为主；病在水分，则当以治水为主。然水气本为同类，故治水者当兼理气，盖气化水自化也；治气者亦当兼水，以水行气亦行也。"

案二为卢不远（卢复）诊治水肿的案例，卢复诊治案例曾在疝气一章节中出现过。此案患者皆为年少之体患水肿，本属体实，正气不虚，当以攻逐为先，以祛其邪气。因其证情表现不一，或见黄疸而断之为疸，或见膨胀而断之为臌，或见头面之肿而断之为风，不一而足。然下肢肿胀为其共同症状，卢氏即"针足上出水"，量较多，"皆石余"，肿胀一证为之大减。终因水肿之疾责之于脾肾，且患者因水道不通而绝口多日，即以八味丸，以温其肾。《景岳全书·肿胀》："水肿证以精血皆化为水，多属虚败，治宜温脾补肾，此正法也。""温补即所以化气，气化而痊愈者，愈出自然；消伐所以逐邪，逐邪而暂愈者，愈出勉强。此其一为真愈，一为假愈，亦岂有假愈而果愈者哉！"结果也证实了张景岳所言，"娄调护善，子母两全。马失调护，子母俱毙。"卢氏释之为："水去肾衰，非温补之，则浊凝之阴必致复聚，肾中之火气复然，周身之阳气有蒂，天癸自行，生育可必。如流离之后，所宜爱养，得之则生聚，否则待毙耳。"

卢氏虽未言针刺的具体腧穴，概其意，一则为阿是之穴，乃肿胀甚处，一则可能为解溪、三阴交、内庭之类，皆有关水液代谢。两者之针刺，意在使水湿之邪气有所出路，"凡治病，总宜使邪有出路"（《读医随笔》），先祛其邪。《素问·血气形志》："凡治病必先去其血，乃去其所苦，伺之所欲，然后泻有余，补不足。"至于用何种方法，视病情而定。《素问·阴阳应象大论》："其高者，因而越之；其下者，引而竭之；中满者，泻之于内；其有邪者，渍形以为汗；其在皮者，汗而发之；其栗悍者，按而收之；其实者，散而泻之……血实宜决之，气虚宜掣引之。"可谓全矣。针刺去水，体现了"九针十二原"中"夫善用针者，取其疾也，犹拔刺也，犹雪污也，犹解结也，犹决闭也"的经典之论，"非针去水，则菀陈之瘀何从而泄？"可见卢氏对"针足上出水"作用的肯定。

案三是叶天士药物结合针刺治疗水肿的验案。

叶桂（1667—1746），字天士，号香岩，别号南阳先生，晚号上津老人，以字行。先世安徽歙县人，自高祖叶封山迁徙苏州，乃占籍吴中。叶桂出生于江苏吴县，世居苏城阊门外下塘上津桥畔，清代杰出的医学家，在中国医学发展史上，属于一位贡献非常卓越的医学家，堪称吴门医派最为杰出的医家。

叶天士祖父名时，字紫帆，有孝行，人以孝子王裒譬之。叶紫帆通医理，于仲景伤寒研究颇深，精于儿科。叶天士父朝采，字阳生，精外科。叶天士出生于这样一个世医家庭，从小便秉受家学之熏陶。"君少从师受经书，暮归阳生翁授以岐黄学"，叶氏在《本事方释义》自序也述及了少时的这一段经历："余幼习举子业，丹铅之暇，喜涉猎岐黄家言。自《素问》《难经》及汉、唐、宋诸名家所著书，靡不旁搜博览，以广见闻。"然而，不久父亲故去，叶氏"既孤且贫，不能自给。因弃举子业，而一意肆力于岐黄"，相传叶天士曾拜有十七师，只要听说某人善治某症，即前往求教，执弟子礼。康熙年间，吴中名医辈出，高手云集，如周扬俊、王子接、马元仪、沈明生、张路玉、程郊倩、蒋示吉、尤生洲、柯韵伯、叶横山、顾松园等皆一代名流，饱学之士。正是叶天士的虚心好学，兼收并蓄，善于学习他人长处，"能集众美以成名"，使得初学幼科的叶氏学力日进，扩充其道于内科一门，集大成焉，特别是得到周扬俊等四名家精华之后，于内科温热病一门造诣尤深，"病之极难摸索者，一经诊视，指示灼然"，"察脉望色，听声写形，言病之所在，如见五脏症结"，时人以"吴中中兴之大名家"相评。

叶氏毕生忙于诊务，无暇著书立说。现所诸书，多为弟子或后人整理而成，有《温热论》1卷，《临证指南医案》10卷，《幼科要略》2卷，《医效秘传》3卷，《本事方释义》10卷，《叶评伤寒全生集》4卷，《景岳全书发挥》4卷，《叶氏医案存真》3卷，《种福堂医案》1卷，《种福堂公选良方》3卷，《眉寿堂方案选存》2卷，《叶天士晚年方案真本》2卷，等等。最具代表性的著作为《温热论》和《临证指南医案》。《温热论》系其门人顾景文据师口述，记录整理而成，首刊于唐大烈《吴医汇讲》中，并经唐大烈润色加工，称为《温证论治》，此书是叶天士温病学说纲领性的文献。《临证指南医案》为清代华岫云等门人后学收录购求叶桂遗案编辑而成，充分反映了叶桂辨证精细、立法妥帖、处方中肯、用药灵活的学术特点，书中治案大多切于临床实用，其中有关温热病医案的载述甚至成为后世医家编写温病专著的蓝本。

案中患者肿胀，叶氏认为是因为"腑气窒塞，水湿黏滞，浊攻犯肺为痰嗽，水渍脉隧为浮肿"所致，即以"六腑以通为补"为宗旨，以神芎导水丸导下为治，却因肢节足跗之湿须有出路为由，予针刺以决其流，虽未言具体腧穴，测之似应足三里、阴陵泉、三阴交、商丘之类，一则通腑气，二则利水湿。此案用针之理，与案二所言原理一也。给邪气以出路，何患水湿之不去，瘀滞之不通？因而徐灵胎评之曰："句句名言，腹满等症，必须有出路，故人兼以针刺为治。但其道甚微，不知其理而蛮针之，反有大害。又曰：胀满之为病，即使正虚，终属邪实，故古人慎用补法。又胀必有湿，有湿则有热，《黄帝内经》所以指为热症。若用温补之药，即兼通利之品，而臣不胜主，贻误必多。又曰：胀满必有有形之物，宜缓缓下之。"

## （二）临床述要

水肿是指体内水液潴留，泛溢肌肤，以头面、眼睑、四肢、腹背，甚至全身浮肿为主要表现的一类病证，严重者还可伴有胸水、腹水。《灵枢·水胀》篇对其症状作了详细的描述，如"水始起也，目窠上微肿，如新卧起之状，其颈脉动，时咳，阴股间寒，足胫肿，腹乃大，其水已成矣。以手按其腹，随手而起，如裹水之状，此其候也。"

水肿的发生常与风邪袭表、外感水湿、饮食不节、禀赋不足、久病劳倦等因素有关。本病病变脏腑主要在肺、脾、肾三脏，与膀胱、三焦关系密切。水肿分阴水、阳水两大类，阳水属实，病在肺、脾；阴水属虚或虚实夹杂，病在脾、肾。基本病机是肺失通调，脾失转输，肾失开阖，三焦气化不利。

水肿多见于现代医学急慢性肾炎、慢性充血性心力衰竭、肝硬化、贫血、内分泌失调和营养障碍等疾病中。

水肿以头面、眼睑、四肢、腹背或全身浮肿为特征，元代《丹溪心法·水肿》将水肿分为阴水和阳水两大类，指出："若遍身肿，烦渴，小便赤涩，大便闭，此属阳水""若遍身肿，不烦渴，大便溏，小便少，不涩赤，此属阴水"。

针灸治疗水肿的原则是"利水消肿"，取三焦的背俞穴、下合穴为主。主穴取三焦俞、委阳、水分、水道、阴陵泉。阳水，配肺俞、列缺穴；阴水，配三阴交、关元穴。三焦俞配三焦的下合穴委阳，可通调三焦气机、利水消肿；水分、水道为利尿行水效穴；阴陵泉利水渗湿。肺俞不宜直刺、深刺，以免伤及内脏；阴水可加灸。

## （三）文献辑录

《针灸甲乙经》卷八：水肿，人中尽满，唇反者死，水沟主之。水肿大脐平，灸脐中，无理不治。水肿腹大，水胀，水气行皮中，石门主之。

《千金要方》卷三十：天枢、丰隆、厉兑、陷谷、冲阳，主面浮肿。完骨、巨髎，主头面气胕肿。

《圣济总录》卷一百九十三：久咳不已，咳而腹满者，天井主之，浮肿则治在支沟［三焦咳］。

《针灸资生经》第四：百病水肿，肾俞百壮，胃仓随年。水肿，陷谷随年。水肿上下，阴交百壮。水肿大腹，阴市随年。

《标幽赋》：刺偏历利小便，医大人水蛊。

《神应经·肿胀部》浑身浮肿：曲池、合谷、三里、内庭、行间、三阴交……四肢浮肿：曲池、通里、合谷、中渚、液门、三里、三阴交。

《针灸大成》卷五：四肢面目浮肿，火不退，人中，合谷，三里，临泣，曲池，三阴交。

《针灸逢源》卷五：水肿……水沟、足三里、解溪、公孙、阴陵泉、复溜、中封、曲泉，以上随宜灸刺。

# 三十四、痹病

## （一）医案与释按

### 1. 甄权针刺治痹证医案一则

**【原文】**

鲁州刺史库狄嵚风痹不得挽弓，权使彀矢向堋立，针其肩髃，一进，曰：可以射矣。果如言。

（《新唐书·卷二百零四·列传第一百二十九·方技》）

**【释按】**

本案是甄权针刺治疗风痹的验案，最早载于唐时王惟一的《铜人腧穴针灸图经》，"唐鲁州刺史库狄嵚，风痹，不能挽弓，甄权针肩髃，针进即可射。"欧阳修等《新唐书》中有载录，又见录于《针灸易学·卷下·三寻穴》《医学入门·卷首·历代医学姓氏》《普济方·针灸·卷十三·臂痛》及《针灸大成·卷六·手阳明大肠经》等。

痹者，闭也，经脉痹阻乃痛，故疼痛是痹病的特征表现，又因受邪的不同，有行痹、痛痹、着痹等的区分。风痹即受邪以风气为胜，即行痹，痛而游走不定，时痛时止。风为百病之长，所有痹病中，或多或少兼有风邪之气。本案患者风痹不得挽弓，为受邪后出现肩部或肘部的疼痛，活动受限。《灵枢·经脉》言："大肠手阳明之脉，起于大指次指之端，循指上廉，出合谷两骨之间，上入两筋之中，循臂上廉，入肘外廉，上臑外前廉，上肩，出髃骨之前廉，上出于柱骨之会上……"其病候"肩前臑痛，大指次指痛不用"，故上肢的运动皆与手阳明经脉的气血通畅与否相关。肩痛而不得挽弓，多属阳明经脉为风寒湿之气痹阻，邪气留滞肩臂而致。

肩髃为手阳明经在肩部的大穴，手阳明脉气所发，功在祛风活络、通利关节。此穴又为手阳明经与阳跷脉之会，阳跷脉主司运动，阳明经筋结于肩部，故有关肩关节即上臂的疾患针肩髃均有良效。《针灸甲乙经》："肩中热，指、臂痛，肩髃主之。"《天星秘诀歌》："手臂挛痹取肩髃。"《玉龙歌》："风湿传于两肩，肩髃可疗。"等等，皆为此说。甄权嘱患者张弓举臂外展，针刺则直达病所，立效如神。若因寒气偏胜，灸之散寒通经，较之单纯针刺更效。

## 2. 王执中灸治痹证医案四则

【原文】

案一：予冬月当风市处多冷痹，急擦热手温之，略止。日或两三痹，偶谬刺以温针，遂愈，信乎能治冷痹也。不特治冷痹，亦治风之要穴。

（《针灸资生经·第一·足少阳胆经左右二十八穴》）

案二：予中年每遇寒月，肩上多冷，常以手掌心抚摩之，夜卧则多以被拥之，仅能不冷。后灸肩髃，方免此患。盖肩髃系两手之安否，环跳系两足之安否，不可不灸也。

（《针灸资生经·第五·肩痹痛》）

案三：予尝于膏肓之侧，去脊骨四寸半隐隐微疼，按之则疼甚。漫以小艾灸三壮，即不疼。它日复连肩上疼，却灸肩疼处，愈。方知《千金方》之阿是穴犹信云（予每遇热，膏肓穴所在多出冷汗，数年矣，因灸而愈）。

（《针灸资生经·第五·背痛》）

案四：舍弟行一二里路，膝必酸疼不可行，须坐定以手抚摩久之，而后能行，后因多服附子而愈。予冬月膝亦酸疼，灸犊鼻而愈。以此见药与灸不可偏废也。若灸膝关、三里亦得，但按其穴酸疼，即是受病处，灸之不拘。

（《针灸资生经·第五·膝痛》）

**【释按】**

上4案皆为王执中艾灸或温针治疗痹痛的验案。案一又见录于《普济方·针灸·卷八·穴》；案二又见录于《普济方·针灸·卷十三·肩痹痛》及《杂病广要·身体类·肩背痛》；案三又见录于《普济方·针灸·卷十三·背痛》及《杂病广要·身体类·肩背痛》，案四又见录于《普济方·针灸·卷十三·膝痛》及《杂病广要·身体类·四肢诸痛》。

案一、案二皆为冷痛，得之于风寒湿之寒气偏胜，称之为冷痹，或寒痹、痛痹，血气受寒，凝而留聚，聚则为痛。案一患处位于下肢风市处，冷痛时发时止，每日发作两三次。急擦热手温之，略止，寒得温则散也；偶谬刺以温针，遂愈，温经散寒，通络止痛也。谬刺，即缪刺，又称交经缪刺，指左侧有病取右侧穴，右侧有病取左侧穴的交叉刺法。《素问·缪刺论》："夫邪客大络者，左注右，右注左，上下左右与经相干，而布于四末，其气无常处，不入于经俞，命曰缪刺。""络病者，其痛与经脉缪处，故命曰缪刺。""缪刺，以左取右，以右取左。"以病邪所在及经脉循行所过为立论依据，一般是在常规治疗不效的情况下应用。风市穴具有祛风活血、疏筋止痛的功效，是治风之要穴，合以温针，祛风散寒、活血通络作用愈显。《医宗金鉴》言风市"主治腿中风湿，疼痛无力，脚气，浑身瘙痒，麻痹等证"，即为明证。案二患处位于肩部，肩上多冷，寒邪留止，经脉痹阻也。以掌心抚摸，或夜卧拥被，仅能减轻冷感，而不愈疾，寒气深聚而不去也。后以肩髃灸治，冷疾随灸而去，灸穴之功也。肩髃乃肩部阳明经要穴，主肩部疾患，灸治更显其效，增其散寒通络之功也。故王氏云两手之安否系之于肩髃，两足之安否系之于环跳，言两穴对手足疾患广泛而显著之功效耳。

案三、案四体现的是王执中"按之酸痛是穴"的学术主张。"按之酸痛是穴"即"受病处"（诊察压痛点），有些"受病处"本身就是腧穴所在，如案三之出冷汗的膏肓处，案四之犊鼻、膝关等。有些则与腧穴并不一致，如案三的膏肓之侧、肩疼处等。王氏所言"受病处"，即孙思邈所云的阿是穴。王氏认为"但按略酸疼，即是受病处，灸之无不效也"，犹如针刺之直达病所之意，散局部寒湿之气，通经活络之力更著。其实在腧穴理论形成之前，古人主要是在"居邪之处"灸刺治病的，"以痛为输"为取穴的主要方法。《灵枢·刺节真邪》有论："用针者，必先察其经络之实虚，切而循之，按而弹之，视其应动者，乃后取之而下之。"案三就是此类取穴方法的集中反映，《针灸资生经·卷五·肩背酸痛》也记载了一则类似的医案："肩背酸疼，诸家针灸之详矣，当随病证针灸之。或背上先疼，遂率引肩上疼者，乃是膏肓为患。《千金》《外台》固云：按之自觉牵引于肩中是也，当灸膏肓俞，则肩背自不疼矣。予尝肩背痛，已灸膏肓，肩痛犹未已，遂灸肩井三壮而愈。以此知虽灸膏肓，而他处亦不可不灸云。"案四膝痛患者，测其证乃知此案为肾虚痹痛，膝者，骨所主；骨者，肾所主。膝软酸软者，乃肾气不足，骨软肉弱，不耐自身体重；痛者，风寒湿等外邪阻于膝部经络，不通则痛。审明其证，以附子之类温肾补阳，强筋壮骨而愈。王氏亦患膝部酸疼，单以犊鼻灸治，竟也痊愈。由此王氏认为痹病灸治与药物同效，皆能愈疾，不可废其一也，或灸，或针，或药，本无定规，从其证耳，从其便耳。

## 3. 张从正针药并用治骨痹医案一则

**【原文】**

陈下酒监魏德新，因赴冬选，犯寒而行。真气元衰，加之坐卧冷湿，食饮失节，以冬遇此，遂作骨痹。骨属肾也，腰之高骨坏而不用，两胯似折，面黑如炭，前后廉痛，痿厥嗜卧。遍问诸医，皆作肾虚治之。余先以玲珑灶熨蒸数日，次以苦剂，上涌讫，寒痰三二升。下虚上实，明可见矣。次以淡剂，使白术除脾湿，令茯苓养肾水，责官桂伐风木。寒气偏胜，则加姜、附，否则不加。又刺肾俞、太溪二穴，二日一刺，前后一月，平复如故。

（《儒门事亲·卷一·指风痹痿厥近世差玄说二》）

**【释按】**

本案是张子和药物结合针刺治疗骨痹的验案，又见录于《名医类案·卷六·脚气》。

患者真气元衰，冬日冒冷而行，犯之寒湿，加以饮食失节，成骨痹一证。骨痹，早在《黄帝内经》就有记载。《素问·长刺节论》："病在骨，骨重不可举，骨髓酸痛，寒气至，名曰骨痹。"骨痹多由骨髓空虚，邪气乘隙侵袭所致。《圣济总录》论骨痹甚详："病名曰骨痹，是人当挛节也。夫骨者肾之余，髓者精之所充也。肾水流行，则髓满而骨强。迨夫天癸亏而凝涩，则肾脂不长；肾脂不长，则髓涸而气不行，骨乃痹而其证内寒也。虽寒不为冻栗，则以肝心二气为阳火，一水不能胜之，特为骨寒而已，外证当挛节，则以髓少而筋燥，故挛缩而急也。"测案中患者症情表现，属骨痹无疑。

张氏论痹，认为"此疾之作，多在四时阴雨之时，及三月九月，太阳寒水用事之月。故草枯水寒为甚，或濒水之地，劳力之人，辛苦失度，触冒风雨，寝处津湿，痹从外入"。痹之成坏证，前后俱闭，虚燥转甚，肌肤日削，食饮不入，皆"胸膈间有寒痰之故也"，下虚上实，明可见矣。故此，张氏先以蒸法逼寒外出，再以苦剂涌吐，使寒痰出。邪去未尽，又以白术、茯苓、官桂等治脾、治肾、治肝，寒气胜则酌加姜附，调理脏腑气血阴阳。又刺肾俞、太溪二穴，针药结合应用，前后一月时间，患者平复如故。

肾俞、太溪均为治肾要穴，《素问·六节藏象论》："肾者，主蛰，封藏之本，精之处也。"《释名·释形体》："肾，引也。肾属水，主引水气灌注诸脉也。"以此二穴治肾，功在补益。肾俞为肾经在足太阳经背部的背俞穴，功在益肾助阳、温散内寒，有调肾气、强腰脊、聪耳目的作用。《太平圣惠方》："理虚劳，耳聋，肾虚及水脏胀，挛急腰痛，小便浊，阴中疼，血精出，五劳七伤，冷呕，脚膝拘急，好独卧，急肿如水。"太溪为少阴肾经原穴，为肾经原气输注之处，"五脏有疾，当取之十二原"，太溪功在调补肾气、通利三焦，有滋肾水、生骨髓、调心神的作用。《针灸甲乙经》："热病汗不出，默默嗜卧，溺黄，少腹热，嗌中痛，腹胀内肿，濊下，厥心痛如锥针刺，太溪主之。"两穴之治，在于标实去后治本之法也。

## 4. 罗天益针灸药并用治肩痹医案一则

**【原文】**

安抚初病时，右肩臂膊痛无主持，不能举动，多汗出，肌肉瘦不能正卧，卧则痛甚。经曰：汗出偏沮，使人偏枯。予思《黄帝内经》云：虚与实邻，决而通之。又云：留瘦不移，节而刺之，使经络通和，血气乃复。又言陷下者灸之，为阳气下陷入阴中，肩膊时痛，不能运动，以火导之，火引而上，补之温之。以上证皆宜灸刺，谓此先刺十二经之井穴。于四月十二日右肩臂上肩井穴内，先针后灸二七壮，及至疮发，渐于枯瘦处渐添肌肉，汗出少，肩臂微有力。至五月初八日，再灸肩井，次于尺泽穴各灸二十八壮，引气下行，与正气相接。次日臂膊又添气力，自能摇动矣。时值仲夏，暑热渐盛，以清肺饮子补肺气，养脾胃，定心气。

**清肺饮子**

白芍药（五分），人参、升麻、柴胡（各四分），天门冬、麦门冬（各去心，各三分），陈皮（二分半），甘草（生）、黄芩、黄柏、甘草（炙，各二分）。

上十一味，㕮咀，作一服。水二盏，煎至一盏，去渣，温服。食后，汗多者加黄芪五分。后以润肠丸治胸膈痞闷，大便涩滞。

（《卫生宝鉴·卷八·风中腑兼中脏治验》）

**【释按】**

本案是罗天益针灸药并用治疗肩臂疼痛无力的验案，此案又见录于《医学纲目·卷之十·肝胆部·中深半身不收舌难言》。案中"汗出偏沮，使人偏枯"，出《素问·生气通天论》。"虚与实邻，决而通之"，出《灵枢·官能》，原文为"寒与热争，能合而调之，虚与实邻，知决而通之""留瘦不移，节而刺之"，出《素问·三部九候论》，王冰注："病气淹留，形容减瘦，证不移易，则消息节级，养而刺之。""陷下则灸之"，出《灵枢·经脉》，为针灸治疗原则之一。

此案患者右肩臂部疼痛，不能举动，且多汗，消瘦，不能平卧，可见虚体之人风痰入中脉络之候显矣。测此案当属中风之先兆，因其以肩臂疼痛为主症，亦列入"痹病"内。风者百病之始，善行而数变。行者动也，风本为热，热胜则风动，风动则挟邪上下随脉而行，汗出多矣；痰气为患，经脉气血运行为之痹阻，痹而不通，疼痛作矣；虚而不荣，则无力不用矣。此等虚实夹杂病证，罗氏认为："宜以静胜燥，是养血也；宜和，是行荣卫壮筋骨也。""经络通和，血气乃复。"可用灸刺之法治之，先刺十二经之井穴，清泄脉络中风邪与虚热之邪气，使脉络得以平和，心主得以静和，然不宜太过，过则气泄矣。再于肩井穴上先针后灸，祛风清热，化痰通络，行气活血。肩井为足少阳胆经腧穴，亦是胆经、三焦经、胃经和阳维脉的会穴，既治肩部局部疾患，又能通一身之阳，调理气机，疏利肝胆，治症颇广。正如《针灸甲乙经》所言："肩背痹痛，臂不举，寒热凄索，肩井主之。"《千金翼方》亦以灸肩井治"上气咳逆，短气，风劳百病"等症。罗氏肩井用灸，必至灸疮形成，因阳气陷于阴中，气虚血滞，以此等大灸之法，以火导之，火引而上，补之温之，益不足之经气，举陷下之阳气，散脉络中寒气。枯瘦处渐添肌肉，汗出少，肩臂微有力，邪气出，病渐复之象也。再以灸肩井、尺泽，引气下行，与正气相接，遂能运动。尺泽，太阴肺经之合穴，穴性属水，为阴中之阴，补肺而固卫气，益阴而滋肺肾，犹如治风先治血，血行风自灭。又因时值仲夏，暑热渐盛，罗氏以清肺饮子善后。本病之候，终属本虚标实，当极力调护，将息稍有失宜，风痰入里，即成中脏中腑之候，慎之！

## 5. 朱丹溪服药结合刺血治痛风医案一则

**【原文】**

又邻鲍六，年二十余，因患血痢用涩药取效。后患痛风，叫号撼邻里。予视之曰：此恶血入经络证，血受湿热，久为凝浊，所下未尽，留滞隧道，所以作痛。经久不治，恐成偏枯。遂与四物汤加桃仁、红花、牛膝、黄芩、陈皮、生甘草，煎入生姜，研潜行散，入少酒饮之数十帖。又与刺委中，出黑血近三合而安。

（《格致余论·痛风论》）

**【释按】**

本案是朱丹溪服药结合刺委中出血治疗痛风的验案，此案又见录于《古今医案按·卷八·痹》《医学纲目·卷之十二·肝胆部·诸痹·痛痹》《杂病广要·外因类·历节》《证治准绳·杂病·第六册·大小腑门》及《名医类案·第八·痛风》等。

痛风，是以足大趾跖趾关节及踝、膝、指、腕、肘关节红肿热痛，且发病急骤，剧痛难忍为特征的病证，又称"痹证""白虎病""历节风"等，属于痹门之行痹，非现代医学所言痛风病。

本案患者因血痢后用收涩之药，致恶血入络，受之湿热之邪而瘀滞成凝浊之物，下而未尽，滞留于脉道之中，脉络阻塞作痛。瘀血疼痛较之于气分疾患疼痛尤为剧烈，故患者"叫号撼邻里"。丹溪认为"彼痛风者，大率因血受热已自沸腾，其后或涉冷水，或立湿地，或扇取凉，或卧当风。寒凉外抟，热血得寒，污浊凝涩，所以作痛。夜则痛甚，行于阴也"，其治"流散寒湿，开发腠理，其血得行，与气相和，其病自安"。故以四物汤补血和血，加桃仁、红花、牛膝化瘀通络，黄芩清肝胆湿热，潜行散（黄柏）凉血燥湿，陈皮和中开胃，生甘草凉血止痛，佐酒以宣通。所用方药养血和血、活血化瘀与苦寒凉血并用，又刺委中穴，出恶血而安。

委中为足太阳膀胱经合穴，足太阳脉气所发，穴居腘窝正中腘动脉处。《四总穴歌》有"腰背委中求"之说，其治症广泛，以血热证及腰背部疾患为主。《铜人腧穴针灸图经》："治腰侠脊沉沉然，遗溺，腰重不能举体，风痹，髀枢痛，可出血，癫疾皆愈。今附委中者，血郄也，热病汗不出，足热，厥逆，两膝不得屈伸，取其经血立愈。"刺委中血络出血，乃《黄帝内经》"菀陈则除之"法则之应用，祛瘀血生新血，泄血热化滞浊，一切湿热邪毒自去矣。

## 6. 杨继洲针治下肢痹痛医案二则

【原文】

案一：癸酉秋，大理李义河翁患两腿痛十余载，诸药不能奏效，相公推予治之。诊其脉滑浮，风湿入于筋骨，岂药力能愈，须针可痊。即取风市、阴市等穴针之。官至工部尚书，病不再发。

案二：庚辰夏，工部郎许鸿宇公患两腿风，日夜痛不能止，卧床月余。宝源局王公乃其属官，力荐予治之，时名医诸公坚执不从。许公疑而言曰：两腿及足，无处不痛，岂一二针所能愈？予曰：治病必求其本，得其本穴会归之处，痛可立而止，痛止即步履，旬日之内，必能进部。此公明爽，独听予言，针环跳、绝骨，随针而愈。不过旬日，果进部，人皆骇异。假使当时不信王公之言，而听旁人之语，则药力岂能及哉？是惟在乎信之笃而已，信之笃，是以获其效也。

（以上均《针灸大成·卷九·医案》）

【释按】

案一患者两腿疼痛十余年，当属中医之痹病。诸药不效，顽疾迁延，久病入络，气血痹阻，虚实夹杂，实属难愈。诊其脉滑浮，滑者主痰湿，浮者主外感，识之为风湿入于筋骨。盖因风为百病之长，阴邪常赖风邪之力入侵。又因久病成瘀成滞，或痰湿之邪内生，或寒湿之邪外入。风寒湿相加，随脉上下，瘀阻气血矣。此证用之以药，或药不合证，或药力不专，故而不效。杨氏认为此等疾患，非以针刺不可愈疾，即取风市、阴市等穴针刺，病愈而不再发。

风市为足少阳胆经腧穴，所主即以腿疾为主，此在上文王执中医案中已述。风市也是治风之要穴。风邪伤人，上先受之，然《春秋繁露·五行对》谓："地出云为雨，起气为风。"故下肢亦为易遭受风邪侵袭之部位。风市居大腿外侧，为风气集结之所，与风池同为治风之要穴，偏于治外风，一上一下，风邪无所遁形矣。阴市为足阳明胃经腧穴，足阳明脉气所发。胃为水谷所归，乃水谷之海，五味皆入如市杂，故有"胃为之市"之说。市者，言其聚也。阴市穴居膝内辅骨后，大筋下，小筋上，内属阴，穴为阴气所聚之处，治腰膝如注水、寒疝、痿痹、风湿、阴湿等诸阴寒疾患，犹治诸阴病之市集也，故名阴市。《针灸大成》："主腰脚如冷水，膝寒，痿痹不仁，不得屈伸，卒寒疝，力痿少气，小腹痛，胀满，脚气，脚以下伏兔上寒，消渴。"风市与阴市相合，一主祛风邪，一主祛湿气，风湿之邪得去，腿疾得愈。正如《玉龙经》所言："膝腿无力身立难，原因风湿致伤残，倘知二市穴能灸，步履悠然渐自安。"

案二患者两腿及足，无处不痛，疼痛日夜不能止，步履维艰，卧床月余，属痹病无疑。治痹者，总在通络而止痛，据其风寒湿偏胜，合以祛风、散寒、化湿而蠲痹。针刺治痹，若得腧穴之会归之处，循而取之，痛可立止，即能步履。杨氏取环跳、绝骨针治，果如其言，不过十日，病即痊愈。

环跳，足少阳胆经穴，足少阳脉气所发。环与跳，皆言人之状也，环腿方能跃起。穴居髀枢之臀部，取之必环腿（侧卧，屈上腿、伸下腿），若环腿难伸，不能跳跃，为腿病的必然之象，本穴为治腿疾之要穴，故名环跳。环跳祛风邪，通经络，治症当以下肢疾患为主。故《针灸甲乙经》言："腰胁相引痛急，髀筋瘈，胫痛不可屈伸，痹不仁，环跳主之。"又为足少阳、太阳二脉之会穴，足太阳经在背部与督脉并行，在头部与督脉相交会。头为诸阳之会，督脉又总督诸阳，故针环跳有疏通经脉、益气壮阳、振奋阳气之功，尤其对因寒湿痹阻，或久病体虚不能温煦经络之下肢厥逆，有着独特功效。绝骨即悬钟穴，亦为少阳胆经腧穴，又为八会之髓会，穴居小腿之下部，少阳胆经至此向下垂行，未及于足，有如悬象。是处有"动者脉"，即胫前动脉，血气行于其中，汩汩有声，似钟乐之音，故名悬钟。髓者，骨之精髓之谓，为肾所主，乃人身之根本。故取用绝骨，有祛风湿、通经络、益肝肾、壮髓骨的作用，既可治气血不足、筋脉失养之下肢痿痹、半身不遂，又可疏通少阳经气、散寒祛湿而治疗下肢痹痛。《千金要方》："主湿痹，流肿，髀筋急瘈，胫痛……主膝胫酸摇，酸痹不仁，筋缩，诸节酸折，风劳身重。"环跳合绝骨，一上一下，同气相求，下肢经脉气血为之大通，风去湿散，兼以补髓壮骨，强筋健步，标本同治，获奇效且用穴少而精。

## （二）临床述要

痹病是以肌肉、筋骨、关节酸痛、麻木、重着、屈伸不利或关节灼热、肿大为主症的一类病证。痹病的发生常与外感风、寒、湿、热等邪气及人体正气不足有关。外邪侵入机体，痹阻关节肌肉经络，导致气血运行不畅而发病。基本病机是经络不通，气血痹阻。

痹病多见于现代医学的风湿性关节炎、类风湿性关节炎、骨性关节炎、反应性关节炎、痛风、肩关节周围炎等疾病中。

本病以关节肌肉疼痛为特征，根据病邪的不同，可分为行痹（风痹）、痛痹（寒痹）、着痹（湿痹）、热痹。

针灸治疗痹病的原则是"疏经活络，通痹止痛"，取局部穴为主。①肩部：阿是穴、肩髃、肩髎、肩贞、臑俞穴；②肘部：阿是穴、曲池、天井、尺泽、少海穴；③腕部：阿是穴、阳池、外关、阳溪、腕骨穴；④脊背：阿是穴、大杼、身柱、腰阳关、夹脊穴；⑤髀部：阿是穴、环跳、居髎、秩边、髀关穴；⑥膝部：阿是穴、血海、梁丘、膝眼、阳陵泉穴；⑦踝部：阿是穴、申脉、照海、昆仑、丘墟穴。

行痹，配膈俞、血海穴；痛痹，配肾俞、关元穴；着痹，配阴陵泉、足三里穴；热痹，配大椎穴。另可根据痹痛部位循经远部取穴。病痛局部取穴及循经选穴可疏通经络气血，使营卫调和而风寒湿热等邪无所依附，经络通畅，痹痛遂解，达到"通则不痛"之目的。

## （三）文献辑录

《灵枢·周痹》：故刺痹者，必先切循其下之六经，视其虚实，及大络之血结而不通，及虚而脉陷空者而调之，熨而通之，其瘛坚，转引而行之。

《灵枢·寿夭刚柔》：久痹不去身者，视其血络，尽出其血。

《灵枢·杂病》：膝中痛，取犊鼻，以员利针，发而间之。针大如牦，刺膝无疑。

《针灸甲乙经》卷十：风寒从足小指起，脉痹上下，胸胁痛无常处，至阴主之。

《针灸大成》卷五：四肢风痛，曲池、风市、外关、阳陵泉、三阴交、手三里。

《针灸集成》卷二：肩痛累月，肩节如胶连接，不能举，取肩下腋上两间空虚针刺，针锋几至穿出皮外，一如治肘之法，慎勿犯骨，兼刺筋结处，神效。

《采艾编翼》卷二：诸痛，在上下属风湿，治风门、合谷、曲池、太冲、三阴交、阴陵泉。

# 三十五、痿证

## （一）医案与释按

### 1. 窦材灸药结合治痿证医案一则

**【原文】**

一人身长五尺，因伤酒色，渐觉肌肉消瘦，予令灸关元三百壮，服保元丹一斤。自后，大便滑，小便长，饮食渐加，肌肉渐生，半年如故。

（《扁鹊心书·卷下·骨缩病》）

**【释按】**

本案是窦材艾灸关元结合药物治疗痿证的验案，又见录于《续名医类案·卷十一·虚损》。

痿证的发生关乎五脏，尤以肝肾肺胃最为密切。肝藏血主筋，肾藏精生髓，津生于胃，肺通调布散津液，故《临证指南医案·痿》强调本病为"肝肾肺胃四经之病"。《儒门事亲·指风痹痿厥近世差玄说》："大抵痿之为病，皆因客热而成……总因肺受火热叶焦之故，相传于四脏，痿病成矣。"

五脏皆令人痿，《素问·痿论》对此有专论："肺热叶焦，则皮毛虚弱急薄，著则生痿躄也；心气热，则下脉厥而上，上则下脉虚，虚则生脉痿，枢折挈，胫纵而不任地也；肝气热，则胆泄口苦筋膜干，筋膜干则筋急而挛，发为筋痿；脾气热，则胃干而渴，肌肉不仁，发为肉痿；肾气热，则腰脊不举，骨

· 297 ·

枯而髓减,发为骨痿。"

患者因伤于酒色,酒为积湿生热之品,湿热蕴积阳明,浸淫肌肉可致宗筋弛缓而成痿证。酒伤肝阴,房劳耗伤下焦肾之阴精,下焦肝肾精血亏损可导致筋脉失于濡养而成痿证。故窦氏认为痿证:"此由肾气虚惫,肾主骨,肾水既涸则诸骨皆枯,渐至短缩,治迟则死。须加灸艾,内服丹附之药,非寻常草木药所能治也。"

痿证之治虽有"治痿独取阳明"之经言,然本案因之下焦肾气疲惫,当以补益肝肾、濡养筋骨为主。关元者,关乎人一身之元气,为诸气之根本,大灸三百壮,合以保元丹药,振下元,固脾气,救肾气,阳气得以升举,经脉为之通畅,诸节百骸为之强健,痿证何得不愈?

## 2. 王执中载他医灸治脚弱医案一则

**【原文】**

有人旧患脚弱且瘦削,后灸三里、绝骨,而脚如故,益知黄君《针灸图》所谓绝骨治脚疾有神效,犹信也。

(《针灸资生经·第五·脚弱》)

**【释按】**

本案是王执中录载的灸三里、绝骨穴治疗脚弱的验案,此案亦见录于《普济方·针灸·卷十五·脚弱》。

脚弱,又可称为脚痿,指双脚痿弱无力,行走不便,甚则瘫痪。本案患者脚软无力,肌肉瘦削,气血不能荣养筋脉、骨骸之象明矣。气血多由脾胃所化,四肢百骸赖之以温煦滋养,故有"治痿独取阳明"之说,盖因脾健胃和,气血生化有源,得以充养人身四肢百骸矣。《素问·痿论》:"阳明者,五脏六腑之海,主润宗筋。"此之谓也。

若因素体肝肾亏虚,或因房色太过,精损难复;或因劳役太过而致肝肾亏损;或五志失调,火起于内,耗灼精血,致使肝肾亏损,肝不主筋,肾不主骨，髓枯筋痿，肌肉也随之不用，亦可发为痿病。

以上乃痿证发生的先后天之论，脾主肌肉四肢，肾主骨，故治疗往往将健脾利湿和补益肝肾合而为一。本案患者以灸三里、绝骨治疗脚弱一证，正是这种思想的体现。三里即足三里，阳明胃经脉气所发，胃之合穴，合之内府，又脾胃互为表里，灸治三里，健脾和胃，补虚生肌，后天得调；绝骨即悬钟，少阳胆经脉气所发，乃髓会，肝胆互为表里，灸治绝骨，补肝益肾，强骨生髓，先天得理。两穴相合，脾肾共治，穴少而精，效亦神矣。

## 3. 杨继洲针治瘫痪医案一则

**【原文】**

辛酉，夏中贵患瘫痪，不能动履，有医何鹤松久治未愈。召予，视曰：此疾一针可愈。鹤松惭去。予遂针环跳穴，果即能履。夏厚赠，予受之，逾数载又瘫矣。复来召予，因侍禁廷，不暇即往，遂受鹤反间以致忿。视昔之刺鹊于伏道者，为何如？

（《针灸大成·卷九·医案》）

**【释按】**

本案为杨继洲针治瘫痪的验案，文中并未涉及辨证内容，仅为瘫痪症状，可出现在多种疾病中，亦属痿证之意，故录之于此。

此案杨继洲采用环跳针刺而获效。环跳穴位于臀部，足少阳胆经穴，为足少阳、太阳二脉之会穴。在经脉病候上，足太阳经"主筋所生病"，足少阳经"主骨所生病"，筋和骨关系着人体的运动功能。环跳所在髋臀部，为下肢运动之枢纽。又足太阳经在背部与督脉并行，在头部与督脉相交会，头为诸阳之会，督脉又总督诸阳。故针环跳有疏通经脉、益气壮阳、振奋阳气之功，尤其对因元阳亏损、不能温煦经络之下肢厥逆、痿软、瘫痪等，有着独特功效。《素问·缪刺论》："邪客于足少阳之络，令人留于枢中痛，髀不可举，刺枢中，以毫针，寒则久留针。以月死生为数，立已。"《针灸甲乙经》："腰胁相引痛急，髀筋瘛胫痛不可屈伸，痹不仁，环跳主之。"《铜人腧穴针灸图经》："冷风湿痹，风疹，偏风半身不遂，腰胯痛不得转侧。"环跳古人将其归为回阳九针穴之一，"哑门劳宫三阴交，涌泉太溪中脘接，环跳三里合谷并，此是回阳九针穴。"更是阐述了环跳的通经活络的作用。

案中有言"昔之刺鹊于伏道"，此为有关扁鹊的典故，出《史记·扁鹊仓公列传》，"秦太医令李醯自知伎不如扁鹊也，使人刺杀之。"秦武王举鼎，伤了腰部，经太医李醯治疗而未愈，扁鹊治之立愈，李醯忌恨，于是派人在"伏道"中刺杀了扁鹊。伏道乃暗道之谓。《梁书》卷十："潜作伏道以决緌水，道恭载土犹塞之。"《三国演义》："袁军掘伏道到堑边，果不能入，空费军力。"

## (二) 临证述要

痿证是指以肢体筋脉弛缓、软弱无力，日久不能随意运动而致肌肉萎缩的一类病证。临床以下肢痿弱多见，故又有"痿躄"之称。痿证的发生常与感受外邪、饮食不节、久病房劳、跌打损伤、药物损伤等因素有关。本病病位在筋脉肌肉，根于五脏虚损。基本病机实证多为筋脉肌肉受损，气血运行受阻；虚证多为气血阴精亏耗，筋脉肌肉失养。

痿证多见于现代医学的运动神经元疾病、周围神经损伤、急性感染性多发性神经根炎、重症肌无力、进行性肌营养不良、外伤性截瘫等疾病中。

本病以肢体软弱无力，甚则肌肉萎缩或瘫痪为特征，临床常见证型为肺热伤津证、湿热浸淫证、脾胃虚弱证、肝肾亏虚证和脉络瘀阻证5种。

针灸治疗痿证的原则是"调和气血，濡养筋肉"，取手足阳明经穴和相应夹脊穴为主。主穴：①上肢：肩髃、曲池、合谷、颈及胸夹脊穴；②下肢：髀关、足三里、阳陵泉、三阴交、腰夹脊穴。肺热津伤，配鱼际、尺泽穴；湿热浸淫，配阴陵泉、中极穴；脾胃虚弱，配脾俞、胃俞穴；肝肾亏虚，配肝俞、肾俞穴；脉络瘀阻，配膈俞、血海穴。

阳明经多气多血，选上、下肢阳明经穴位，可疏通经络，调理气血，取"治痿独取阳明"之意；夹脊穴位于督脉之旁，可调脏腑阴阳，通行气血；阳陵泉乃筋之会穴，能通调诸筋；三阴交可健脾、补肝、益肾，以达强筋壮骨之目的。

## （三）文献辑录

《素问·脏气法时论》篇：脾病者，身重，善肌肉痿，足不收行，善瘛，脚下痛……取其经，太阴、阳明、少阴血者。

《灵枢·根结》：阖折，则气无所止息，而痿疾起矣。故痿疾者，取之阳明，视有余不足。

《针灸甲乙经》卷十：痿厥，身体不仁，手足偏小。先取京骨，后取中封、绝骨，皆泻之。

《针经指南·标幽赋》：悬钟环跳，华佗刺躄足而立行。

《针灸神书》卷二：太冲气下又弹针，取血昆仑妙理深，前穴无功三里下，三阴交处摄相回。

《神应经》：足不能行：三里、曲泉、委中、阳辅、三阴交、复溜、冲阳、然谷、申脉、行间、脾俞。

《针灸大成》卷九：脚弱无力：公孙、三里、绝骨、申脉……复刺后穴：昆仑、阳辅。

# 三十六、腰痛

## （一）医案与释按

### 1. 徐秋夫针灸结合治腰痛医案一则

**【原文】**

尝夜有鬼呻吟，声甚凄怆，秋夫问何须，答言姓某，家在东阳，患腰痛死。虽为鬼，痛犹难忍，请疗之。秋夫曰：云何厝法？鬼请为刍人，案孔穴针之。秋夫如言，为灸四处，又针肩井三处，设祭埋之。明日见一人谢恩，忽然不见。当世伏其通灵。

（《南史·卷三十二·列传第二十二·张邵传》）

**【释按】**

本案是《南史》记载的徐秋夫针灸并用治疗剧烈腰痛的验案，颇具传说色彩。此案又见录于《何氏语林·术解第二十》《册府元龟·卷八百五十九·总录部·医术第二》《古今医统大全·卷之一·历世圣贤名医姓氏·南北朝》及《续医说》等著作中。

徐秋夫，南北朝时医家，祖籍东莞姑幕（今山东诸城），寄籍丹阳（今江苏南京），从父习医，尤擅针灸。父，徐熙，字仲融，相传有道士授以《扁鹊镜经》一卷，精心研究，从此医名大振，子孙传其术，以世医称，官至濮阳太守。秋夫子道度、叔响，孙文伯、嗣伯等皆有医名。

目前还没有文献记载徐秋夫所撰著作，但有"秋夫疗鬼十三穴歌"传世，录于《凌门传授铜人指穴》中。"人中神庭风府始，舌缝承浆颊车次，少商大陵间使连，乳中阳陵泉有据，隐白行间不可差，十三穴是秋夫置。"历代医家对十三鬼穴疗法都有论及，多采用孙思邈的十三鬼穴，独南北朝时期徐秋夫所论十三鬼穴与此有所出入。所列十三穴与孙真人十三穴有 9 个相同，所不同的 4 个穴位为：神庭、乳中、阳陵泉和行间，代替了孙真人的申脉、上星、会阴和曲池。

本案是徐秋夫针灸治疗神鬼腰痛的传奇医案，鬼本无形，却"请为刍人"，即用草扎成人形，再行针灸，传说而已。为更好地理解此段文字，录徐春甫《古今医统大全·卷之一·历世圣贤名医姓氏·南北朝》记载如下：

"徐秋夫，熙之子，为射阳令，常夜闻有鬼呻吟，声甚凄苦。秋夫云：汝是鬼，何所须？答曰：我姓斛，名斯，家在东阳，患腰痛死。今虽为鬼，而疾痛不止，闻君善医术，愿相救济。秋夫曰：汝鬼无形，云何济治？鬼曰：君但缚刍为人，索孔穴针之。秋夫如其言，为针腰俞及针肩井各二处，设祭而埋之。明日鬼谢云：蒙君疗治，腰疼已愈。当代称其神医。长子道度，次子叔向皆神其术。"

两段文字以"神鬼"相托，为彰显徐秋夫高明医术之意，并非世间真有神鬼也。《南史》中未明言"为灸四处"及"针肩井三处"的具体腧穴（除肩井外），徐春甫所录中明确指出为腰俞和肩井二穴。

腰俞穴为腰的输气之所，是督脉经位于下腰部的腧穴，督脉之气所发，有调肾气、强腰脊等作用，主治腰髋疼痛、腰脊背不得回转等腰疾。肩井穴为手少阳、足少阳、足阳明与阳维脉交会穴，通一身之阳，调理气机，对治疗颈项强、肩背疼、腰髋痛等也有显效。

痛总因于不通，针灸治痛，调气血而已。腰俞、肩井两穴同用，上下相合，局部而远道，气血畅通，枢机转开，痹阻通矣，针治即效。若由之寒湿，灸治更佳。

## 2. 许叔微药灸并用治腰痛医案一则

**【原文】**

治肾虚腰痛，腰不能转侧，麋茸圆。

麋茸（一两，酥灸黄，燎去毛，无即以鹿茸代），舶上茴香（半两，炒香），上为末，菟丝子（酒浸，曝干，用纸条子同碾，取末，一两）。以羊肾二对，法酒煮烂去膜，研如泥，和圆，如梧子大，阴干。如肾膏少，入酒糊佐之。每服三五十圆，温酒盐汤下。

戊戌年八月，淮南大水，城下浸灌者连月。予忽脏腑不调，腹中如水吼数日，调治得愈。自此腰痛不可屈折，虽洗面亦相妨，服遍药不效，如是凡三月。予后思之，此必水气阴盛，肾经感此而得，乃灸肾腧三七壮，服此药差。

肾腧二穴，在第十四椎下两旁相去各一寸五分，与脐平。治虚劳羸瘦，耳聋，肾虚，水脏久冷，心腹膨胀，两胁满引，少腹急痛，目视䀮䀮，少气溺血，小便浊出精，阴中疼，五劳七伤虚惫，脚膝拘急，足寒如冰，头重身热振栗，腰中四肢淫泺，洞泄食不化，身肿如水，灸以年为壮。《针灸经》云：针入三分，留七呼，灸三壮。

（《普济本事方·卷第二·肺肾经病》）

**【释按】**

本案是许叔微口服麋茸丸结合艾灸自治腰痛的验案，此案又见录于《医学纲目·卷之二十八·肾膀胱部》《圣济总录·卷第一百九十一·针灸门》《古今图书集成医部全录·卷一百八十八》《杂病广要·身体类·腰痛》及《名医类案·卷六·腰痛》等。

许氏明言在淮南大水后，受水湿之邪，脏腑不调，腹中如水吼数日，以麋茸圆治疗得愈，却自此腰痛连作，弯腰等动作亦受限，遍服各种药物而不效。盖因前证虽脏腑之症得愈，然水湿之邪气未尽，肾经受之，故腰痛不愈，灸肾俞，再服麋茸圆而愈。

《诸病源候论·腰背病诸候》："劳损于肾，动伤经络，又为风冷所侵，血气击搏，故腰痛也。"正合案中所由。腰为肾之府，腰痛多责之于肾，尤其是虚性腰痛。少阴肾与太阳膀胱互为表里，其气相通。少阴肾脉"贯脊"，其所生病中有"脊股内后廉痛"；太阳膀胱脉"还出别下项，循肩髆内，侠脊，抵腰中，入循膂"，是动病中有"脊痛，腰似折，髀不可以曲"，所生病中有"项、背、腰、尻、腘腨、脚皆痛"，是为肾主腰痛的明证。

肾俞为少阴肾位于膀胱经下腰部的背俞穴，内应肾脏，为肾气输注之处，有调肾气、强腰脊、聪耳目的作用，为治疗诸肾疾患及补虚强体的要穴。许氏所引中肾俞的诸多治症即充分说明了这一点。以肾俞灸治，益肾助阳，壮腰强骨，散寒祛湿，对许氏寒湿留止和肾虚之腰痛自然有效。

## 3. 窦材灸药并用治腰痛医案一则

【原文】

一老人腰脚痛，不能行步，令灸关元三百壮，更服金液丹强健如前。

（《扁鹊心书·卷中·足痿病》）

【释按】

窦氏认为："老年肾气衰，又兼风寒客之，腰髋髀作痛，医作风痹走痛，治用宣风散、趁痛丸，重竭真气，误人甚多。""凡腰以下肾气主之，肾虚则下部无力，筋骨不用，可服金液丹，再灸关元穴，则肾气复长，自然能行动矣。"

力主年老者腰痛为肾虚所致。此言虽颇有过激之嫌，然肾虚在内伤腰痛中的关键地位显露无疑。一如《素问·脉要精微论》所言："腰者，肾之府，转摇不能，肾将惫矣。"所以无问何病，只要识得肾虚，窦氏均以烈灸关元以救肾气。此案窦氏也是大灸关元三百壮治此患者的腰脚痛，合以金液丹内服而愈疾。此为艾火、腧穴、药物相得益彰之结果耳。

## 4. 王执中载他医火针缪刺治腰痛医案一则

**【原文】**

案一：有妇人久病而腰甚疼，腰眼忌灸。医以针寘火中令热，谬刺痛处，初不深入，既而疼止，则知火不负人之说犹信云。

案二：舍弟腰疼，出入甚艰，予用火针微微频刺肾俞，则行履如故，初不灸也。屡有人腰背伛偻，来觅点灸，予意其是筋病使然，为点阳陵泉，令归灸，即愈。筋会阳陵泉也。然则腰疼又不可专泥肾俞，不灸其他穴也。

（以上均《针灸资生经·第五·腰痛》）

**【释按】**

上两案是王执中针灸治腰痛的验案，实则有3案，妇人案、舍弟案和背伛偻案，此案又可见录于《普济方·针灸·卷十三·腰痛》《杂病广要·身体类·腰痛》及《续名医类案·卷十九·腰痛》。

妇人案、舍弟案为王氏取痛处（疾病反应点）和肾俞，以火针针刺而取效的案例。火针，即针置火中烧红后进行针刺，又称燔针、焠针。《灵枢·官针》："焠刺者，刺燔针取痹也。"《灵枢·经筋》："治在燔针劫刺，以知为数，以痛为腧。"《素问·调经论》："病在骨，焠针药熨。"火针之名始于《千金要方》，或称为烧针，具有良好的温经散寒、通经活络的作用，故而上述两案中采用火针，均获良效。案一还采用了谬刺（缪刺）之法，对于缪刺，很多人理解为交经而刺，乃左病刺右，右病刺左的一种针刺方法。自然无误，但在具体操作时，缪刺又可理解为与刺经的"巨刺"不同的刺络法。《素问·缪刺论》："邪客于经，左盛则右病，右盛则左病，亦有移易者，左痛未已，而右脉先病，如此者，必巨刺之，必中其经，非络脉也。故络病者，其痛与经脉缪处，故命曰缪刺。""谬刺痛处"，刺痛点处脉络也。腰眼作为禁灸穴，一家之言耳。笔者查阅多个版本的"禁针穴歌""禁灸穴歌"，均未见载录，目前临床更不将腰眼作为禁针、禁灸穴位。

案二中的"背伛偻案"，可以理解为腰部有疾，无法直腰，为腰部筋之病，取少阳胆经之合穴阳陵泉，合其筋会之特点，在骨治骨，在筋治筋，在脉治脉，全凭辨识耳。若仅以肾俞一穴通治腰疾，井底蛙之见识矣！《素问·刺要论》："病有浮沉，刺有浅深，各至其理，无过其道。"此之谓也。

## 5. 杨继洲指针结合中药治腰痛医案一则

【原文】

壬戌岁，吏部许敬庵公寓灵济宫，患腰痛之甚，同乡董龙山公推余视之。诊其脉，尺部沉数有力。然男子尺脉固宜沉实，但带数有力，是湿热所致，有余之疾也。医作不足治之，则非矣。性畏针，遂以手指于肾俞穴行补泻之法，痛稍减，空心再与除湿行气之剂，一服而安。公曰：手法代针，已觉痛减，何乃再服渗利之药乎？予曰：针能劫病，公性畏针，故不得已而用手指之法，岂能驱除其病根，不过暂减其痛而已。若欲全可，须针肾俞穴，今既不针，是用渗利之剂也。岂不闻前贤云：腰乃肾之府，一身之大关节。脉沉数者，多是湿热壅滞，须宜渗利之，不可用补剂。今人不分虚实，一概误用，多致绵缠，痛疼不休（出《玉机》中）。大抵喜补恶攻，人之恒情也。邪湿去而新血生，此非攻中有补存焉者乎？

（《针灸大成·卷九·医案》）

【释按】

腰痛一证，成因众多，外感内伤、跌仆闪挫伤均可发生。病机有虚有实，有寒有热，若执一而终，误人深矣。《景岳全书·腰痛》："腰痛证凡悠悠戚戚，屡发不已者，肾之虚也；遇阴雨或久坐，痛而重者，湿也；遇诸寒而痛，或喜暖而恶寒者，寒也；遇诸热而痛，及喜寒而恶热者，热也；郁怒而痛者，气之滞也；忧愁思虑而痛者，气之虚也；劳动即痛者，肝肾之衰也。当辨其所因而治之。"《七松岩集·腰痛》："然痛有虚实之分，所谓虚者，是两肾之精神气血虚也，凡言虚证，皆两肾自病耳。所谓实者，非肾家自实，是两腰经络血脉之中，为风寒湿之所侵，闪朒挫气之所碍，腰内空腔之中，为湿痰瘀血凝滞不通而为痛，当依据脉证辨悉而分治之。"

本案患者腰痛，脉尺部沉数有力，杨继洲认为此乃湿热所致，属有余之邪作祟。他医将之作为肾虚来治疗是错误的。外感风寒湿热诸邪，以湿性粘滞，湿邪流下，最易痹着腰部，所以外感总离不开湿邪为患。湿邪易遏阳气，伏于阴下，从热而化，湿热成矣，此亦为腰痛见湿热证之原因。杨氏取肾俞以手法代针，泻之，为患者惧针之不得已之法，终因不能尽除湿热之邪，而合以清热利湿之剂，善后之万全法也。此则医案提示医者临证时识病辨证的重要性，若言针灸无需辨证，谬之远矣！

## （二）临证述要

腰痛又称"腰脊痛"，是以腰部疼痛为主症的病证。腰痛的发生常与感受外邪、跌仆损伤和劳欲过度等因素有关。本病与肾、足太阳膀胱经、督脉等关系密切。基本病机是腰部经络不通，气血痹阻，或肾精亏虚，腰部失于濡养、温煦。

腰痛多见于现代医学的腰部软组织损伤、棘间韧带损伤、肌肉风湿、腰椎病变、椎间盘病变以及部分内脏病变中。腰椎影像学及妇科相关检查有助于本病的诊断。

本病以腰部疼痛为主要特征。发病较急，腰痛明显，痛处拒按者为实证；起病较缓，腰部酸痛，遇劳加重，痛处喜按者为虚证。常见证型为寒湿腰痛证、湿热腰痛证、瘀血腰痛证和肾虚腰痛证 4 种。疼痛或压痛部位在腰脊正中，病在督脉；疼痛或压痛部位在腰脊两侧，病在足太阳经。

针灸治疗腰痛的原则是"通经止痛"，取局部穴及足太阳经穴为主。主穴取肾俞、大肠俞、阿是穴、委中。寒湿腰痛，配腰阳关穴；瘀血腰痛，配膈俞穴；肾虚腰痛，配大钟穴。病在督脉，配后溪穴；病在足太阳经，配申脉穴；腰椎病变，配腰夹脊穴。

腰为肾之府，取肾俞可壮腰益肾，祛除寒湿；膀胱之脉，夹脊抵腰络肾，循经远取委中，可通调足太阳经气，即"腰背委中求"之意；阿是穴为局部选穴，与大肠俞同用可以疏导局部经筋络脉之气血。急性腰痛，痛势剧烈者，阿是穴、委中可用三棱针点刺出血。寒湿腰痛、肾虚腰痛者，可加用灸法。

## （三）文献辑录

《素问·刺腰痛》：腰痛侠脊而痛至头几几然，目䀮䀮然僵仆，刺足太阳郄中出血。腰痛上寒，刺足太阳阳明；上热，刺足厥阴；不可以俯仰，刺足少阳；中热而喘，刺足少阴，刺郄中出血。腰痛上寒不可顾，刺足阳明；上热，刺足太阴；中热而喘，刺足少阴……如折不可以俯仰，不可举，刺足太阳；引脊内廉，刺足少阴。

《针灸甲乙经》卷九：腰痛得俯不得仰，仰则恐仆，得之举重，恶血归之，殷门主之。

《千金要方》卷十九：腰痛不得俯仰者，令患人正立，以竹柱地度至脐，断竹乃以度背脊，灸竹上头处，随年壮……腰卒痛，灸穷骨上一寸七壮，左右一寸各灸七壮。

《针灸资生经》第五：三里、阴市、阳辅、蠡沟，主腰痛不可顾；申脉、太冲、阳跷，主腰痛不能举；委阳、殷门、太白、阴陵泉、行间，主腰痛不可俯仰；委阳、殷门，主腰痛得俯不得仰；束骨、飞扬、承筋，主腰痛如折。

《世医得效方》卷三：腰痛：针委中出血，或灸命门、肾俞。

《丹溪心法》卷四：腰痛，血滞于下，委中刺出血，妙。仍灸肾俞、昆仑，尤佳。

《针灸大全》卷一：腿膝腰痛痞气攻，髋骨穴内七分穷。更针风市兼三里，一寸三分补泻同。又去阴交泻一寸，行间仍刺五分中。刚柔进退随呼吸，去疾除疴捻指功。

《针灸大成》卷三：腰连腿痛怎生医？环跳行间与风市。

《针灸逢源》卷五：腰背强，不可俯仰：膏肓俞、腰俞、委中。

# 三十七、麻木

## （一）医案与释按

### 1. 李杲汤药配合刺血治手脚麻木医案一则

**【原文】**

李东垣治杜意逵，患左手右腿麻木，右手大指次指亦常麻木至腕，已三四年矣。诸医不效，求治。曰：麻者，气之虚也，真气弱，不能流通，至填塞经络，四肢俱虚，故生麻木不仁。与一药，决三日效。遂制人参益气汤，服二日，手心便觉热，手指中间如气胀满。至三日后，又觉两手指中间如手擦，傍触之。曰：真气遍至矣。遂于两手指甲傍，各以三棱针一刺之，微见血如黍黏许，则痹自息矣。后再与调理而愈。

（《续名医类案·卷三·麻木》）

**【释按】**

本案是李杲汤药配合刺血治疗手足麻木的验案，此案又见录于《证治准绳·杂病·第四册·痿痹门·着痹》及《医学纲目·卷十二·肝胆部·诸痹·着痹》。

麻木一证，《黄帝内经》有载，属于痹病范畴。究其因，《黄帝内经》所述并不一致。《灵枢·刺节真邪》："卫气不行，则为麻木。"《素问·逆调论》："营气虚则不仁，卫气虚则不用，营卫俱虚则不仁且不用。"《素问·痹论》篇则言："其不痛不仁者，病久入深，荣卫之行涩，经络时疏，故不通，皮肤不

· 311 ·

营，故为不仁。"总以气血不足，行运缓慢，经脉失养为主。

金元时期，刘完素认为："物得湿则滑泽，干则涩滞，麻犹涩也。由水液聚少而燥涩，气行壅滞而不得滑泽通行，气强攻冲而为麻也。"李杲则认为："麻者，气之虚也……或在手，或在足，或通身皮肤尽麻者，皆以黄芪、人参、白术、甘草、五味、芍药、当归、升麻、柴胡之类，随时令所兼之气出入为方，但补其虚，全不用攻冲之剂。"所见不同，治法各异。

基于"麻为气虚"之说，李杲为本案患者制人参益气汤，三日即真气遍至手足麻木部位，气复则脉络流通、瘀阻渐通之象也。《兰室秘藏》"卷下"载有人参益气汤组方及功效："治两手指麻木，四肢困倦，怠惰嗜卧，乃热伤元气也。黄芪（八钱），生甘草、人参（各五钱），白芍药（三钱），柴胡（二钱五分），炙甘草、升麻（各二钱），五味子（一百四十个）。"总在补气益气。

此时李氏"遂于两手指甲傍，各以三棱针一刺之，微见血如黍粒许，则痹自息矣。后再与调理而愈。""两手指甲傍"当为少商、商阳之类，三棱针点刺出血，泄邪外出，祛瘀通络，此为泻法。李氏既以气虚为麻木之本，何以在人参益气汤补益的基础上忽又用泻？此即李杲的过人之处。麻木之成，总在经脉痹阻，或虚或实，而以虚实夹杂多见。所谓正不胜邪则病，经脉空虚而失养，自然"虚不嫌补"，人参益气汤是也。至"真气遍至"，以刺血法泄其邪，使邪出有通路，祛瘀而生新，其内蕴"扶正祛邪"之意。邪去自安，后又以调理而愈。

## 2. 张从正汗服药结合针刺治麻木医案一例

**【原文】**

鄆城梁贾人，年六十余，忽晓起梳发，觉左手指麻，斯须半臂麻，又一臂麻，斯须头一半麻，比及梳毕，从胁至足皆麻，大便二三日不通。往问他医，皆云风也。或药或针，皆不解，求治于戴人。戴人曰：左手三部脉皆伏，比右手小三倍，此枯涩痹也，不可纯归之风，亦有火燥相兼。乃命一涌、一泄、一汗，其麻立已。后以辛凉之剂调之，润燥之剂濡之，惟小指、次指尚麻。戴人曰：病根已去，此余烈也，方可针溪谷。溪谷者，骨空也。一日睛和，往针之，用《灵枢》中鸡足法，向上卧针，三进三引讫，复卓针起，向下卧针，送入指间皆然。手热如火，其麻全去。昔刘河间作《原病式》，常以麻与涩同归燥门中，真知病机者也。

（《儒门事亲·卷七·燥形·臂麻不便八十九》）

【释按】

本案是张从正汤药结合针刺治疗周身麻木的验案，此案又见录于《医学纲目·卷之十二·肝胆部·诸痹·着痹》《古今图书集成医部全录卷一百九十八》及《续名医类案·卷十三·痛痹》等著作。

张从正私淑刘河间，认为病由邪生，"轻则传久而自尽，颇甚则传久而难已，更甚则暴死"，因此"速攻之可也，速去之可也"，汗吐下即成张氏攻邪方法的不二法门。此案张氏所论与前文"李杲案"中河间所论一脉相承。"左手三部脉皆伏，比右手小三倍，此枯涩痹也，不可纯归之风，亦有火燥相兼。"仍用攻邪三法，一涌、一泄、一汗，其麻立已。后再以辛凉、润燥之剂调之、濡之，尚留小指次指麻木，张氏认为此时病根已去，所留为余火而已，针刺可为，即以《灵枢》鸡足刺法而愈疾。

鸡足法，刺法名，以正入一针，左右斜入二针，形似鸡爪而得名，为多针刺法。《灵枢·卫气失常》："重者，鸡足取之。"此法又被认为是合谷刺，为《灵枢·官针》所述"五刺"之一。"合谷刺，左右鸡足，针于分肉之间，以取肌痹，此脾之应也。"指在患部肌肉进针，而针向左右斜刺形如鸡爪的针刺方法，为一针多刺法。操作时，针刺四肢分肉之间后，退回浅部，又分别向两旁斜刺，形似鸡爪分叉。无论是多针刺法，还是一针多刺，都是一种加强刺激的方法，主要用于与脾有关的肌肉痹证等疾患。

张氏未明言针刺的具体腧穴或部位，仅言"溪谷"，"溪谷者，骨空也"，泛指腧穴。按鸡足刺法要求及案中所言"惟小指、次指尚麻"，不出后溪、腕骨、阳谷等腧穴。

### 3. 陆养愚药灸并用治麻木医案一则

【原文】

丁暮云，于正月间患麻木，左手足不能举，恶风，或时自汗，自用小续命汤服之至十剂，诸症不减。一医以为风症，宜大汗之，小续命虽有汗药，而杂以补养气血之品，故不效耳。因倍风药，减白芍、人参等味，连进二剂，汗出如雨，反觉一身尽痛，或此或彼，游走不定，并左（据上下文，疑为"右"之误——笔者注）手足亦不能举，神思昏沉，四肢厥逆，病家危之。予诊视阳脉弦细而数，阴脉迟涩而空。此症虽似中风，然古人谓麻者气虚也，木者血虚也，手足不举者，脾虚也。有此三虚，止宜调养气血，则风症自除。小续命正以风药过倍，血药殊少，何反倍风药而去参、芍？宜其剧矣。仲景云：大法夏宜汗，以阳气在外也。春月阳尚稚，初出地下，大汗之使卫气亟夺，卫气失守，荣血不随，所以遍身走痛，昏沉厥逆，皆气血垂绝之象也。急用大料十全大补汤浓煎灌之，神气稍苏。又为之灸百会、风池、肩井、曲池、间使、三里六穴各数壮，以防中脏之危。自此，每日二服，而饮食渐进，手足渐能运，其麻木疼痛，亦觉渐宽。第大便常不通，胸膈痞闷，身体微热，此汗多津液不足，故大便燥结，下不去则上不舒，以润字丸五分，日二服，大便通而犹燥。后用八物汤，倍归、地，加麦冬、知母以润其燥，少佐槟榔、木香、白豆蔻以调其气。自后，每燥结，服润字丸五分，甚者一钱，月余诸症悉愈。

（《陆氏三世医验·卷二·过汗灸补二四》）

【释按】

陆养愚医案在中风案中已有收录。本案是陆养愚汤药艾灸并用治疗麻木验案，又见录于《续名医类案·卷三·麻木》。

陆氏医案记述病症较为详细，且大都是疑难重症。就《陆氏三世医验》陆养愚的66则医案中，共有56例经过他人诊治（占84.8%），经2人次以上诊治的有 41 例（占 62.1％），经他人诊治后病情加重的有 31 例（占 47.0％），认为不治的有 18 例（占 27.3％），由此可见一斑，也足证陆氏诊治之高明。

案中患者病麻木后，左手足无力不能举，自服小续命汤不愈，有医认为是风症，即大汗之，诸证进而加重。陆氏诊之"阳脉弦细而数，阴脉迟涩而空"，以为患者病症虽似中风，然气虚、血虚、脾虚三虚皆在，宜调养气血，风症即可自除，即以大料十全大补汤浓煎灌服，神气稍苏。此时为防止患者病进而中脏腑，以灸百会、风池、肩井、曲池、间使、三里六穴，继续以药调理，一月余诸症始除而痊愈。

百会乃督脉经穴，诸阳之会，通督阳气；风池、肩井为足少阳胆经腧穴，功在清泄少阳，疏散风邪；曲池为手阳明大肠经合穴，清热解表、疏经通络有显效；间使属手厥阴心包经，具有清心安神、和胃祛痰的作用；三里，即足三里，功擅健脾和胃，补气生血，化痰通络。诸穴合灸，补气益血健脾治其虚，祛风化痰通络治其实，由此而"饮食渐渐进，手足渐能运，其麻木疼痛，亦觉渐宽"，兼以调理，终获全效。

卢绍庵评述该案言："病起于麻木，而后手足不随，乃是气虚之本，他医以风药治之，宜其标病益增。非先生卓见，弃标从本，不凡殆哉？"得陆氏治法之真矣。

## （二）临床述要

麻木是指肌肤知觉消失，不知痛痒，若见于四肢者，则称为四肢麻木。

麻木在《黄帝内经》及《金匮要略》中称"不仁"，隶属于"痹""中风"等病范畴。《诸病源候论》言"不仁"之状为"其状搔之皮肤，如隔衣是也"。《素问病机气宜保命集》始有麻木症名。朱丹溪云："曰麻曰木，以不仁中而分为二也。"

麻木的主要证候有风寒入络证、气血失荣证、气滞血瘀证、肝风内动证、风痰阻络证、湿热郁阻证等，各自以其产生的病因为主要表现。

四肢麻木，临证四肢俱见麻木者不多，而以双上肢或双下肢或单侧肢体麻木者多见。临证鉴别要分清虚实之证，虚证麻木患肢软弱无力，实证麻木患肢疼痛郁胀，这是两者的主要区别。治疗上"虚者补之，实者泻之"，补法宜补气血、建中焦为主；实证有祛风、散寒、化痰、活血、行滞、息风等。至于虚实夹杂证，则当辨别孰轻孰重，权衡缓急，辨证施治。

《杂病源流犀烛·麻木源流》："麻木，风虚病亦兼寒湿痰血病也。麻，非痒非痛，肌肉之内如千万小虫乱行，或遍身淫淫如虫行有声之状，按之不止，搔之愈甚，有如麻之状。木，不痒不痛，自己肌肉如人肌肉，按之不知，掐之不觉，有如木之厚……气虚是本，风痰是标……治之之法，总须以补助气血为培本之要，不可专用消散，切记切记。"

麻木一症，历代医家把它列为中风先兆之一。张三锡说："中年人但觉大拇指时作麻木，或不仁，或手足少力，或肌肉微掣，三年内必有中风暴病。"（《中风专辑》）王清任在《医林改错》中记载的中风先兆症状，亦有肢体麻木。特别是以风痰阻络与肝风内动为病因的麻木尤易发生中风。

针灸治疗麻木，可参考"痹病"一节。若属于中风先兆的肢体麻木，需按照"中风"章节的中经络来论治。

## （三）文献辑录

《针灸资生经》第五：阳辅、阳交、阳陵泉，主髀枢脚骨痹不仁；阳关、环跳、承筋，主胫痹不仁；腰俞、风府，主足不仁；膀胱俞、太溪、次髎，主足清不仁；阳关，主胫痹不仁；浮郄，治髀枢不仁；膀胱俞，治脚足不仁；白环俞，疗手足不仁；上廉，治手足不仁；犊鼻、髀关、阳陵泉，主脚不仁。

《针灸大成》卷九：两足麻木：阳辅，阳交，绝骨，行间。

《普济方·针灸》卷十三：穴次髎治腰下至足不仁。

# 参考书目

[1] 西汉·司马迁. 史记. 北京：中华书局，2011.

[2] 晋·陈寿. 三国志. 北京：中华书局，2011.

[3] 唐·李延寿. 南史. 北京：中华书局，1975.

[4] 宋·欧阳修. 新唐书. 北京：中华书局，1975.

[5] 黄帝内经. 北京：中医古籍出版社，2003.

[6] 晋·皇甫谧. 针灸甲乙经. 北京：中国医药科技出版社，2018.

[7] 唐·孙思邈. 备急千金要方. 北京：中国医药科技出版社，2011.

[8] 清·张廷玉. 明史. 北京：中华书局，1959.

[9] 宋·苏轼，沈括. 苏沈良方. 北京：中国中医药科技出版社，2012.

[10] 宋·王执中. 针灸资生经. 上海：上海科学技术出版社，1959.

[11] 宋·窦材. 扁鹊心书. 北京：中国中医药科技出版社，2011.

[12] 宋·庄绰. 西方子明堂灸经·灸膏肓腧穴法. 上海：上海中医药大
    学出版社，1989.

[13] 宋·张杲. 医说. 北京：中医古籍出版社，2013.

[14] 南宋·周密. 齐东野语. 北京：北京燕山出版社，1998.

[15] 南宋·王璆. 是斋百一选方. 上海：上海科学技术出版社，2003.

[16] 元·张子和. 儒门事亲. 北京：人民卫生出版社，2005.

[17] 元·李杲. 兰室秘藏. 北京：中医古籍出版社，1986.

[18] 元·张从正. 儒门事亲. 北京：中国中医药出版社，2011.

[19] 元·罗天益. 卫生宝鉴. 北京：人民卫生出版社，1963.

［20］元·朱丹溪. 格致余论. 南京：江苏科学技术出版社，1985.

［21］元·丹溪心法. 北京：中国中医药出版社，2011.

［22］明·张介宾. 景岳全书. 北京：中国医药科技出版社，2011.

［23］明·龚廷贤. 万病回春. 北京：人民卫生出版社，1984.

［24］明·俞弁. 续医说. 北京：中医古籍出版社，2013.

［25］明·高武. 针灸聚英. 上海：上海科学技术出版社，1965.

［26］明·杨继洲. 针灸大成. 北京：人民卫生出版社，2017.

［27］明·李中梓. 医宗必读. 北京：人民卫生出版社，2006.

［28］明·陆士龙. 陆氏三世医验. 北京：中国中医药出版社，2015.

［29］清·吴谦. 医宗金鉴. 北京：人民卫生出版社，1982.

［30］清·薛雪. 扫叶庄医案. 上海：上海科学技术出版社，2010.

［31］清·吴瑭. 吴鞠通医案. 北京：中国医药科技出版社，2012.

［32］清·李用粹. 证治汇补·旧德堂医案. 北京：学苑出版社，2013.

［33］清·魏之琇. 续名医类案. 北京：人民卫生出版社，1984.

［34］清·江瓘. 名医类案. 北京：人民卫生出版社，2017.

［35］清·俞震. 古今医案按. 上海：上海科学技术出版社，1959.

［36］裘庆元. 珍本医书集成. 北京：中国中医药出版社，2012.

［37］刘景超. 许叔微医学全书. 北京：中国中医药出版社，2006.

［38］丹波元坚. 杂病广要. 北京：学苑出版社，2009.

［39］田从豁. 古代针灸医案释按. 北京：人民军医出版社，2011.

［40］李瑞. 针灸医案学. 北京：人民卫生出版社，2016.

［41］李瑞. 历代针灸名家辨证用穴详解. 北京：北京科学技术出版社，2019.

［42］高树中，杨骏. 针灸治疗学. 北京：中国中医药出版社，2019.

［43］秦玉龙. 中医各家学说. 北京：中国中医药出版社，2012.

［44］高希言. 各家针灸学说. 北京：中国中医药出版社，2012.

# 后 记

中医诊疾注重望闻问切，就是通过对疾病外在的症状或体征表现（症），即疾病的外象，"司外揣内"，以测知疾病的内在本质（证）。此处外象之"象"，乃事物的外在表现，为表象，即"见乃谓之象"，是一种客观存在。然而，事物的外象表现繁杂，抑或有假象，个人情感的不同以及对事物认识的水平差异，就会产生不同的物象。主观色彩的掺入，"登山则情满于山，观海则意溢于海"（《文心雕龙·神思》），造就出有所变形的物象，即"意象"，正如《韩非子》所言："人希见生象也，而得死象之骨，案其图以想其生，故诸人之所以意想者，皆谓之象也。"

意象未必就能真正反映事物的本质，但它是人们对事物外象的概述，总以反映事物本质为目的，中医学中"取类比象""以象聚类"就是这一法则的应用。中国古代哲学特别是《周易》和《老子》等著作都讲"象"和"意象"，用以认识世界。《庄子》则把意象提升为"意"，以意为超越法度的更高层面，"语之所贵者，意也"（《庄子·天道》）。西汉经学勃兴，学者们处处言《易》，以象数义理阐今疏古，再推论人事，是当时的习惯思维。由是，学者们在思维活动中就非常重视"意"或"悟"，表现在医学上就有了著名的"医者，意也"论断。

"医者，意也"，最早见于《后汉书·郭玉传》。郭玉，和帝时为太医丞，多有效应，"而医疗贵人，时或不愈。帝乃令贵人羸服变处，一针即瘥。召玉诘问其状。对曰：医之为言，意也。腠理至微，随气用巧，针石之间，毫芒即乖。神存于心手之际，可得解而不可得言也。夫贵者处尊高以临臣，臣怀怖摄以承之。其为疗也，有四难焉：自用意而不任臣，一难也；将身不谨，二难也；骨节不强，不能使药，三难也；好逸恶劳，四难也。针有分寸，时有破漏，重以恐怖之心，加以裁慎之志，臣意且犹不尽，何有于病哉！此其所为不愈也。"

从这段文字的本意来看，郭玉"医疗贵人，时或不愈"的原因在于心怀恐怖，无法集中自己的注意力进行诊治。文中虽有"神存于心手之际，可得解而不可得言也"云云，然其所言之"意"并没有后世医家所表达的种种深远含义，倒是与《黄帝内经》中一些论述颇为一致。如《素问·宝命全形论》："凡刺之真，必先治神，我以神往，人之五脏已定，九候已备，后乃存意于针。"

"医者，意也"，嬗变成中医独特的一种思维方式应该是在隋唐以后。隋唐医家许胤宗云："医者，意也，在人思虑。又脉候幽微，苦其难别，意之所解，口莫能宣。且古之名手，唯是别脉，脉既精别，然后识病。"唐代医家孙思邈言："若夫医道之为言，实惟意也。固以神存心手之际，意析毫芒之里，当其情之所得，口不能言；数之所在，言不能谕。"故"医者意也，善于用意，即为良医"。《太平圣惠方》序称："夫医者意也。疾生于内，药调于外，医明其理，药效如神，触类而生，参详变易，精微之道，用意消停。"等等，大概也吸收了《灵枢·九针十二原》中"迎之随之，以意和之，针道毕矣"中"意"的思想，所表达的内涵与现代人们所理解的基本一致了。

以意测病，最为典型的就是中医的脉诊。"持脉之道，非言可传，非图可状"（《刘三点脉诀》自序），"脉有三部九候，有阴阳，有轻重，有六十首，一脉变为四时，离圣久远，各自是其法"（《难经·十六难》），虽然每一种脉象都有形象的描述，却正如上文许胤宗所言"脉候幽微，苦其难别，意之所解，口莫能宣"，没有"意"和"悟"确实是难于把握的，多数情况下只是一种"在心易了，指下难明"的状态。

　　医案从本质上来说，应该是一种医事档案，一种诊治过程的实录，似乎与"意"并不相关。然而，正因为医案是对疾病诊治过程的记述，其中蕴含的恰恰是医者对病情诊断与治疗的个人判断，就有了更多"意"的元素，即"思辨"的因素。尤其是在论述某一方或某一诊疗理论后，为印证方药的效验与理论的正确，往往附以评论和分析，总结医者个人的体验及对中医学理的阐发，这是医案最为普遍的形式，代表性的著作有《普济本事方》《景岳全书》及《寓意草》等。即使是仓公所留下的"诊籍"，尽量依照诊治的过程记录，类似历史记事的方法，其中也不乏仓公自己对疾病发生原因、治疗效果以及预后判断的论述。《名医类案》的再刻序文张一桂序中有言："医者意也……夫法所以寄意，而意所以运法。"《临证指南医案》李治序中更是明言："夫医者，意也；方者，法也。神明其意于法之中，则存乎其人也……彼《灵》《素》诸书具在，而心领神会，则又存乎其人也云尔。"医案之与"意"无法分裂矣！

　　也正是医案是医者灵活运用意象思维对诊治过程的高度概括，虽然它有时也有臆测性、难以表述性等特点，但还是通过对所用方法（针灸、药物等），将脑中形成的物象（判断）表达出来了（立象）。这种"立象表意"的结果，充分体现在医者对四诊等信息在原有知识构象中的再构象，也使得学习者得以揣摩医者"进与病谋，退与心谋"的思辨过程。清代臧达德《履霜集》自序曾言："盖医者，意也。借望闻问切四者，以一己之心理而揣度夫病理；援五行生克之标榜，而定其所伤何部。以形式而言，似属谈空，细绎之，固有至理在焉。"医学是一门深奥的学问，没有千篇一律的疾病变化，按图索骥地绳于经典，墨守成规地套用成方，无法应对千变万化的疾病发生、发展的全过程。了解医案中蕴涵的医家之"意"为何，也正是医案之价值所在。

　　中医能够治病，甚至能治疗许多现代医学无法解决的疑难杂症，这是一个不争的事实。对于"医者，意也"的传统中医思维方式，当代医家更喜欢用"辨证施治"一词来表达，称其为中医"活的灵魂"。其要不外首先是对一位患者的具体病情加以详尽透彻、触及本质的分析，然后灵活地选择最佳治疗方案。有道是上工之于"意"，在于法天则地，随应而动，以治未病；中工之于"意"，在于见微知著，守正待时，以治欲病；下工之于"意"，在于见症识病，一叶障目，以治已病。如何更好地"治病"，借鉴前人留给我们的医案，明晰其中的得失，体会案中"可以意会，难于言传"的曲折，"以意和之"，不乏是一种捷径，也是笔者编著本书的目的所在。

编写过程中，笔者参阅了诸多同类著作，受益匪浅，深以为谢。是书既成，剞劂在即，感谢妻子兼同行高洁主任给予的鼎力相助，每个医案的选录都凝集了她的学识与智慧。感谢同事周曼、孙柳、张晖的帮助，对文献的查证、书稿的校对等做了大量的工作。再有，本书的出版得到了"吴门医派杂病流派工作室"和"吴门医派传承与发展"专项经费的支持，感谢至极。

欧阳八四

2020 年 7 月